R. Liedtke

Familiäre Sozialisation und psychosomatische Krankheit

Eine empirische Studie
zum elterlichen Erziehungsstil
bei psychosomatisch erkrankten Kindern

Springer-Verlag
Berlin Heidelberg New York
London Paris Tokyo

Dr. med. Reinhard Liedtke
Oberarzt der Abteilung für Psychosomatik
Medizinische Hochschule Hannover
Konstanty-Gutschow-Str. 8

3000 Hannover 61

ISBN 3-540-17989-5 Springer-Verlag Berlin Heidelberg New York
ISBN 0-387-17989-5 Springer-Verlag New York Berlin Heidelberg

Druck- und Bindearbeiten: Druckhaus Beltz, Hemsbach/Bergstraße
2119/3140/543210

Danksagung

Mein Dank gilt zunächst den Kindern und ihren Eltern für ihre bereitwillige Teilnahme an der Untersuchung. Für die großzügige Kooperationsbereitschaft bei der Vermittlung der Patienten und Kontrollpersonen für das Projekt danke ich den Herren Prof. Dr. v. d. Hardt, Prof. Dr. Brodehl und Priv.-Doz. Dr. Burdelski aus der Kinderklinik der Medizinischen Hochschule Hannover, Prof. Dr. Marghescu und Frau Dr. Rahm-Hoffmann aus der Hautklinik der Medizinischen Hochschule und der Landeshauptstadt Hannover, Prof. Dr. Klostermann und Frau Dr. Schubert aus der Dermatologischen Klinik des Agnes-Karll-Krankenhauses Laatzen bei Hannover, Prof. Dr. Bläker und Frau Dr. Caspers aus der Kinderklinik des Universitäts-Krankenhauses Hamburg-Eppendorf, Dr. Ockel, Dr. Berns, Dr. Scholtz und Frau Dr. Schadendorf aus dem Psychotherapeutischen Institut Hannover.
Herrn Prof. Dr. Schneewind und Herrn Dr. Beckmann, Institut für Psychologie der Universität München, bin ich für die Überlassung der Erziehungsstilfragebogen und der Arbeitsberichte aus dem Forschungsprojekt Eltern-Kind-Beziehungen zu Dank verpflichtet, Herrn Prof. Dr. Freyberger und den Kollegen unserer Abteilung für Psychosomatik an der Medizinischen Hochschule Hannover für ihre kritischen Diskussionsbeiträge, Herrn Dr. Künsebeck insbesondere für seine wertvolle Unterstützung bei der statistischen Datenauswertung. Frau C. Lübow, A. Pohls und K. Nernheim ist für ihre kooperative Mitarbeit bei der Durchführung der empirischen Untersuchung, Frau G. Heitner für die Abfassung des Manuskriptes zu danken, der Gesellschaft der Freunde der Medizinischen Hochschule Hannover für ihre finanzielle Unterstützung des Projekts.

Inhaltsverzeichnis

1 Einleitung

Bereits 1948 faßt Ruesch verschiedene Merkmale sog. „psychosomatischer“ Patienten wie geringe symbolische Ausdrucksfähigkeit und Angewiesenheit auf andere Personen unter dem Begriff der infantilen bzw. unreifen Persönlichkeit zusammen, auf die sich später, angeregt durch das Konzept der „Alexithymie“ (Sifneos 1973; Nemiah u. Sifneos 1970a, b) und der «pensée opératoire» (Marty u. de M'Uzan 1963), erneut das Forschungsinteresse richtet. Ruesch (1948) vertritt die Meinung, daß bei psychosomatischen Störungen eine primär arretierte Persönlichkeitsentwicklung anzunehmen ist, ein Mangel an Progression, weniger eine Fehlentwicklung mit Fixierungen und pathologischen Regressionen wie bei den Psychoneurosen. Notwendige Voraussetzungen für eine Einsicht anstrebende Psychotherapie sind nach Ruesch nicht gegeben, zunächst jedenfalls gehören v. a. konkrete Lernangebote zur Basis der Therapie.

„Alexithymie“ meint wörtlich die Unfähigkeit, eigene Gefühle wahrzunehmen und sprachlich zu beschreiben (Sifneos 1973). Der Begriff hat gegenüber der “infantile personality” (Ruesch 1948), der «pensée opératoire» (Marty u. de M'Uzan 1963), dem „psychosomatischen Phänomen“ (Marty et al. 1963; Stephanos 1973, S. 33f.) und dem „Pinocchio-Syndrom“ (Sellschopp-Rüppell u. v. Rad 1977) international die größte Publizität erfahren. Vier Aspekte alexithymen Verhaltens bestimmen nach v. Rad, der gleichzeitig vor einer statischen Festlegung „des“ psychosomatischen Patienten warnt, das Erscheinungsbild des psychosomatisch Kranken:

1. Eine auffallende Schwierigkeit, ja Unfähigkeit, Gefühle zu benennen und auszudrücken. Psychosomatisch Kranke äußern eher undifferenzierte, körperliche Sensationen, hängen am Gegenständlich-Konkreten im Denken wie im Handeln und scheinen manchmal fast geschichtslos ohne inneren Bezug auf Vergangenes oder Zukünftiges.
2. Ihre Phantasie ist oft gering entwickelt, die sprachliche Ausdrucksweise – unabhängig von der Intelligenz – dürr und eingeengt, nicht selten an technische Details gebunden. Das Wort wiederholt nur, was die Hand tut (de M'Uzan 1977). Im Gespräch (oder in projektiven Tests) wirken sie manchmal einfallsarm, geben etwa einen „äußeren Reisebericht“ ohne erkennbare innere Beteiligung auch bei der Schilderung belastendster Lebenssituationen, so daß nicht selten eine gewisse Leere in der zwischenmenschlichen Beziehung deutlich wird. Wenn der Untersucher nicht Anstöße gibt oder fragt, kann sich leicht hilfloses Schweigen breitmachen.
3. In ihren zwischenmenschlichen Beziehungen sind solche psychosomatisch Kranken fast symbiotisch eng zumeist an einen Partner gebunden, durch den sie von außen ihre Stabilität zu sichern suchen. Sie besitzen kaum ein inneres Identitätsgefühl, ihre Autonomie ist gering, so daß sie gelegentlich zu depressiv-anklammernder Abhängigkeit neigen. Kommt es aufgrund innerer oder äußerer Gründe zur Trennung („Objektverlust“), so zeigt sich ihre hilflose Verzweiflung oft lediglich im Ausbruch einer körperlichen Symptomatik.

4. Die Abhängigkeit und Angewiesenheit auf einen Partner, der das eigene leib-seelische Gleichgewicht garantiert, äußert sich auch in einer ausgeprägten Unsicherheit zum Durchsetzen eigener Wertvorstellungen („meine Frau, der Doktor meint"), in einem hohen Maß sozialer Konformität. Sie tun nach Möglichkeit, was „man" tut, passen sich an um den Preis ihrer Gesundheit (sind potentiell ausbeutbar) und zeigen ein Verhalten, das mit den Begriffen „pseudo- oder übernormal" treffend beschrieben worden ist (McDougall 1974; Brede 1971). Vielleicht liegt auch gerade in der Unauffälligkeit ein wesentlicher Grund, warum diese Merkmale psychosomatischer Patienten so lange wenig Aufmerksamkeit fanden (v. Rad 1983, S. 7f.).

Von Rad (1983) und Mitarbeiter haben verschiedene vergleichende empirische Untersuchungen durchgeführt und v. a. auf der Ebene der sprachlichen Interaktion bedeutsame Unterschiede zwischen psychosomatischen und psychoneurotischen Patienten sichern können. Auch andere Untersucher haben mit empirisch-objektivierenden Verfahren alexithyme Merkmale bei psychosomatischen Patienten nachweisen können (Literatur s. v. Rad u. Zepf 1986; v. Rad 1983). Aber trotz breiter Übereinstimmung in der Phänomenologie und der klinischen Beschreibung der Merkmale wird die Diskussion bis heute kontrovers geführt, wenn es um die klinische und ätiologische Bedeutung der Alexithymie geht. Ausgehend von gegensätzlichen Standpunkten haben v. Rad u. Zepf einige grundsätzliche, auf verschiedenen Beobachtungs- und Erklärungsebenen angesiedelte Fragen zusammengestellt, um die Problematik zu verdeutlichen.

Nimmt man die Alexithymie als ein Ensemble bestimmter Verhaltensweisen, so ist zu klären, ob es sich dabei 1. um ein Persönlichkeitsmerkmal oder um eine situativ bestimmte Verhaltensweise – einen "trait" oder einen "state" handelt. Man kann sogar fragen, ob es sich dabei um ein Phänomen sui generis handelt oder um ein künstliches Produkt der Untersuchungssituation. 2. Nimmt man es als ein zu recht abgrenzbares Phänomen, so bleibt zu entscheiden, ob es sich dabei um einen Mangel – ein *Defizit* – „normaler" Reaktionsweisen, oder vielmehr um eine vielleicht unangemessene, aber produktive, kreative Leistung des Individuums handelt. Die gleiche Frage auf anderer Ebene stellt sich, wenn man zu klären versucht, inwieweit Alexithymie als *Entwicklungsdefizit* oder als *Abwehrformation,* als *Struktur* oder als *Symptom* zu verstehen ist. Darin liegt 3. ein weiteres Grundproblem, inwieweit nämlich alexithymes Verhalten als primäres Persönlichkeitsmerkmal – vielleicht vererbt oder im Zuge des Sozialisationsprozesses erworbenes Verarbeitungsmuster – anzusehen ist. 4. Sehen wir uns mit einem *unspezifischen,* mehr oder minder allen Menschen eigenen Verhaltensmuster konfrontiert, oder ist die Alexithymie *spezifisch* zumindest für bestimmte Patientengruppen (wie z. B. „psychosomatische" oder Unterschichtpatienten)? Das gleiche Dilemma begleitet uns, wenn wir 5. nach ätiologischen Faktoren fragen: Finden sich *genetische, körperliche, entwicklungsbiologische, psychologische* oder *soziologische Ursachen, die allein* oder *multifaktiorell* gemeinsam verantwortlich zu machen sind? (V. Rad u. Zepf 1986, S. 55f.).

Auch die Frage der angemessenen Psychotherapie alexithymer Patienten wird von den Autoren neuerlich aufgeworfen, die dann vor dem Hintergrund dieser grundsätzlichen Fragen die affektive und kognitive Struktur sowie die Struktur der Selbst- und Objektbeziehungen alexithymen Verhaltens bzw. alexithymer Personen genauer darstellen.

Während Nemiah (1975) letztlich auf ein neurophysiologisches Erklärungsmodell psychosomatischer Phänomene rekurriert, haben die Mitarbeiter der sog. „französischen psychosomatischen Schule" eine Konzeption der psychosomatischen Erkrankung entwickelt, in der dieser Krankheitstypus als nosologische Einheit begriffen und die psychosomatische Persönlichkeitsstruktur von einer neurotischen und psychotischen Struktur abgegrenzt wird (Fain 1966; Fain u. Marty 1964, 1965; Marty 1969;

Marty u. de M'Uzan 1963; Marty et al. 1963, s. auch Stephanos 1973, S. 33f.). Ihre unterschiedlichen Versuche der theoretischen Systematisierung der einzelnen Aspekte der psychosomatischen Struktur haben v. Rad u. Zepf (1986) in komprimierter Form dargestellt und v. a. die fehlende metatheoretische Vermittlung einiger ihrer Hypothesen kritisiert.

Ausgehend von sehr ähnlichen klinisch-empirischen Befunden wie die französischen Autoren hat Zepf (1976a, b) einen überzeugenden theoretischen Begründungsversuch unternommen, bei dem eine „restriktive Sozialisationspraxis" im Argumentationsmittelpunkt steht. Die ersten Überlegungen zur vorliegenden empirischen Untersuchung sind aus der früheren Zusammenarbeit mit diesem Autor erwachsen (Liedtke u. Zepf 1978), was ein Grund mehr ist, dieses Konzept ausführlicher darzustellen, wobei sich aber Vereinfachungen und Verkürzungen nicht vermeiden lassen.

Zepf (1976a, b) geht davon aus, daß die psychosomatische Erkrankung als eine sozial bedingte, psychisch vermittelte Störung körperlicher Funktionsabläufe aufzufassen ist. Auf der Grundlage der „Theorie der Interaktionsformen" von Lorenzer (1972) hat der Autor einen Entwurf vorgelegt, in dem aus der Literatur herausgearbeitete Besonderheiten der Mutter-Kind-Beziehung bei psychosomatogener Sozialisation in systematischer Verbindung mit bestimmten und übereinstimmend beschriebenen Eigentümlichkeiten psychosomatisch Kranker (wie mangelnde Aggressivität, reduziertes Selbstwertgefühl, konnotationsarme Sprache, Überangepaßtheit an soziale Verhaltenserwartungen) gelesen werden können. Der von zahlreichen Autoren immer wieder herausgestellte *Narzißmus der mütterlichen Erziehungsperson,* der die Primärsozialisation späterer psychosomatisch Kranker bestimmt und sich in einem offenen und/oder verdeckten ablehnenden Verhalten darstellt, steht am Ausgangspunkt seiner Überlegungen und gilt als wesentliche Sozialisationsbedingung. Als „überfürsorglich" und „offen ablehnend" charakterisierte mütterliche Verhaltensweisen schließen sich nicht gegenseitig aus, sie beziehen sich auf die 2 Seiten eines widersprüchlichen Verhaltens der Mutter, welches sich aus ihren eigenen ungelösten Kindheitskonflikten ergibt. Im Extremfall kann sich die Interaktion im wesentlichen auf jene sachlichen und physiologischen Notwendigkeiten beschränken, welche für die Erhaltung der biologischen Existenz des kindlichen Individuums unabdingbar sind (Garner u. Wenar 1959). Aber unabhängig davon, welche Seite überwiegt, kann mit einem inkonstanten und/oder reduzierten Interaktionsangebot gerechnet werden. Zepf belegt die Typik dieser Sozialisation mit dem Terminus „restriktive Praxis" und grenzt sie gegen neurotogene und schizophrenogene Sozialisationsprozesse ab.

Für die ersten Beziehungen zwischen Kind und mütterlicher Erziehungsperson gilt dem Autor, daß das Subjekt ohne Abstriche als Produkt seiner Sozialisationsbedingungen verstanden wird. Indem die Mutter einen noch undifferenzierten Spannungszustand des Säuglings, der sich in unkontrollierten, diffusen, ganzheitlichen Körperreaktionen ausdrückt, interpretiert und darauf reagiert, qualifiziert sich dieser Spannungszustand für den Säugling; und zwar dadurch, daß die Mutter durch ein bestimmtes Verhalten Entspannung herbeiführt. Die Interpretation des Spannungszustandes wird dem Säugling in der Interaktion vermittelt, in welcher der Spannungszustand zu bestimmten Körperfunktionen in Beziehung gesetzt wird. Über diese Körperfunktionen realisiert der Säugling ein bestimmtes Verhalten, das von Entspannung gefolgt wird. Voraussetzung für die Ausdifferenzierung des zunächst undifferenzierten Körperbedarfs sind selektiv wiederholte und relativ gleichförmige Reaktionen der Mutter, ist ein konstantes und breit gefächertes Interaktionsangebot. In einer restriktiven Praxis wird die Kanalisierung des zunächst undifferenzierten Körperbedarfs in spezifische selektiv identifizierbare Triebbedürfnisse verhindert bzw. erschwert *(mangelnde Aneignung des eigenen Körpers)*. Die Entwicklung zu „symbolischen", d.h. bewußt verfügbaren Formen der Objektbeziehung, zu reflektionsfähigen Verhaltensentwürfen also, wird entscheidend gestört. Die Objektbeziehungen bleiben auf dem Niveau des „Protosymbols", sie bleiben unbewußt.

Symbole werden im Sinne von Lorenzer (1972) als bewußtseinsfähige, im Sekundärprozeß gedanklich verfügbare psychische Repräsentanzen verstanden, die sich in Selbst-, Objekt- und Situations- oder Beziehungsrepräsentanzen gliedern. Diese Gliederung erlaubt, sich selbst bewußt in verschiedene Beziehungen zu verschiedenen Objekten zu setzen. Die Bildung symbolischer Repräsentanzen ist an folgende Bedingungen gebunden: 1. an viele verschiedene Interaktionsangebote; 2. die einzelnen Angebote müssen selektiv und wiederholt angeboten werden (Selektivität und Konstanz). 3. an ein breites Angebot von Prädikatoren (sprachliche Zeichen, Worte); 4. an die Möglichkeit zur Interaktion mit Nicht-Mutter-Objekten. Protosymbole sind psychische Repräsentanzen, die nicht oder noch nicht bewußt geworden sind (Vorstufen der Symbole). Ihnen fehlt die bei den symbolischen Repräsentanzen genannte Gliederung.

Nicht eigene Erfahrung wird über den Erwerb von Sprache auf den Begriff gebracht, die Bedeutung der Wortgebilde erwächst mehrheitlich aus einer bloß gezeigten Praxis, ein lebensgeschichtlich verankerter konnotativer Bedeutungshof fehlt. Der Sprache dieser Individuen mangelt es an subjektiven Konnotationen; sie hat den alexithymen Charakter von „primären Zeichen" *(konnotationsarme Sprache, Zeichensprache)*.

Da der protosymbolische Bereich u.a. als Grundstock der Phantasiebildung gilt, dieser Bereich aber bei einer restriktiven Sozialisation nicht ausdifferenziert ist, werden die Phantasien einen relativ unstrukturierten Charakter aufweisen *(unstrukturierte Phantasien)*. Da ferner durch eine restriktive Praxis die Entwicklung einer differenzierten Subjektstruktur unterbunden wird, kann sich auch das Individuum nicht als bewußtes Subjekt aus der Mutter-Kind-Dyade ausgrenzen. Weil eine Trennung vom Objekt gleichbedeutend ist mit dem Auftreten undifferenzierter und damit unlustvoller Spannungszustände, wird es zeitlebens eingebunden bleiben in *narzißtische Objektbeziehungen*. Die Vermeidung von Unlust bzw. die Wiederherstellung einer symbiotischen Beziehung zu Ersatzfiguren wird so das wichtigste Ziel. Deshalb werden sich auch die Ich-Funktionen dieser Patienten in erster Linie im Hinblick darauf entwickeln, sich selbst in Übereinstimmung mit den Verhaltenserwartungen dieser Ersatzfiguren zu bringen und zu halten *(Überangepaßtheit)*. Wegen der Gefahr einer Trennung werden auch aggressive Verhaltensweisen in diesen Objektbeziehungen kaum eingesetzt werden *(mangelnde Aggressivität)*. Da die mütterliche Erziehungsperson allein Entspannung gewähren oder aber vorenthalten kann, wird sie hochidealisiert. Zugleich aber überwiegt wegen des mütterlichen Narzißmus die Ambivalenz auf Seiten des Kindes. Dies bedeutet, daß die Verinnerlichung des Idealobjektes nur „randständig" (Schumacher 1970) erfolgen und nicht „assimilatorisch" in die Selbstrepräsentanz aufgenommen werden kann. Resultat ist ein außerordentlich brüchiges und *labiles Selbstwertgefühl*.

Während die psychosomatogene Sozialisation durch das Unterbinden von Beziehungen charakterisiert ist, wird von Zepf Neurotisierung auf eine Veränderung des mütterlichen Interaktionsangebotes zurückgeführt: Das neue Angebot steht im Widerspruch zum ersten Angebot, auf das sich Mutter und Kind bisher geeinigt hatten (s. Lorenzer 1972). Neurotogene Sozialisation bedarf nicht der Annahme einer restringierten Praxis. Zepf betont, daß das idealtypisch herausgehobene Charakteristikum einer psychosomatogenen Subjektivierung in realer Sozialisation immer zusammen mit den Merkmalen neurotogener und schizophrenogener („unvermittelbare Widersprüchlichkeit") Subjektivierungsprozesse existieren wird, wobei aber die quantitative Ausprägung in der Entwicklung qualitativ wird.

> Ist die primäre Sozialisation bestimmt durch eine restringierte Praxis, so lautet die These, dann resultiert daraus ein Subjekt, welches die beschriebenen Verhaltensqualitäten aufweist. Die These untersagt dem psychosomatisch Kranken nicht, auch eine neurotische Symptomatik zu zeigen. Ebensowenig verbietet sie die Existenz der Verhaltensqualitäten im neurotisch Kranken (Zepf 1976a, S. 159).

In der vorliegenden empirischen Studie geht es um den Versuch, Merkmale der Sozialisation psychosomatischer Patienten im Kindesalter in einer breit angelegten, vergleichenden, objektivierenden Erziehungsstiluntersuchung zu erfassen und ihre Übereinstimmung mit der entsprechenden Literatur und ihre Vereinbarkeit mit der Annahme einer restriktiven Sozialisation zu diskutieren. Der elterliche Erziehungsstil wird mit Fragebogen zu Erziehungseinstellungen, Erziehungstechniken und Erziehungszielen sowohl aus der Sicht der Kinder als auch aus der Sicht der Eltern untersucht; eine derart umfassende Studie zur Eltern-Kind-Beziehung mit vergleichbaren Erhebungsinstrumenten gibt es nach meiner Literaturkenntnis nicht. Verschiedene der Fragebogenskalen erscheinen geeignet, Aspekte mütterlicher bzw. elterlicher Restriktivität im Sinne einer Aktivitätseinschränkung des Kindes abzubilden, was die Wahl der Methoden mitbestimmt hat, aber es geht in dieser Erkundungsstudie nicht in erster Linie um die Überprüfung einzelner Hypothesen. Im gleichen Umfang wie die Mutter-Kind-Beziehung wird die auch in der psychosomatischen Forschung lange vernachlässigte Vater-Kind-Beziehung mit den aus der psychologischen Erziehungsstilforschung stammenden Untersuchungsinstrumenten erfaßt, deren Brauchbarkeit für klinische Fragestellungen noch zu bestätigen ist.
Die psychosomatischen Patienten werden ferner vergleichend hinsichtlich einiger Persönlichkeitsmerkmale – des Selbstwertgefühls, der Verhaltenkonformität und der Aggressivität – untersucht. Ein labiles Selbstwertgefühl, eine Überangepaßtheit und gehemmte Aggressivität zählen eben zu jenen psychischen Eigentümlichkeiten, welche wiederholt an Patienten mit den unterschiedlichsten psychosomatischen Störungen beschrieben (v. Rad 1983; Zepf 1976a, 1986a), allerdings in objektivierenden psychometrischen Untersuchungen nicht selten nur in Abgrenzung zu gesunden Kontrollpersonen bestimmt wurden.
Untersucht werden in dieser Studie psychosomatisch kranke Kinder zwischen 9 und 14 Jahre mit Asthma bronchiale, Colitis ulcerosa oder Neurodermitis constitutionalis und deren Eltern sowie als Kontrollgruppe neurotisch gestörte Kinder und deren Eltern. Die Mehrzahl psychosomatischer Veröffentlichungen geht auf Untersuchungen und Behandlungen erwachsener Patienten zurück. Die Kenntnisse über die Sozialisation psychosomatisch Kranker bzw. späterer psychosomatisch Kranker sind überwiegend an Einzelpersonen, bei Patienten im Kindesalter allenfalls unter Einbeziehung der Mutter in die Untersuchung, nicht an Familien gewonnen. Teilweise gründen die betreffenden Arbeiten auf Untersuchungsverfahren, welche wie das

psychiatrisch-psychotherapeutische Interview der Methodik des Gesprächs zuzurechnen sind; auf Methoden mithin, die sich durch schwer kontrollierbare Determinanten und nicht wenige mögliche Fehlerquellen auszeichnen (Anger 1969; Schraml 1964, 1970; Wieser 1973 u. a.), so daß Vergleichbarkeit und Reproduzierbarkeit einzelner Untersuchungsergebnisse oft nicht oder nur mangelhaft gewährleistet sind. Unsere Untersuchung kann insofern als Beitrag zur Objektivierung gelten, als sie aufgrund der angewendeten Methoden Aussagen über Sachverhalte, Eltern-Kind-Beziehungen und Persönlichkeitsmerkmale, erlaubt, die weitgehend unabhängig vom Untersucher sind (vgl. Lienert 1967, S. 13).

2 Sozialisation und Erziehungsstil

Ende des vergangenen Jahrhunderts war Freud einer derjenigen Wissenschaftler, die begannen, sich intensiv mit Problemen der *Sozialisation* zu befassen. Der Begriff in seinem modernen Sinn entstand aber erst in den späten 30er und frühen 40er Jahren unseres Jahrhunderts (Danziger 1974, S. 11). Mit Geulen (1973) ist er für uns ein Oberbegriff für Prozesse der Persönlichkeitsgenese in Abhängigkeit von der Umwelt, die stets historisch-gesellschaftlich vermittelt ist, bzw. ein weitgefaßter Begriff für den Prozeß der Vergesellschaftung der menschlichen Natur (Hurrelmann 1976, S. 16). Sozialisation wurde lange Zeit mit familialer Sozialisation gleichgesetzt (Walter 1973, S. 15), die heute zumeist als primäre Sozialisation bezeichnet und von anderen Sozialisationsformen und -instanzen abgegrenzt wird (Walter 1973). Der *Familie* als gesellschaftlicher Institution und ihren Mitgliedern als Sozialisationsagenten kommt nach wissenschaftlicher Übereinstimmung nicht nur wegen des Primärcharakters, sondern auch wegen der Dauer und Intensität der Beziehungen eine besondere Rolle zu (Lukesch u. Schneewind 1978). Obwohl der Begriff der Sozialisation in der Literatur neben dem klassischen pädagogischen Begriff Erziehung steht (oder in seiner vieldeutigen Verwendung in Konkurrenz zum klassischen psychologischen Begriff Entwicklung tritt bzw. die Stelle der klassischen soziologischen Konzeption der Vergesellschaftung der menschlichen Natur einnehmen kann; vgl. Hurrelmann 1976, S. 15f.), haben sich die Termini *Erziehungsstil* und *Erziehungsstilforschung* erst Ende der 60er Jahre in der deutschsprachigen Psychologie eingebürgert (Herrmann 1980). Auch alle nennenswerten deutschen Erhebungsinstrumente zur Erfassung des Erziehungsstils sind erst in den vergangenen 15 Jahren entwickelt worden (Stapf 1980).

Eyferth (1966) bezeichnet als *Erziehungsstil* eine Gruppe von Merkmalen des Erziehungsverhaltens, „in welcher größere gemeinsame Merkmalsvarianz herrscht, als nach der Variabilität aller Merkmale zufällig zustandekommen könnte, und welche Gruppe die Eigenarten in diesem Stil Erzogener genauer vorauszusagen erlaubt als Einzelmerkmale" (S. 23). Als eine zentrale Variable, die das Sozialisationsgeschehen innerhalb der Familie kennzeichnet, ist der von den Eltern praktizierte Erziehungsstil anzusehen (Schneewind et al. 1983, S. 25). Als *elterliches Erziehungsverhalten* kann „alles Handeln und Erleben einer bestimmten Elternperson bezeichnet werden, das sich unmittelbar oder mittelbar, gerichtet oder ungerichtet, auf ein bestimmtes Kind bezieht" (Schneewind 1975, S. 15). Weiter läßt sich zwischen Erziehungseinstellungen, Erziehungspraktiken und Erziehungszielen unterscheiden (Baumgärtel 1979a; Lukesch 1976; Schneewind 1975). Nach Schneewind et al. (1983, S. 25) sind *Erzie-*

hungseinstellungen als Verhaltensdispositionen zu verstehen, die Eltern hinsichtlich der Realisierung bestimmter erzieherischer Verhaltensformen besitzen und welche sie für eine bestimmte Klasse von Handlungen besonders prädisponieren. *Erziehungspraktiken* sind konkret beobachtbare verbale und nonverbale Verhaltensweisen, die Elternpersonen in der Beziehung zu ihrem Kind äußern. Und bei den *Erziehungszielen* handelt es sich um Sollvorstellungen, um Erwartungen, die von Seiten der Eltern an das Verhalten des Kindes herangetragen werden.
Nimmt man nun diese 3 Komponenten zusammen, so läßt sich mit Schneewind et al. der *Erziehungsstil* als ein Erziehungsverhalten definieren, „welches durch eine typische Konfiguration von Merkmalskomplexen aus den Bereichen Erziehungseinstellungen, Erziehungpraktiken und Erziehungszielen charakterisiert werden kann" (S. 26). Diese Definition impliziert, daß die 3 Bereiche nicht unverbunden sind, sondern als integrative Bestandteile des gesamten Systems elterlichen Erziehungsverhaltens zu begreifen sind (Schneewind 1975). Die Funktionalität elterlicher Erziehungspraktiken beispielsweise ist – so Schneewind – erst nachvollziehbar, wenn man weiß, aus welcher Einstellung gegenüber dem Kind sich eine konkrete elterliche Maßnahme ableitet und welches Ziel eine Elternperson damit verfolgt. Schneewind vermutet, daß die z. T. widersprüchlichen Ergebnisse empirischer Untersuchungen, die auf der bloßen Beobachtung elterlicher Praktiken beruhen, teilweise auch durch den mangelnden Einbezug der korrespondierenden Erziehungseinstellungen und -ziele erklärbar sind.
Für die Erfassung des elterlichen Erziehungsstils ist zu unterscheiden zwischen dem Erziehungsverhalten aus der Sicht der Eltern und aus der Sicht der Kinder. Dementsprechend wird von *selbstperzipiertem* und *kind- bzw. fremdperzipiertem Verhalten* gesprochen. Nach Stapf (1980), der verschiedene Autoren zitiert, sind die Selbstbeurteilungen von Elternpersonen mit Tendenzen zur sozial erwünschten Antwort behaftet (vgl. Baumgärtel 1979a, S. 22; Danziger 1974, S. 141f.). Stapf hebt auch hervor, daß zwischen Selbst- und Fremdbeurteilung keine oder nur schwache korrelative Beziehungen bestehen, was die Angaben bei Darpe u. Schneewind (1978) bestätigen. Diese Autoren nennen darüber hinaus mehrere Untersuchungen, welche den Schluß nahe legen, daß kindperzipiertes Erziehungsverhalten eine bessere Vorhersage auf kindliche Verhaltensmerkmale erlaubt, als dies aufgrund der Selbstperzeption der Elternperson möglich ist (s. auch Schneewind 1975).

2.1 Wahl der Methoden

Bei der Auswahl der Erhebungsinstrumente für unsere Untersuchung des Erziehungsstils entschieden wir uns für Fragebogen, die von Schneewind und Mitarbeitern vorgelegt wurden. Diese Gruppe von Psychologen erarbeitete an der Universität Trier bzw. München im Rahmen eines von der Deutschen Forschungsgemeinschaft geförderten Projektes über Eltern–Kind-Beziehungen Instrumente, die sowohl das selbst- als auch das kindperzipierte elterliche Erziehungsverhalten mit den 3 Komponenten Erziehungseinstellungen, Erziehungspraktiken und Erziehungsziele erfassen. Darüber hinaus erlauben die Fragebogen die Vater–Kind-Beziehung in gleichem Ausmaß wie die Mutter–Kind-Beziehung zu berücksichtigen, der in der Vergangenheit bei empirischen Untersuchungen – und theoretischen Überlegungen – eindeutige

Präferenz eingeräumt wurde. Teilweise liegen auch unterschiedliche Fragebogenversionen für die geschlechtsabhängigen Konstellationsvarianten Vater–Sohn, Mutter–Sohn, Vater–Tochter, Mutter–Tochter vor.
Die verschiedenen Erhebungsinstrumente der Arbeitsgruppe um Schneewind ermöglichen also eine umfassende Betrachtung der Eltern–Kind-Beziehung, was neben der inhaltlichen Aussagepotenz Hauptgrund für unsere Methodenwahl war. Die bisher zu wenig erfaßte Bedeutung des Vaters für die kindliche Persönlichkeitsentwicklung ist zumindest bis Mitte der 70er Jahre als ein sehr auffälliges Forschungsdefizit in der familiären Sozialisationsforschung zu registrieren (Schneewind 1975; Fthenakis 1985, S. 20 f.; Lamb 1976). Die traditionelle Art der intrafamiliären Aufgabenverteilung zwischen Müttern und Vätern mit häufiger Abwesenheit der Väter dürfte entscheidend dazu beigetragen haben, den väterlichen Einfluß auf das Kind in Konsequenz einer vornehmlich quantitativen Sichtweise als eine sehr zu vernachlässigende Größe anzusehen (Schneewind 1975; Lamb 1976).

2.2 Theoretischer Hintergrund der Methoden

Die Sozialisationsfunktion der Familie wird zwar von keiner Forschungsrichtung bestritten, was jedoch nicht heißt – so Schneewind et al. (1983) –, daß Einigkeit über angemessene Zugangsweisen zum Gegenstandsbereich der familiären Sozialisation besteht. Schneewind et al. formulieren zusammenfassend:

> Im Gegenteil: die Vielfalt der Theorien, die Unterschiedlichkeit der methodologischen und methodischen Standpunkte, die Segmentierung von sozialisationsrelevanten Verhaltensbereichen und Altersgruppen – all dies hat dazu beigetragen, daß die wissenschaftliche Auseinandersetzung mit dem, was im Rahmen familiärer Sozialisationsprozesse geschieht, mehr und mehr zu einem babylonischen Zustand der Verwirrung führte (Schneewind et al. 1983, S. 12).

Sie finden sich damit in Übereinstimmung mit Autoren, die ein theoretisch kaum fundiertes Datensammeln und das Fehlen eines umfassenden übergreifenden theoretischen Konzeptes in der Erziehungstilforschung konstatieren (Eyferth 1966; Schneewind 1975; Lukesch 1976; Lukesch et al. 1980; Herrmann et al. 1979; Weber 1979).
Als einige der gängigen sozialisationstheoretischen Ansätze, die auch in der familiären Sozialisationsforschung in Anspruch genommen werden, zählen Schneewind et al. (1983) die
1. humanethologische,
2. psychoanalytische,
3. entwicklungspsychologische,
4. rollentheoretische,
5. lerntheoretische,
6. differentialpsychologische und
7. ökologische Perspektive auf.

Sie zeigen mehr oder minder stark ausgeprägte Unvereinbarkeiten zwischen den einzelnen Richtungen auf, ohne auf mögliche weitere Widersprüche innerhalb einer Richtung einzugehen. Ihre eigene Feldstudie über Eltern–Kind-Beziehungen ordnen sie im Sinne einer groben Standortbestimmung primär der *ökologischen Sozialisationsforschung* zu. Ein weiteres Schwergewicht kommt der *differentialpsychologi-*

schen bzw. persönlichkeitspsychologischen Perspektive zu. Das Begriffsinventar der neueren Ansätze der *sozialen Lerntheorie* dient vornehmlich als theoretischer Hintergrund und Interpretationsrahmen für ihre Befunde. Diese 3 theoretischen Ansätze sollen den Ausführungen und Literaturangaben von Schneewind et al. (1983, S. 12f.) folgend skizziert werden.

2.2.1 Ökologische Perspektive

Die theoretische Orientierung auf eine prozeßhafte Person–Umwelt-Interaktion fordert zu einer genaueren Analyse jener Umweltgegebenheiten auf, die individuelles Verhalten beeinflussen und von individuellem Verhalten beeinflußt werden. Die familiäre Sozialisationsforschung hat v. a. auf dem Niveau grundsätzlicher Fragestellungen von dieser theoretischen Neuorientierung im Sinne einer „ökologischen Wende" in der Psychologie profitiert. Bisher hat die methodologische Auseinandersetzung keinen befriedigenden Anschluß an die theoretische Programmatik finden können (Eckensberger 1979), aber die theoretischen Erörterungen haben das Blickfeld für jene Umweltaspekte erweitern können, die als Lern- und Lebensbedingungen menschlicher Individuen gelten. Als wichtiger Beitrag gilt Schneewind et al. das Rahmenkonzept Bronfenbrenners (1981) zu einer „Ökologie der menschlichen Entwicklung", der 4 für die menschliche Entwicklung relevante Umweltsysteme unterscheidet: Mikro-, Meso-, Exo- und Makrosystem. Die Familie als Mikrosystem ist eingebettet in übergreifende Systeme wie das Mesosystem (z. B. Bekanntschafts- und Freundschaftsbeziehungen), das Exosystem (z. B. Gemeindeorganisation und Schulsysteme) sowie das Makrosystem (z.B. kulturelle, politische oder wirtschaftliche Orientierung einer Gesellschaft). Familiäre Sozialisation kann also nicht unabhängig von den übrigen Strukturen des Gesamtsystems betrachtet werden; alle 4 Systemtypen stellen den Kontext für die individuelle Entwicklung einer Person dar.
Nach Bronfenbrenner ist *„Umwelt* aus ökologischer Perspektive topologisch als eine ineinandergeschachtelte Anordnung konzentrischer, jeweils von der nächsten umschlossener Strukturen" zu begreifen.

> Ein *Mikrosystem* ist ein Muster von Tätigkeiten und Aktivitäten, Rollen und zwischenmenschlichen Beziehungen, die die in Entwicklung begriffene Person in einem gegebenen Lebensbereich mit den ihm eigentümlichen physischen und materiellen Merkmalen erlebt ... Ein *Mesosystem* umfaßt die Wechselbeziehungen zwischen den Lebensbereichen, an denen die sich entwickelnde Person aktiv beteiligt ist (für ein Kind etwa die Beziehungen zwischen Elternhaus, Schule und Kameradengruppe in der Nachbarschaft; für einen Erwachsenen die zwischen Familie, Arbeit und Bekanntenkreis) ... Unter *Exosystem* verstehen wir einen Lebensbereich oder mehrere Lebensbereiche, an denen die sich entwickelnde Person nicht selbst beteiligt ist, in denen aber Ereignisse stattfinden, die beeinflussen, was in ihrem Lebensbereich geschieht, oder die davon beeinflußt werden ... Der Begriff des *Makrosystems* bezieht sich auf die grundsätzliche formale und inhaltliche Ähnlichkeit der Systeme niedriger Ordnung (Mikro-, Meso- und Exosystem), die in der Subkultur oder in der ganzen Kultur bestehen oder bestehen könnten, einschließlich der ihnen zugrunde liegenden Weltanschauungen und Ideologien (Bronfenbrenner 1981, S. 38f.).

2.2.2 *Differentialpsychologische Perspektive*

Diese Richtung, die sich im Rahmen der familiären Sozialisationsforschung v.a. in der traditionellen Erziehungsstilforschung etabliert hat, thematisiert situationsübergreifend wirksame Verhaltensdispositionen und steht damit im Gegensatz zu den lerntheoretischen Ansätzen, die im Extremfall von einer ausschließlichen Situationsdeterminiertheit menschlichen Verhaltens ausgehen. Im Hinblick auf die Persönlichkeitsentwicklung des Kindes geht es in differentialpsychologischer Perspektive – vereinfacht gesagt – um den Nachweis konsistenter und stabiler Muster des elterlichen Erziehungsverhaltens und deren Auswirkung auf die Ausgestaltung kindlicher Persönlichkeitsmerkmale.

In der Tradition der klassischen empirischen Persönlichkeitsforschung stehend haben die Versuche zur Klassifikation und Dimensionierung des elterlichen Erziehungsstils zu unterschiedlich komplexen inhaltlichen Beschreibungskategorien des elterlichen Erziehungsverhaltens geführt. Am häufigsten ist in der Literatur das zunächst von Schaefer (1959) entwickelte zweidimensionale System zu finden, das aus den Grunddimensionen „Liebe vs. Feindseligkeit" und „Autonomie vs. Kontrolle" besteht. Dieses Dimensionsgefüge ist – so Schneewind et al. – auch in höher dimensionierten Beschreibungssystemen zum elterlichen Erziehungsverhalten – wenngleich auch mit teilweise unterschiedlichen Bezeichnungen – wiederzuentdecken (s. z.B. Lukesch 1975; Schneewind u. Herrmann 1980).

An der differentialpsychologisch orientierten Erziehungsstilforschung wird u.a. die Nichtberücksichtigung situations- und kontextspezifischer Formen des Erziehungsverhaltens, die weitgehende Theorielosigkeit und einseitige Orientierung an korrelativen Auswertungsmethoden, die mangelnde Beachtung von Entwicklungs- und Veränderungsverläufen kritisiert. Dabei steht diese Kritik zum Teil mit der vor allem von situationistischer Seite vorgenommenen Diskreditierung des Eigenschaftsbegriffes in der Persönlichkeitspsychologie im Einklang. In letzter Zeit gibt es jedoch auch – so Schneewind et al. – empirisch abgesicherte Hinweise dafür, daß Eigenschaften im Sinne von transsituational vorhersagekräftigen Verhaltensbereitschaften nicht übereilig über Bord zu werfen sind. Diese Belege können auch für das Erziehungsstilkonzept in Anspruch genommen werden, wenn dieses Konzept in theoretisch begründeter und empirisch abgesicherter Weise angewendet wird.

2.2.3 *Lerntheoretische Perspektive*

Eine Reihe unterschiedlicher und teilweise inkompatibler theoretischer Konzeptionen ist unter dem Oberbegriff lerntheoretische Orientierung in der Sozialisationsforschung zu finden, wobei das Spektrum von der klassischen Konditionierung im Sinne Pawlows (1906) bis zu neueren theoretischen Ansätzen einer kognitiv liberalisierten sozialen Lerntheorie (vgl. Mischel 1973; Bandura 1979) reicht.

Im Zentrum lerntheoretischer Argumentationen steht die Annahme einer weitgehenden Plastizität menschlichen Verhaltens unter dem Einfluß von Umweltgegebenheiten. Sowohl verhaltensauslösende Situationsbedingungen als auch reaktionskontingente Umweltereignisse spielen dabei eine wesentliche Rolle. Als Rahmenkonzept für die traditionellen lerntheoretischen Ansätze wird von Schneewind et al. auf das

Fünfkomponentenmodell der Verhaltenstheorie von Kanfer u. Phillips (1970) hingewiesen, in dem externe Reizbedingungen, Organismusvariablen, Reaktionen, Verhaltenskonsequenzen und raumzeitliche Kontingenzmuster berücksichtigt sind. In der familiären Sozialisationsforschung sind v.a. verhaltenstheoretische Analysen aggressiven Kindverhaltens in natürlichen Lebenssituationen Wegbereiter für die Verbreitung der lerntheoretischen Perspektive geworden. Aus der traditionell lerntheoretischen Auffassung von familiären Interaktionen sind eine Reihe praxisbezogener Anweisungen zum Verhaltenstraining für Eltern hervorgegangen (z.B. Perrez et al. 1974).
In neueren Ansätzen findet sich die „kognitive Wende" in der Psychologie verbunden mit einem Wechsel vom mechanistischen zum dialektischen Menschenbild berücksichtigt (s. z.B. Banduras Konzept des „reziproken Determinismus" 1976, 1979, S. 192f.). Der Mensch ist nicht mehr passiver Empfänger von Sozialisations- und Erziehungsbemühungen, sondern auch ein sich aktiv mit seiner Umwelt auseinandersetzendes und handelndes Individuum. Sozialisation ist somit nicht mehr bloß Fremdsozialisation, sondern auch Selbstsozialisation im Sinne einer autonomen Programmierung eigenen Handelns und Erlebens (vgl. Brandstädter u. Schneewind 1977; Schneewind 1979).

2.3 Zur Methode der Befragung

Mit der Wahl der schon erwähnten und später noch genauer zu beschreibenden Erziehungsstilfragebogen, die von Schneewind et al. im Rahmen des umfangreichen Forschungsprojektes „Psychologische und sozioökologische Determinanten von Eltern-Kind-Beziehungen" in Trier und München neben anderen Methoden erarbeitet wurden (s. z.B. Schneewind et al. 1983, S. 34f.), entschieden wir uns also für die Methode der Befragung zur Datengewinnung. Die Verfahrenstechnik des Fragebogens ist der systematischen Befragung zu subsumieren, welche als etablierte Forschungsmethode in der Erziehungsstilforschung gilt (Stapf 1980; Jaide 1984). Wie schon gesagt, sind sowohl die Eltern als auch das Kind Datenquelle. Ferner ist in zeitlicher Hinsicht von einer aktuellen Befragung der Eltern über ihr Verhalten bzw. eine aktuelle Befragung der Kinder zum Erziehungsverhalten der Eltern zu sprechen – im Gegensatz zur retrospektiven Befragung.
Stapf (1980) führt die häufige Anwendung der Befragungsmethode in der Erziehungsstilforschung v.a. auf ihre ökonomische Handhabung und die Möglichkeit, Gruppenuntersuchungen durchzuführen, zurück. Bei – wie den von uns ausgewählten – standardisierten Befragungsinstrumenten mit geschlossenem Antwortmodus der Frageitems kommen das Testgütekriterium hohe Objektivität sowie leichte Auswertbarkeit hinzu, und die Abschätzung der Reliabilität ist – zumindest technisch gesehen – unproblematisch. Durch eine sorgfältige Itemauswahl ist nach Stapf in der Regel auch eine zufriedenstellende logische Validität zu erzielen, während der Nachweis der Homogenität und der angestrebten Konstruktvalidität sich sehr viel schwieriger gestalten. Baumgärtel (1979b) vergleicht verschiedene Methoden zur Erfassung elterlicher Erziehungsstile hinsichtlich der Kriterien Validität und Ökonomie. Die Reliabilität wird nicht in den Vergleich mit einbezogen, da Baumgärtel meint, dieses Kriterium hänge weniger vom Forschungsgegenstand als vielmehr von den Bemühun-

gen des Testkonstrukteurs ab. Unter Validität wird die „Erfassung des Untersuchungsgegenstandes (Einstellung oder Verhalten) unter Minimalisierung von Fehlereinflüssen, bezogen auf das tatsächliche Erziehungsgeschehen" verstanden, und Ökonomie wird auf den Zeit-, Personal- und Materialaufwand für den Einsatz der einzelnen Verfahren bezogen (Baumgärtel 1979b). Der Vergleich ergibt u.a., daß Fragebogen zur elterlichen (Erziehungs-)einstellung [weniger zum elterlichen (Erziehungs-)verhalten] sehr ökonomisch, aber wenig valide sind, im Gegensatz zur Verhaltensbeobachtung – besonders in natürlicher Umgebung – mit hoher Validität und geringer Ökonomie. Stapf (1980) hält der Darstellung Baumgärtels entgegen, ob es ohne weiteres berechtigt sei, Ökonomie und Validität als unabhängige Kriterien der Erfassungsmethoden aufzufassen. Problematisch erscheint ihm die Handhabung des Validitätsbegriffes, der ein logisch zweiwertiger (Beziehungs-)begriff sei und sich sowohl auf den Forschungsgegenstand als auch auf die Methode zur Erfassung dieses Forschungsgegenstandes beziehe.

Im Hinblick auf die aktuelle Befragung der Eltern über ihr Verhalten merkt Baumgärtel (1979b) an, daß Befragungen im Gegensatz zu Verhaltensbeobachtungen stärker die kognitiven Prozesse im Probanden ansprechen, und weist auf den Einfluß von Abwehr und Ängsten auf seiten der befragten Eltern hin sowie auf die – schon weiter vorstehend erwähnte – Tendenz der sozialen Erwünschtheit. Auf die Frage im Rahmen der aktuellen Befragung der Kinder zum Erziehungsverhalten der Eltern, ob das erlebte Erziehungsverhalten wichtiger als das von den Eltern berichtete oder das beobachtete sei, stellt Baumgärtel sich widersprechende Ergebnisse heraus.

3 Beschreibung der Methoden

Die den Kindern und Eltern vorgelegten Erziehungsstilfragebogen sowie die Fragebogen für das Selbstwertgefühl und die Verhaltenskonformität finden sich in vollständiger Form im Anhang.

3.1 Kindperzipierter elterlicher Erziehungsstil

3.1.1 Fragebogen für perzipierte elterliche Erziehungseinstellungen (PEE)

Mit den Skalen zur Erhebung kindperzipierter elterlicher Erziehungseinstellungen (PEE) werden 7 Dimensionen des elterlichen Erziehungsverhaltens aus der Sicht von Kindern erfaßt (Engfer u. Schneewind 1978a):

1. Nachsicht vs. Verständnislosigkeit,
2. Permissivität vs. Einschränkung der kindlichen Freiheit,
3. Konsequenz vs. Nachgiebigkeit,
4. Manipulation und Appell an das kindliche Mitgefühl,
5. Einfühlungsvermögen vs. mangelndes Einfühlungsvermögen,
6. Unterstützung und Vorhersagbarkeit elterlicher Zuwendung,
7. Kontakt vs. Distanz.

Der Fragebogen für die Einschätzung der mütterlichen Erziehungseinstellungen (PME) umfaßt ebenso wie der Fragebogen zur Erhebung väterlicher Erziehungseinstellungen (PVE) 84 Items. Eine ausführliche Darstellung der theoretischen Grundlagen und des methodischen Ansatzes bei der Konstruktion dieser Skalen findet sich bei Schneewind et al. (1974b). In verschiedenen Untersuchungen wurden die Skalen eingesetzt und ihre Vorhersagbarkeit für folgende Persönlichkeitsmerkmale von Kindern unter Beweis gestellt: für die kindliche Intelligenz (Darpe et al. 1975), für generalisierte Bekräftigungsüberzeugungen bei Kindern (Schneewind et al. 1973; Schneewind u. Pfeiffer 1978) und für die kindliche Persönlichkeitsstruktur (Darpe u. Schneewind 1978).
Die Items dieses Fragebogens sind dem Kind vorzulesen; die Antwort wird vom Untersucher auf einem separaten Antwortbogen festgehalten.

Itembeispiel (PEE/PME, Nr. 41):
„Meine Mutter möchte, daß ich möglichst viel bei ihr zuhause bin"
(Skala 3: Kontakt vs. Distanz).
2 Antwortkategorien: ____ ja, stimmt,
____ nein, stimmt nicht.

3.1.2 Fragebogen für perzipierte elterliche Belohnungs- und Bestrafungstechniken (PEBT)

Der Fragebogen (Rinke u. Schneewind 1978b) zur Erhebung kindperzipierter mütterlicher und väterlicher Belohnungs- und Bestrafungstechniken (PMBT und PVBT) liegt in 2 Versionen mit jeweils 63 Items vor, wobei allerdings die Versionen sich nur dadurch unterscheiden, daß einmal Bezug auf die Mutter und im anderen Fall Bezug auf den Vater genommen wird. Sonst sind die Items wie auch ihre Reihenfolge identisch. Die Fragebogenskalen für die Sicht der Kinder wurden aus denen der Eltern abgeleitet (s. EBT).
Bei den Belohnungstechniken ergaben sich, bezogen auf die Mütter und die Väter (PMBL und PVBL), 3 Skalen:
1. Belohnung durch liebevolle Zuwendung,
2. Materielle Belohnung und Verstärkung durch angenehme Aktivitäten (Privilegien),
3. Eingeschränktes Lob.

Bei den Bestrafungstechniken ergaben sich bezogen auf die Mütter und Väter (PMBS und PVBS), folgende 4 bzw. 3 Skalen:
1. Bestrafung durch Liebesentzug,
2a. Bestrafung durch Entzug materieller Verstärker und Privilegien sowie durch Anordnung unangenehmer Aktivitäten (bezogen auf die Mütter),
2b. Bestrafung durch Geringschätzung, langanhaltenden Ärger und Anordnung unangenehmer Aktivitäten (bezogen auf die Väter),
3a. Verbaler Ärgerausdruck und Geringschätzung (bezogen auf die Mütter),
3b. Verbaler Ärgerausdruck, körperliche Bestrafung und Entzug von Privilegien (bezogen auf die Väter),
4. Körperliche Bestrafung (bezogen auf die Mütter).

Die Items des Fragebogens sind dem Kind vorzulesen; das Kind hat eine Vorlage mit den Antwortmöglichkeiten; die mündlich gegebene Antwort wird vom Untersucher festgehalten.

Itembeispiel (PEBT/PVBT, Nr. 7):
„Wenn mein Vater findet, daß ich etwas besonders gut gemacht habe, dann ... lächelt er und nickt mir freundlich zu" (Skala 1 PVBL: Belohnung durch liebevolle Zuwendung).
5 Antwortkategorien: ____ sehr oft,
____ oft,
____ manchmal,
____ selten,
____ nie.

3.1.3 Fragebogen für perzipierte elterliche Erziehungsziele (PEZ)

Der Itemsatz für die kindperzipierten mütterlichen (PMZ) und väterlichen Ziele (PVZ) umfaßt jeweils 88 Items, die 8 Skalen zuzuordnen sind (Rinke et al. 1978):
1. Orientierung an religiösen Normen,
2. Elterliche Entlastungsforderungen,

3. Förderung kindlicher Interessen,
4. Konformität (Anpassung an Erwachsenenforderungen),
5. Demonstrative Statusorientiertheit,
6. Leistungsstreben,
7. Kindbezogene Selbständigkeit,
8. Schulbildungsanspruch.

Bei Filipp (1971) finden sich Angaben zur Entwicklung dieses Fragebogens. Die Items des Fragebogens sind dem Kind vorzulesen; die Antwort wird vom Untersucher auf einem separaten Antwortbogen festgehalten.

Itembeispiel (PEZ/PMZ, Nr. 1):
„Meine Mutter möchte, daß ich mich an das halte, was in der Bibel steht"
(Skala 1. Orientierung an religiösen Normen).
2 Antwortkategorien: ____ ja, stimmt,
____ nein, stimmt nicht.

3.2 Selbstperzipierter elterlicher Erziehungsstil

3.2.1 Fragebogen für selbstperzipierte elterliche Erziehungseinstellungen (SEE)

Von diesem Fragebogen gibt es 4 unterschiedliche Versionen für die 4 Beziehungstypen Mutter–Tochter (M–T), Mutter–Sohn (M–S), Vater–Tochter (V–T), Vater –Sohn (V–S) (Engfer u. Schneewind 1978b; Schneewind u. Engfer 1977). Bei den Müttern fanden die Autoren 12 Faktoren, von denen ein Faktor (6: Offenheit) bei den Vätern nicht replizierbar war. Bei den Vätern ergaben sich 13 Dimensionen, von denen 2 (6: Zärtlichkeit und 13: Geringes Engagement in der Erzieherrolle) nur bei den Vätern, nicht bei den Müttern vorgefunden wurden.
Die von den Müttern zu bearbeitenden Versionen enthalten 103 Items (SEE/M–S) und 101 Items (SEE/M–T), die von den Vätern auszufüllenden Fragebögen 111 Items (SEE/V–S) und 119 Items (SEE/V–T). Folgende 12 bzw. 13 Skalen ergaben sich für die 4 Versionen:

1. Selbstkritik,
2. Autoritäre Rigidität,
3. Permissivität,
4. Behütung,
5. Gelassenheit und Souveränität,
6a. Offenkeit (nur bei den Müttern),
6b. Zärtlichkeit (nur bei den Vätern),
7. Experimentieren,
8. Ehekonflikt,
9. Ähnlichkeit,
10. Orientierung an der eigenen Erziehung,
11. Inkonsistenz,
12. Geplantsein des Kindes,
13. Geringes Engagement in der Erzieherrolle (nur bei den Vätern).

Die Entwicklung des Fragebogens wird in verschiedenen Arbeitsberichten dargestellt (Engfer et al. 1973; Schneewind et al. 1974a; Engfer u. Schneewind 1976; Schneewind et al. 1976).
Der Fragebogen ist selbständig von der Elternperson durch Ankreuzen zu bearbeiten.

Itembeispiel (SEE/V–T Nr. 58):
„Es passiert mir hin und wieder, daß ich mich durch die Probleme mit meiner Tochter entmutigen lasse" (Skala 1: Selbstkritik).
4 Antwortkategorien: ____ trifft für mich voll und ganz zu,
____ trifft für mich zum Teil zu,
____ trifft für mich eher nicht zu,
____ trifft für mich ganz und gar nicht zu.

3.2.2 Fragebogen für selbstperzipierte elterliche Belohnungs- und Bestrafungstechniken (EBT)

Dieser Fragebogen (Rinke u. Schneewind 1978a) zur Erfassung mütterlicher und väterlicher Belohnungs- und Bestrafungstechniken (MBT und VBT) aus der Sicht der Eltern liegt in 2 Versionen vor, wobei die eine Version mit 65 Items die Erziehungstechniken gegenüber dem Sohn umfaßt und für Väter und Mütter identisch ist (EBT/V–S und M–S), und die andere Version mit ebenfalls 65 Items sich auf die Tochter bezieht und wiederum für Väter und Mütter identisch ist (EBT/V–T und M–T). Einzelheiten zur Entwicklung des Fragebogens sind dem Arbeitsbericht 3 von Engfer et al. (1973) zu entnehmen.
Bei den Belohnungstechniken ergaben sich für die Mütter und die Väter (MBL und VBL) 3 Skalen:
1. Belohnung durch liebevolle Zuwendung,
2. Materielle Belohnung und Verstärkung durch angenehme Aktivitäten (Privilegien),
3. Eingeschränktes Lob.

Bei den Bestrafungstechniken ergaben sich für die Mütter und Väter (MBS und VBS) 2 identische und 2 abweichende Skalen:
1. Bestrafung durch Liebesentzug,
2. Bestrafung durch Entzug materieller Verstärker und Privilegien sowie durch Anordnung unangenehmer Aktivitäten,
3a. Verbaler Ärgerausdruck und Geringschätzung (bei den Müttern),
3b. Verbaler Ärgerausdruck und körperliche Bestrafung (bei den Vätern),
4a. Körperliche Bestrafung (bei den Müttern),
4b. Geringschätzung (bei den Vätern).

Der Fragebogen ist selbständig von den Elternpersonen durch Ankreuzen zu bearbeiten.

Itembeispiel (EBT/V–S und M–S, Nr. 18):
„Wenn mein Sohn etwas gemacht hat, womit ich ganz und gar nicht einverstanden bin, dann ... schreie ich ihn an" (Skala 3b/4a, MBS und VBS, bzw. Skala 8, EBS/V–S und M– S: Körperliche Bestrafung).

5 Antwortkategorien: ____ sehr oft,
____ oft,
____ manchmal,
____ selten,
____ nie.

3.2.3 Fragebogen für selbstperzipierte elterliche Erziehungsziele (SEZ)

Auch von diesem Fragebogen (Krohns et al. 1978) gibt es 4 Versionen entsprechend den 4 Beziehungstypen Mutter–Tochter (M–T), Mutter–Sohn (M–S) Vater–Tochter (V–T), Vater–Sohn (V–S).

Der Fragebogen zur Erhebung mütterlicher Erziehungsziele, bezogen auf die Tochter (SEZ/M–T), enthält bei 100 Items folgende Skalen:

1. Orientierung an religiösen Normen,
2. Kameradschaftlichkeit,
3. Schulischer und allgemeiner Bildungsanspruch,
4. Soziale Selbständigkeit und Aufgeschlossenheit,
5. Leistungsehrgeiz,
6. Bravheitsforderungen,
7. Geltungsstreben, sozialer Aufstieg,
8. Häusliche Entlastungsforderungen,
9. Sozialpolitisches Engagement (berufliche Perspektiven),
10. Orientierung an moralischen Normen.

Die Version mütterlicher Erziehungsziele, bezogen auf den Sohn (SEZ/M–S), beinhaltet bei 65 Items folgende Skalen:

1. Orientierung an religiösen Normen,
2. Anpassung und Konfliktvermeidung,
3. Schulbildungsanspruch,
4. Anspruchsvolle Lebensführung,
5. Selbständigkeit,
6. Konservatives Männlichkeitsideal,
7. Sozialer Ehrgeiz und Geltungsstreben,
8. Häusliche Entlastungsforderungen.

Bei den väterlichen Erziehungszielen, bezogen auf die Tochter (SEZ/V–T), liegen bei 80 Items folgende Skalen vor:

1. Orientierung an religiösen Normen
2. Kameradschaftlichkeit,
3. Schulischer und allgemeiner Bildungsanspruch,
4. Häusliche Entlastungsforderungen,
5. Sozialer Ehrgeiz und Geltungsstreben,
6. Anpassung und Konfliktvermeidung,

7. Konservatives Frauenideal,
8. Soziale Selbständigkeit und Kontaktsuche.

Die Fragebogenversion väterlicher Erziehungsziele, bezogen auf den Sohn (SEZ/V–S), enthält bei 100 Items folgende Skalen:

1. Orientierung an religiösen Normen,
2. Anpassung und Konfliktvermeidung,
3. Bildung und Aufgeschlossenheit,
4. Selbständigkeit,
5. Sozialer Ehrgeiz,
6. Befolgen von Prinzipien,
7. Beruflicher Opportunismus,
8. Häusliche Entlastungsforderungen,
9. Sozialpolitisches Engagement,
10. Geselligkeit.

Angaben zur Entwicklung dieses Fragebogens finden sich bei Filipp (1971) und bei Schneewind et al. (1976).
Der Fragebogen ist selbständig von der Elternperson durch Ankreuzen zu bearbeiten.

Itembeispiel (SEZ/M–T, Nr. 19):
„Wenn Erwachsene sich unterhalten, sollte sie stets fragen, ob sie auch etwas sagen darf" (Skala 6: Bravheitsforderungen).
4 Antwortkategorien: ____ stimme ich voll und ganz zu,
____ stimme ich teilweise zu,
____ lehne ich teilweise ab,
____ lehne ich voll und ganz ab.

3.3 Persönlichkeitsmerkmale

3.3.1 Fragebogen für Selbstwertgefühl (SWG)

Mit Joffe u. Sandler (1967) ist von einem positiven Selbstwertgefühl im Sinne eines Zustandes psychischen Wohlbefindens auszugehen, wenn eine weitgehende Übereinstimmung zwischen der psychischen Repräsentanz des aktuellen Zustandes des Selbst und der Idealform des Selbst besteht. Eine Diskrepanz wird als mangelnde Selbstachtung, Unzufriedenheit oder Schuldgefühl erlebt (vgl. Jacobson 1973). Das reale oder aktuelle Selbst spiegelt den jeweils tatsächlichen Zustand der eigenen Person wider; das Idealselbst gilt als die Form der Selbstrepräsentanz, die in der konkreten Situation bewußt oder/und unbewußt für die Verkörperung des Idealzustandes gehalten wird (Henseler 1982), kann also mit angestrebten Eigenschaften, aber auch mit unerwünschten im Sinne negativer Ideale (Kaplan u. Whiteman 1965) gleichgesetzt werden. In der klinischen Psychologie ist die Diskrepanz von Selbst- und Idealkonzept einer Person einer der am häufigsten gewählten Indikatoren für einen Therapieerfolg (vgl. Rogers 1973; Frohburg 1970).
Da es unseres Wissens kein für unsere Zwecke geeignetes deutschsprachiges Instrument zur Bestimmung des Selbstwertgefühls bei Kindern gibt, konstruierten wir

selbst einen Fragebogen. In einem ersten Schritt wurden mehrere Eltern – mit Kindern zwischen 9 und 14 Jahren – aus dem Bekanntenkreis des Autors gebeten, möglichst viele menschliche Eigenschaften zu nennen bzw. aufzuschreiben, die von Kindern in diesem Altersbereich positiv bewertet werden. Die Kinder wurden aufgefordert, von ihnen selbst positiv bewertete Eigenschaften zu nennen. Eigenschaften, die nur zwei- oder einmal genannt wurden, dienten nicht als Itemgrundlage. Es resultierten schließlich 20 Eigenschaften, die vom Autor unter Mitarbeit einiger Kollegen und Eltern zu Items ausformuliert wurden. Der Verständlichkeit halber wurden auch die jeweils 5 Antwortkategorien ausformuliert, was sich als ein Ergebnis mehrerer Probeläufe mit Kindern zwischen 9 und 14 Jahre ergeben hatte. Der endgültige Fragebogen besteht aus 2 Teilen, die in zeitlichem Abstand vom Probanden schriftlich zu bearbeiten sind. Im Teil 1 mit 20 Items wird das Kind – mit Bezug auf das Realselbst – gefragt, wie es ist, im Teil 2 – mit Bezug auf das Idealselbst, wie es sein möchte, wobei die Reihenfolge der 20 Items gegenüber dem ersten Teil geändert wurde. Der Grad der Übereinstimmungen zwischen den sonst inhaltlich identischen Items beider Teile ist dann Indikator für die Festigkeit oder Brüchigkeit des Selbstwertgefühls der betreffenden Person.

Der Fragebogen ist selbständig von dem Kind durch Ankreuzen zu bearbeiten.

Itembeispiel (SWG, Teil 1, Nr. 10):
„Im Vergleich mit anderen setze ich mich ____ sehr viel mehr durch,
____ etwas mehr durch,
____ genauso durch,
____ etwas weniger durch,
____ sehr viel weniger durch."

Itembeispiel (SWG, Teil 2, Nr. 12):
„Ich möchte mich ____ sehr viel mehr durchsetzen,
____ etwas mehr durchsetzen,
____ genauso durchsetzen,
____ etwas weniger durchsetzen,
____ sehr viel weniger durchsetzen."

3.3.2 Fragebogen für Verhaltenskonformität (VK)

Eine weitgehende Übereinstimmung zwischen den eigenen Einstellungen und den erwarteten Einstellungen einer Bezugsperson wird im Rahmen der empirischen Untersuchung dieser Arbeit als Ausdruck einer Verhaltenskonformität im Sinne einer Anpassungstendenz verstanden. Mit dem Begriff der (sozialen) Einstellung ist nach sozialpsychologischem Sprachgebrauch eine bestimmte Meinung oder Überzeugung gemeint, die man gegenüber einem sozialen Einstellungsobjekt, z. B. einer Person, einem Ereignis, einem Problem oder einer Verhaltensweise, hat. Einstellungen werden in der Regel als Reaktionsbereitschaft begriffen, die einen steuernden Einfluß auf das Verhalten haben (vgl. Irle 1975).
Da es nach unserer Kenntnis auch für die Erfassung der Verhaltenskonformität bei Kindern kein für uns geeignetes Instrumentarium gibt, erstellten wir wiederum selbst einen Fragebogen. Einige Items (Nr. 2, 3, 6, 7, 11, s. Anhang) wurden einem Fragebogen von Rinke u. Schneewind (1978c) zur Erfassung internaler vs. externaler

Kontrollüberzeugungen bei Kindern entnommen. Zusammen mit Kollegen und Eltern – mit Kindern zwischen 9 und 14 Jahren – aus dem Bekanntenkreis des Autors wurden weitere Items formuliert. In einem Probelauf wurde der Fragebogen Kindern zwischen 9 und 14 Jahren vorgelegt und auf Verständlichkeit überprüft. Der endgültige Fragebogen umfaßt 23 mit „ja" bzw. „nein" zu beantwortende Aussagen und spricht Meinungen und Wertvorstellungen zu allgemeinen Einstellungen zum sozialen Verhalten (Nr. 1, 2, 4, 7, 10, 16, 18, 19, 22), Leistung, Anstrengung und Selbständigkeit (Nr. 5, 6, 11, 12, 13, 17, 20) sowie Ordnung, Anpassung und Unterordnung an (Nr. 3, 8, 9, 14, 15, 21, 23), wobei die Bereiche nicht starr abzugrenzen sind.
Der Fragebogen besteht aus 3 Teilen und ist mündlich zu bearbeiten. Im Teil 1 (VK–K) wird das Kind um die eigene Beurteilung gebeten (Selbsteinschätzung), im Teil 2 (VK–M) wird das Kind nach der von ihm vermuteten Antwort der Mutter zu denselben Items befragt (Fremdeinschätzung), im Teil 3 (VK–V) entsprechend nach der vermuteten Antwort des Vaters, wobei die 3 Teile in zeitlichem Abstand vorgelegt werden. Der Grad der Übereinstimmung zwischen der Selbsteinschätzung des Probanden und seiner Vorhersage der Antwort seiner Mutter bzw. seines Vaters ist dann ein Indikator für die Anpassungstendenz ("assumed similarity"; vgl. Gage u. Cronbach 1955).
Der Fragebogen ist dem Kind vorzulesen; der Untersucher notiert die Antworten.

Itembeispiel (VK–K, Nr. 9):
„Meinst Du, daß man darauf achten sollte, Ärger mit anderen Leuten zu vermeiden?"
Itembeispiel (VK–M, Nr. 9):
„Meine Mutter meint, daß man darauf achten sollte, Ärger mit anderen Leuten zu vermeiden."
Entsprechend wurde das Item Nr. 9 für den Vater im Teil 3 (VK–V) formuliert.
Jeweils 2 Antwortkategorien: ____ ja, stimmt,
____ nein, stimmt nicht.

3.3.3 "Rosenzweig Picture Frustration Test" (PFT)

Der Rosenzweig-P-F-Test (Form für Kinder von Duhm u. Hansen 1957), die deutsche Bearbeitung der Rosenzweig Picture Frustration Study, zielt auf das Erfassen des Aggressionsverhaltens. Das Material des Tests bilden 24 skizzenartige Zeichnungen, in denen 2 oder mehr Personen in Frustrationssituationen dargestellt sind. Eine Person trifft eine in einer Sprechblase gedruckte Aussage, welche für die andere bzw. eine der anderen Personen die Frustration beschreibt oder selbst als solche wirkt. Der Proband hat die jeweils erste ihm einfallende Antwort, welche seiner Meinung nach die frustrierte Person geben würde, in einer leeren Sprechblase zu notieren. Der Test geht von der Annahme aus, daß sich über eine Identifikation mit der frustrierten Person die aggressiven Einstellungen des Probanden in dessen Antwort niederschlagen. Die Antworten erlauben dann ein Erfassen der individuellen Reaktionen auf emotionale Belastung im Sinne einer Frustration.
Dem Testverfahren liegen 2 Bezugssysteme zugrunde, welche sich aus der Frustrationstheorie Rosenzweigs herleiten und unmittelbar für die Testauswertung von Bedeutung sind (Hiltmann 1964). Rosenzweig unterscheidet 3 Reaktionstypen und 3 Aggressionsrichtungen, aus deren Kombination sich für jede der 24 Einzelsituationen 9 mögliche Signierungen – mit 2 Varianten – ergeben. Für das Verständnis der

Darstellung der Ergebnisse dieses Untersuchungsteils werden folgende Ausführungen Hiltmanns über die Aggressionsrichtungen zitiert:

> Ein zweites Bezugssystem gründet auf der Annahme, daß nahezu sämtliche Frustrationsreaktionen in ihrer Art und Weise aggressiv sind. In bezug darauf, wie die Persönlichkeit aggressive Impulse behandelt, gibt Rosenzweig 3 Kategorien an: die „extrapunitive“ Reaktion, in der sich ausdrückt, daß die aggressiven Gefühle gegen die Außenwelt gerichtet sind; die „intropunitive“ Reaktion, mit der die Persönlichkeit ihre Aggression nach innen, auf sich selbst richtet; die „impunitive“ Reaktion, in der aggressive Tendenzen zugunsten sozialer Tendenzen zurücktreten; Konzilianz, Versöhnlichkeit, oder auch Erwartung oder Hoffnung darauf, daß das Problem in der Zukunft eine Lösung finde, sind typisch „impunitive“ Reaktionen (Hiltmann 1964, S. 546f.).

In einer neueren Arbeit spricht Rosenzweig (1976) von „Extraggression“, “Intraggression“ und „Imaggression“. Eine umfassende Darstellung auch der theoretischen Grundlagen des Tests und der Untersuchungsergebnisse zur Objektivität, Reliabilität und Validität findet sich im Handbuch zum PFT (Rauchfleisch 1979 a).
Auch wenn die Frustrationstheorie Rosenzweigs sich von der psychoanalytischen Theorie des Lust-/Realitäts-Prinzips ableitet (Hiltmann 1964), so ist nicht davon auszugehen, daß sich seine Vorstellungen im einzelnen mit psychoanalytischen Ansichten decken (s. auch Meyer u. Weitemeyer 1967). Von psychoanalytischer Seite haben beispielsweise Waelder (1969, S. 107f.), Fenichel (1945, S. 59f.), Loch (1972, S. 113f.) und Eicke (1972, S. 11f.) die Frustrationsabhängigkeit aggressiver Verhaltensweisen herausgestellt. Rauchfleisch (1979a, S. 61f.) weist darauf hin, daß viele der als Frustration beschriebenen Prozesse auch als narzißtische Kränkungen interpretiert werden können.
Die Auswertung erfolgte nach dem bei Rauchfleisch (1979b) angegebenen Signierungskatalog. Wegen der Bekanntheit dieses Untersuchungsverfahrens kann auf ein Testbeispiel verzichtet werden.

4 Untersuchungsgang

Die Datenerhebung fand in den Wohnungen der Patienten- und Kontrollfamilien statt. Untersucher waren neben dem Verfasser 3 Medizinstudenten im klinischen Studienteil. Das Untersucherverhalten wurde zunächst mit Hilfe von Rollenspielen trainiert. Außerdem sollte gewährleistet sein, daß jeder Untersucher zu etwa gleichen Teilen Patienten mit Asthma, Kolitis, Neurodermitis sowie Kontrollpersonen befragte.
Die Untersuchungssituation wurde weitgehend standardisiert. Die Erhebungsinstrumente sollten für alle Probanden in gleicher Reihenfolge vorgegeben werden. Anamnestisch-klinische und Sozialdaten (s. Anhang) waren in Form eines halb- bzw. standardisierten Interviews zu erheben. Teilweise standen auch (anonymisierte) Karteidaten zur Verfügung. Die anderen Erhebungsinstrumente waren entweder von den Probanden schriftlich zu bearbeiten, oder es waren mündliche Antworten zu geben, die der Untersucher auf Antwortbogen festhielt. Sämtliche mündlich zu gebenden Instruktionen sollten im gleichen Wortlaut gegeben werden.
Im folgenden ist die Reihenfolge der Erhebungsinstrumente aufgelistet.

4.1 Untersuchung der Kinder

1. Tag:
1. Anamnesefragebogen (im Beisein der Eltern),
2. Sozialfragebogen (im Beisein der Eltern),
3. Fragebogen für Selbstwertgefühl (SWG), Teil 1,
4. Fragebogen für perzipierte elterliche Erziehungseinstellungen (PEE), Teil PME,
5. Fragebogen für Verhaltenskonformität (VK), Teil VK–K,
6. Fragebogen für perzipierte elterliche Belohnungs- und Bestrafungstechniken (PEBT), Teil PMBT,
7. Fragebogen für perzipierte elterliche Erziehungsziele (PEZ), Teil PMZ,
8. Fragebogen für Selbstwertgefühl (SWG), Teil 2,
9. Fragebogen für Verhaltenskonformität (VK), Teil VK–M.

2. Tag:
1. Fragebogen für Verhaltenskonformität (VK), Teil VK–V,
2. Fragebogen für perzipierte elterliche Erziehungseinstellungen (PEE), Teil PVE,
3. Test für Aggressivität (Rosenzweig-P-F-Test)

4. Fragebogen für perzipierte elterliche Belohnungs- und Bestrafungstechniken (PEBT), Teil PVBT,
5. Fragebogen für perzipierte elterliche Erziehungsziele (PEZ), Teil PVZ.

4.2 Untersuchung der Eltern

1. Tag: 1. Anamnesefragebogen (im Beisein des Kindes),
2. Sozialfragebogen (im Beisein des Kindes).

Mutter:

3. Fragebogen für selbstperzipierte elterliche Erziehungseinstellungen (SEE), Teil M–T oder M–S,
4. Fragebogen für selbstperzipierte elterliche Belohnungs- und Bestrafungstechniken (EBT), Teil V–T und M–T oder Teil V–S und M–S
5. Fragebogen für selbstperzipierte elterliche Erziehungsziele (SEZ) Teil M–T oder M–S.

Vater:

3. Fragebogen für selbstperzipierte elterliche Erziehungseinstellungen (SEE), Teil V–T oder V–S,
4. Fragebogen für selbstperzipierte elterliche Belohnungs- und Bestrafungstechniken (EBT), Teil V–S und M–S oder Teil V–T und M–T
5. Fragebogen für selbstperzipierte elterliche Erziehungsziele (SEZ), Teil V–T oder V–S.

Die Datenerhebung fand zwischen Herbst 1981 und Herbst 1984 statt.

5 Zusammenstellung der Untersuchungs- und Kontrollgruppe

5.1 Auswahl der Patienten

Die Untersuchungsgruppen setzen sich aus Kindern mit den Diagnosen Asthma bronchiale, Colitis ulcerosa und Neurodermitis constitutionalis (endogenes Ekzem, atopische Dermatitis) zusammen. Diese 3 Krankheitsbilder zählen nach Alexander et al. (1968, S. 11f.) zu den 7 als klassisch geltenden Psychosomatosen.
Die Diagnosen sollten nach den üblichen medizinischen Kriterien gesichert sein. Dies hieß für das Asthma bronchiale: charakteristische klinische Befunde aus Anamnese und Verlauf, Thoraxröntgenaufnahme, Lungenfunktionsdiagnostik und ggf. Nachweis allergischer Reaktionen. Für die Colitis ulcerosa galt entsprechend: klinische Befunde aus Anamnese und Verlauf, Röntgenaufnahme des Dickdarms, endoskopische Befunde und ggf. histologische Absicherung der Diagnose. Für die Neurodermitis: typische Hauterscheinungen in Anamnese und Verlauf. Hinsichtlich extrakutaner Organbeteiligungen bei der Neurodermitis ist anzugeben, daß wir Fälle einer Vergesellschaftung dieser Erkrankung mit einem Bronchialasthma (und umgekehrt) nicht in die Untersuchung einbezogen. Überhaupt sollten die Patienten einer Untersuchungsuntergruppe jeweils anamnestisch und gegenwärtig frei von Symptomen der anderen beiden Erkrankungen sein. Erschien uns aufgrund der Krankenunterlagen eine Diagnose nicht gesichert, so entschied der jeweilige Leiter der betreffenden Klinikabteilung, ob der Patient in die Untersuchung einbezogen werden konnte oder nicht. Teilweise aber erfolgte die Auswahl der Patienten – gemäß unseren Vorgaben – von vornherein durch die jeweiligen Kollegen.
Aufgrund der Konzeption der Fragebogen bzw. Tests durften die Kinder nicht jünger als 9 Jahre und nicht älter als 14 Jahre sein. Da wir die Untersuchung am Wohnort in den Familien durchführen wollten, um diesen Zeit und Mühen zu ersparen, sollten die Patienten aus Hannover oder einem Umkreis von bis zu 50 km kommen. Ferner durften sie bisher nicht in psychiatrischer Behandlung bzw. Psychotherapie gewesen sein (weniger als 5 psychotherapeutische Gespräche). Um eventuelle sprachliche Verständigungsschwierigkeiten von vornherein auszuschließen, bezogen wir Ausländerfamilien nicht in die Untersuchung ein. Schließlich waren wir verständlicherweise interessiert daran, v. a. Kinder heranzuziehen, die mit ihren leiblichen Eltern zusammenlebten.

5.1.1 Asthmagruppe (A-Gruppe)

Von den 37 Patienten, welche unter den genannten Kriterien im Archiv der Kinderklinik der Medizinischen Hochschule Hannover (MHH) registriert waren und bei deren Auswahl eine annähernd gleiche Anzahl von Jungen und Mädchen angestrebt wurde, konnte ein Teil anläßlich eines ambulanten Untersuchungstermins in der Kinderklinik auf der Grundlage einer an die Eltern und an das Kind gerichteten schriftlichen Information (s. Anhang) von den in der Ambulanz tätigen Ärzten um ihre Teilnahme an der Untersuchung gebeten werden. Diese Vorgehensweise entsprach dem Bedürfnis der verantwortlichen Ärzte, die Patienten und ihre Eltern im Sinne einer vertrauensvollen Arzt–Patienten-Beziehung nach Möglichkeit persönlich zu informieren. Da aber nicht genügend Patienten innerhalb eines bestimmten Zeitraumes in der Ambulanz angesprochen werden konnten, wurde die größere Anzahl der Patienten und Eltern nur schriftlich um die Teilnahme an der Untersuchung gebeten. In diesen Fällen wurde das Informationsschreiben mit einer Rückantwortkarte an die Anschrift der Familien gesendet. Von einer Familie erhielten wir auch nach nochmaliger Anfrage keine Antwort. Ein Kind mußte nach dem Erstkontakt aus der Befragung ausgeschlossen werden, da es sich seit einiger Zeit in Psychotherapie befand. Ein Kind war verstorben. 4 Eltern lehnten eine Teilnahme ab; in einem Fall ohne Angabe von Gründen; in 2 Fällen mit der Begründung, daß es dem Kind gut gehe und es nicht unnötig an die Krankheit erinnert werden solle; und in einem Falle, da die somatische Genese (Allergie) nunmehr gesichert sei. Die verbleibende und aus statistischen Gründen angestrebte Zahl von 30 Patienten bzw. Familien erklärte sich zur Teilnahme bereit.

5.1.2 Kolitisgruppe (C-Gruppe)

15 Kolitispatienten fanden sich unter unseren Kriterien in der Kartei der Kinderklinik der MHH und wurden auf die vorstehend genannten Weisen über unser Anliegen informiert. In einem Fall lehnten die Eltern aus Zeitgründen ab; in einem anderen Fall wurde die Nichtteilnahme damit begründet, daß es dem Kind gegenwärtig gut gehe und es nicht an die Erkrankung erinnert werden solle. Die verbleibenden 13 Familien sagten ihre Teilnahme an der Befragung zu. Um eine hinreichend große C-Gruppe zu bekommen, wandten wir uns schließlich an die Kinderklinik des Universitäts-Krankenhauses Hamburg-Eppendorf, nachdem im Raum Hannover keine weiteren Kinder mit dieser Erkrankung ausfindig zu machen waren. 6 Kinder aus Hamburg und deren Familien, die wie vorstehend beschrieben um ihre Mitarbeit gebeten wurden, beteiligten sich an der Untersuchung, so daß das Kolitiskollektiv 19 Patienten umfaßte.

5.1.3 Neurodermitisgruppe (N-Gruppe)

7 Patienten mit Neurodermitis aus der Dermatologischen Klinik des Agnes-Karll-Krankenhauses in Laatzen bei Hannover wurden wie vorstehend um Teilnahme an der Untersuchung gebeten. Eine Familie antwortete auch auf Nachfrage nicht; eine

weitere war mit unbekannter neuer Anschrift verzogen; eine Familie lehnte aus Zeitgründen ab. Die resultierende Anzahl von 4 Familien konnte befragt werden. Aus der Krankenkartei der Hautklinik Hannover-Linden wurden 34 weitere Familien mit einem Neurodermitiskind angeschrieben, wobei wieder wie bei der Auswahl der Asthmapatienten darauf geachtet wurde, daß annähernd gleich viele Jungen und Mädchen um Mitarbeit gebeten wurden. Eine Familie lehnte ohne Begründung ab; 3 Familien aus Zeitgründen. Eine Familie war in eine weitentfernte Region verzogen, eine Familie mit unbekannter neuer Anschrift. Eine Familie stand unmittelbar vor der Auswanderung. Ein Kind mußte nach dem Erstkontakt wegen Mongolismus mit ausgeprägter geistiger Entwicklungsstörung aus der Befragung ausgeschlossen werden. 26 Kinder beteiligten sich an der Befragung, so daß damit insgesamt die angestrebte Zahl von 30 Kindern erreicht wurde.

5.2 Auswahl der Kontrollpersonen

Als Kontrollgruppe wurden neurotisch gestörte bzw. verhaltensauffällige Kinder und deren Eltern herangezogen, die das Psychotherapeutische Institut für das Land Niedersachsen in Hannover aufgesucht hatten, welches Therapien für Kinder und Jugendliche sowie Elternberatungen durchführt. Die Anamnese der in die Befragung einbezogenen Kinder sollte keine Anhaltspunkte für eine psychosomatische Organerkrankung bieten. Bei den Gesprächen im Psychotherapeutischen Institut durfte keine körperliche Symptomatik angegeben oder festgehalten worden sein. Die diagnostisch-therapeutischen Gespräche im Institut sollten zum Zeitpunkt unserer Befragung vorerst abgeschlossen sein und nicht mehr als 5 Sitzungen umfassen.

Darüber hinaus orientierte sich die Auswahl der Kontrollgruppe aus der Kartei des Institutes an den bereits erhobenen Sozialdaten der Untersuchungsgruppe. Parallelisierungsmerkmale waren die Variablen Alter, Geschlecht und Schulbildung des Kindes sowie Schichtindex nach Kleining u. Moore (1968) bei Zugrundelegung des ausgeübten Berufs des Vaters, die Kinderzahl in der Familie und die Vollständigkeit der Ursprungsfamilie.

100 Kinder bzw. Familien, die unter diesen Kriterien, die im einzelnen der nachstehenden Beschreibung der Probanden zu entnehmen sind, in der Kartei des Psychotherapeutischen Institutes registriert waren, wurden in einem vom Institut an die Eltern und das Kind gerichteten Schreiben (mit Rückantwortkarte) um ihre Mitarbeit an unserem Forschungsprojekt gebeten (s. Anhang).

7 Familien waren unbekannt verzogen; 5 Eltern antworteten auch nach nochmaliger Anfrage nicht; 11 Familien lehnten aus Zeitgründen ab; 14 Familien ohne Angaben von Gründen. In 5 Fällen wurde auf der Rückantwortkarte vermerkt, daß das Kind nicht zur Teilnahme bereit sei. Bei weiteren 5 Kindern argumentierten die Eltern, daß eine Befragung eine zu große Belastung für das Kind darstellen könne und lehnten ab.

Eine Familie war aus Furcht vor Weitergabe persönlicher Daten gegen die Untersuchung. Schließlich wollte eine Familie nicht mitmachen, da der Beginn einer Psychotherapie des Kindes unmittelbar bevorstand. Die verbleibende Zahl von 51 Familien beteiligte sich an der Untersuchung.

5.2.1 Untergruppen

Die Zusammenstellung einer jeweils eigenen Kontrollgruppe für die 3 Patientengruppen hätte einen nicht vertretbaren Mehraufwand für die am Projekt unmittelbar und mittelbar beteiligten Personen bedeutet, so daß wir uns auf eine Gesamtkontrollgruppe beschränkten, aus der zu jeder Patientenuntergruppe eine Stichprobe gezogen wurde, die hinsichtlich der Parameter Geschlecht, Alter, Schulbildung, Schichtzugehörigkeit, Kinderzahl und Vollständigkeit der Familie vergleichbar war. Diese Vorgehensweise führte notwendigerweise zu Überschneidungen i. S. gemeinsamer Probanden in den 3 Kontrolluntergruppen. 7 Kontrollpersonen gehörten allen 3 Kontrollgruppen an, 12 gehörten zur Asthma- und Neurodermitiskontrollgruppe (A–K-Gruppe und N–K-Gruppe), 2 zur Kolitis- und Neurodermitiskontrollgruppe (C–K-Gruppe und N–K-Gruppe), 1 zur Asthma- und Kolitiskontrollgruppe (A–K-Gruppe und C–K-Gruppe).

6 Sozialdaten der Untersuchungs- und Kontrollgruppe

Im folgenden werden zunächst die Untersuchungsgruppe und Kontrollgruppe als Gesamtgruppen dargestellt, anschließend in ihren Untergruppen.

6.1 Sozialdaten der Gesamtuntersuchungs- und Gesamtkontrollgruppe

Tabelle 1 gibt einen Überblick über das Alter der beiden Gesamtgruppen zum Untersuchungszeitpunkt. Ergänzend ist zur ersten Zeile hinzuzufügen, daß dieser Altersbereich bei 8,5 Jahren begann. Es wurden also 79 psychosomatisch kranke Kinder und 51 Kontrollkinder befragt. Der statistische Vergleich mit dem χ^2-Test ergab keine signifikanten Unterschiede zwischen den Gruppen ($\chi^2 = 2{,}56$; df = 2; p = 0,28).

Tabelle 1. Alter der Kinder

	Patienten	Kontrollpersonen
Bis 10,5 Jahre	29 (36,7%)	18 (35,3%)
Bis 13,5 Jahre	33 (41,8%)	16 (31,4%)
Bis 14,9 Jahre	17 (21,5%)	17 (33,3%)
n (gesamt)	79	51

Der Tabelle 2 ist zu entnehmen, daß in beiden Gruppen die Jungen überwiegen. Statistische Überprüfung: $\chi^2 = 0{,}02$; df = 1; p = 0,90.

Tabelle 2. Geschlechtszugehörigkeit der Kinder

	Patienten	Kontrollpersonen
Männlich	44 (55,7%)	27 (52,9%)
Weiblich	35 (44,3%)	24 (47,1%)
n (gesamt)	79	51

In Tabelle 3 ist die Schulbildung der Kinder aufgeführt.

Tabelle 3. Schulbildung der Kinder

	Patienten	Kontrollpersonen
Grundschule	26 (32,9%)	15 (29,4%)
Hauptschule	5 (6,3%)	8 (15,7%)
Orientierungsstufe	18 (22,8%)	12 (23,5%)
Realschule	12 (15,2%)	6 (11,8%)
Gymnasium	18 (22,8%)	10 (19,6%)
n (gesamt)	79	51

Statistischer Vergleich: $\chi^2 = 3{,}25$; df = 4; p = 0,52.

In Tabelle 4 ist die Schichtzugehörigkeit wiedergegeben.

Tabelle 4. Schichtzugehörigkeit

	Patienten	Kontrollpersonen
Unterschicht	34 (43,0%)	16 (31,4%)
Mittelschicht	25 (31,6%)	17 (33,3%)
Oberschicht	20 (25,3%)	18 (35,3%)
n (gesamt)	79	51

Statistischer Vergleich: $\chi^2 = 2{,}18$; df = 2; p = 0,34.

Die 6 Sozialschichten nach Kleining u. Moore (1968) reduzierten wir auf 3 Bereiche. Sozial Verachtete, untere und obere Unterschicht wurden zusammengefaßt (Unterschicht); die untere Mittelschicht bildete einen Bereich (Mittelschicht); mittlere und obere Mittelschicht sowie Oberschicht stellten den dritten Bereich dar (Oberschicht). Die psychosomatisch kranken Kinder sind häufiger Einzelkinder als die Kontrollkinder (Tabelle 5); die statistische Überprüfung ergab jedoch keinen signifikanten Unterschied ($\chi^2 = 2{,}80$; df = 2; p = 0,25). In beiden Gruppen dominiert die Zweikinderfamilie.

Tabelle 5. Kinderzahl in der Familie

	Patienten	Kontrollpersonen
1 Kind	23 (29,1%)	9 (17,6%)
2 Kinder	45 (57,0%)	31 (60,8%)
3–7 Kinder	11 (13,9%)	11 (21,6%)
n (gesamt)	79	51

Tabelle 6. Vollständigkeit der Ursprungsfamilie

	Patienten	Kontrollpersonen
Beide leibliche Eltern befragt	68 (87,2%)	40 (78,4%)
Nur leibliche Mutter befragt	10 (12,8%)	11 (21,6%)
n (gesamt)	78	51

Statistischer Vergleich: $\chi^2 = 1,15$; df = 1; p = 0,28.

In Tabelle 6 ist angegeben, ob das Kind mit seinen leiblichen Eltern zusammenlebte bzw. beide Elternteile befragt werden konnten, oder nur mit einem Elternteil zusammenlebte, der dann auch nur befragt wurde. In der Patientengruppe lebte zwar ein weiteres Kind – aus der Kolitisuntergruppe – mit seinen leiblichen Eltern zusammen, die zunächst auch an der Befragung teilnehmen wollten. Sie lehnten dann aber nach Kenntnisnahme der Fragebogen für sich die Mitarbeit ab, da sie nicht in dem Maße über ihre Privatsphäre Auskunft geben wollten. Dadurch reduzierte sich die Zahl der befragten Eltern bzw. Elternteile auf 78.

Auf die 10 psychosomatisch kranken Kinder, bei denen wir nur die leibliche Mutter befragten, wird im einzelnen nachstehend bei der jeweiligen Untergruppe eingegangen.

Der Tabelle 6 ist ferner zu entnehmen, daß bei 11 der 51 Kontrollkinder nur die leibliche Mutter befragt wurde. Eines dieser 11 Kinder lebte zwar auch mit dem leiblichen Vater zusammen, der aber die Befragung für sich aus Zeitgründen ablehnte. In 8 Fällen waren die Eltern dieser Kinder geschieden und lebten nicht zusammen; in 2 Fällen lebten sie getrennt, ohne geschieden zu sein.

Wir fragten die Eltern bzw. Mütter aller Kinder nach mehrwöchiger (> 3 Wochen) durchgehender Abwesenheit von der Familie seit Geburt des betreffenden Kindes (s. Sozialfragebogen im Anhang). Für die Väter der A-, C-, N- und der Kontrollgruppe ergab sich, daß die meisten Väter überhaupt nicht mehrwöchig und nur einige wenige Väter maximal bis zu 6 Wochen abwesend waren. (Die durch Trennung, Scheidung bzw. Tod fehlenden Väter sind nicht in diese Aussage einbezogen). Ferner waren die Gründe für die mehrwöchige Abwesenheit Kur- oder Klinikaufenthalte, die nicht zwangsläufig Kontakte zum Vater ausschlossen. Auch die überwiegende Mehrzahl der Mütter fehlte nicht für mehrere Wochen durchgehend in der Familie; nur einzelne waren bis zu maximal 8 Wochen in Kliniken. Ausgehend von diesen zeitlichen Angaben kann also bei den befragten Eltern bzw. Elternteilen von konstanten Erziehungspersonen gesprochen werden.

Die Frage nach dem Umfang der Berufstätigkeit des Vaters ergab, daß alle Väter ganztags berufstätig waren bzw. gewesen waren, bevor sie durch Trennung, Scheidung oder Tod als Familienmitglied fehlten. Etwa jeweils ein Drittel der Mütter der Kinder der A-, C-, N- und der Kontrollgruppe war zur Befragungszeit nicht berufstätig; die übrigen arbeiteten – in absteigender Häufigkeit – halbtags, ganztags oder stundenweise.

6.2 Sozialdaten der Untersuchungs- und der Kontrolluntergruppen

6.2.1 Asthma- und Kontrollgruppe

In Tabellen 7–12 sind die Sozialdaten wiedergegeben.

Tabelle 7. Alter der Asthmakinder und ihrer Kontrollpersonen

	Patienten	Kontrollpersonen
Bis 10,5 Jahre	13 (43,3%)	11 (39,3%)
Bis 13,5 Jahre	15 (50,0%)	13 (46,4%)
Bis 14,9 Jahre	2 (6,7%)	4 (14,3%)
n (gesamt)	30	28

Statistischer Vergleich: $\chi^2 = 0,91$; df = 2; p = 0,64.

Tabelle 8. Geschlechtszugehörigkeit der Asthmakinder und ihrer Kontrollpersonen

	Patienten	Kontrollpersonen
Männlich	18 (60,0%)	16 (57,1%)
Weiblich	12 (40,0%)	12 (42,9%)
n (gesamt)	30	28

Statistischer Vergleich: $\chi^2 = 0,0$; df = 1; p = 1,0.

Tabelle 9. Schulbildung der Asthmakinder und ihrer Kontrollpersonen

	Patienten	Kontrollpersonen
Grundschule	11 (36,7%)	11 (39,3%)
Hauptschule	1 (3,3%)	1 (3,6%)
Orientierungsstufe	9 (30,0%)	9 (32,1%)
Realschule	2 (6,7%)	2 (7,1%)
Gymnasium	7 (23,3%)	5 (17,9%)
n (gesamt)	30	28

Statistischer Vergleich: $\chi^2 = 0,27$; df = 4; p = 0,99.

Tabelle 10. Schichtzugehörigkeit der Asthmakinder und ihrer Kontrollpersonen

	Patienten	Kontrollpersonen
Unterschicht	16 (53,3%)	10 (35,7%)
Mittelschicht	8 (26,7%)	10 (35,7%)
Oberschicht	6 (20,0%)	8 (28,6%)
n (gesamt)	30	28

Statistischer Vergleich: $\chi^2 = 1,83$; df = 2; p = 0,40.

Tabelle 11. Kinderzahl in den Asthma- und ihren Kontrollfamilien

	Patienten	Kontrollpersonen
1 Kind	12 (40,0%)	6 (21,4%)
2 Kinder	14 (46,7%)	18 (64,3%)
3–7 Kinder	4 (13,3%)	4 (14,3%)
n (gesamt)	30	28

Statistischer Vergleich: $\chi^2 = 2{,}43$; df = 2; p = 0,30.

Tabelle 12. Vollständigkeit der Asthma- und ihrer Kontrollfamilien

	Patienten	Kontrollpersonen
Beide leibliche Eltern befragt	24 (80,0%)	24 (85,7%)
Nur leibliche Mutter befragt	6 (20,0%)	4 (14,3%)
n (gesamt)	30	28

Statistischer Vergleich: $\chi^2 = 0{,}05$; df = 1; p = 0,82.

Wie aus Tabelle 12 hervorgeht, konnte bei 6 Asthmakindern nur die Mutter befragt werden. In 2 Fällen war der Vater verstorben, in 2 anderen Fällen waren die Eltern geschieden, in 2 weiteren Fällen lebten sie getrennt.

6.2.2 Kolitis- und Kontrollgruppe

In Tabellen 13–18 sind die Sozialdaten wiedergegeben.

Tabelle 13. Alter der Kolitiskinder und ihrer Kontrollpersonen

	Patienten	Kontrollpersonen
Bis 10,5 Jahre	1 (5,3%)	2 (10,5%)
Bis 13,5 Jahre	9 (47,4%)	4 (21,1%)
Bis 14,9 Jahre	9 (47,4%)	13 (68,4%)
n (gesamt)	19	19

Statistischer Vergleich: $\chi^2 = 2{,}98$; df = 2; p = 0,23.

Tabelle 14. Geschlechtszugehörigkeit der Kolitiskinder und ihrer Kontrollpersonen

	Patienten	Kontrollpersonen
Männlich	11 (57,9%)	11 (57,9%)
Weiblich	8 (42,1%)	8 (42,1%)
n (gesamt)	19	19

Statistischer Vergleich: $\chi^2 = 0{,}0$; df = 1; p = 1,0.

Tabelle 15. Schulbildung der Kolitiskinder und ihrer Kontrollpersonen

	Patienten	Kontrollpersonen
Grundschule	1 (5,3%)	1 (5,3%)
Hauptschule	4 (21,1%)	4 (21,1%)
Orientierungsstufe	2 (10,5%)	3 (15,8%)
Realschule	7 (36,8%)	4 (21,1%)
Gymnasium	5 (26,3%)	7 (36,8%)
n (gesamt)	19	19

Statistischer Vergleich: $\chi^2 = 1{,}35$; df = 4; p = 0,85.

Tabelle 16. Schichtzugehörigkeit der Kolitiskinder und ihrer Kontrollpersonen

	Patienten	Kontrollpersonen
Unterschicht	6 (31,6%)	5 (26,3%)
Mittelschicht	8 (42,1%)	9 (47,4%)
Oberschicht	5 (26,3%)	5 (26,3%)
n (gesamt)	19	19

Statistischer Vergleich: $\chi^2 = 0{,}15$; df = 2; p = 0,93.

Tabelle 17. Kinderzahl in den Kolitis- und ihren Kontrollfamilien

	Patienten	Kontrollpersonen
1 Kind	5 (26,3%)	2 (10,5%)
2 Kinder	11 (57,9%)	12 (63,2%)
3–7 Kinder	3 (15,8%)	5 (26,3%)
n (gesamt)	19	19

Statistischer Vergleich: $\chi^2 = 1{,}83$; df = 2; p = 0,40.

Tabelle 18. Vollständigkeit der Kolitis- und ihrer Kontrollfamilien

	Patienten	Kontrollpersonen
Beide leibliche Eltern befragt	16 (88,9%)	17 (89,5%)
Nur leibliche Mutter befragt	2 (11,1%)	2 (10,5%)
n (gesamt)	18	19

Statistischer Vergleich: $\chi^2 = 0{,}0$; df = 1; p = 1,0.

Wie schon gesagt, lehnte ein Elternpaar eines Kolitiskindes die Befragung für sich selbst ab, während das Kind an der Untersuchung teilnahm. In 2 Fällen lebte das Kolitiskind nur mit der Mutter zusammen bzw. wurde nur die Mutter befragt. In einem dieser beiden Fälle hatten sich die Eltern scheiden lassen, in dem anderen Fall war der Vater verstorben.

6.2.3 Neurodermitis- und Kontrollgruppe

In Tabellen 19–24 sind die Sozialdaten wiedergegeben.

Tabelle 19. Alter der Neurodermitiskinder und ihrer Kontrollpersonen

	Patienten	Kontrollpersonen
Bis 10,5 Jahre	15 (50,0%)	17 (56,7%)
Bis 13,5 Jahre	9 (30,0%)	8 (26,7%)
Bis 14,9 Jahre	6 (20,0%)	5 (16,7%)
n (gesamt)	30	30

Statistischer Vergleich: $\chi^2 = 0{,}28$; df = 2; p = 0,87.

Tabelle 20. Geschlechtszugehörigkeit der Neurodermitiskinder und ihrer Kontrollpersonen

	Patienten	Kontrollpersonen
Männlich	15 (50,0%)	15 (50,0%)
Weiblich	15 (50,0%)	15 (50,0%)
n (gesamt)	30	30

Statistischer Vergleich: $\chi^2 = 0{,}0$; df = 1; p = 1,0.

Tabelle 21. Schulbildung der Neurodermitiskinder und ihrer Kontrollpersonen

	Patienten	Kontrollpersonen
Grundschule	14 (46,7%)	13 (43,3%)
Hauptschule	0	2 (6,7%)
Orientierungsstufe	7 (23,3%)	7 (23,3%)
Realschule	3 (10,0%)	2 (6,7%)
Gymnasium	6 (20,0%)	6 (20,0%)
n (gesamt)	30	30

Statistischer Vergleich: $\chi^2 = 2{,}24$; df = 4; p = 0,69.

Tabelle 22. Schichtzugehörigkeit der Neurodermitiskinder und ihrer Kontrollpersonen

	Patienten	Kontrollpersonen
Unterschicht	12 (40,0%)	10 (33,3%)
Mittelschicht	9 (30,0%)	11 (36,7%)
Oberschicht	9 (30,0%)	9 (30,0%)
n (gesamt)	30	30

Statistischer Vergleich: $\chi^2 = 0{,}38$; df = 2; p = 0,83.

Tabelle 23. Kinderzahl in den Neurodermitis- und ihren Kontrollfamilien

	Patienten	Kontrollpersonen
1 Kind	6 (20,0%)	5 (16,7%)
2 Kinder	20 (66,7%)	19 (63,3%)
3–7 Kinder	4 (13,3%)	6 (20,0%)
n (gesamt)	30	30

Statistischer Vergleich: $\chi^2 = 0{,}52$; df = 2; p = 0,77.

Tabelle 24. Vollständigkeit der Neurodermitis- und ihrer Kontrollfamilien

	Patienten	Kontrollpersonen
Beide leibliche Eltern befragt	28 (93,3%)	22 (73,3%)
Nur leibliche Mutter befragt	2 (6,7%)	8 (26,7%)
n (gesamt)	30	30

Statistischer Vergleich: $\chi^2 = 3{,}0$; df = 1; p = 0,08.

Von den 30 Neurodermitiskindern konnte in 2 Fällen nur die mit dem Kind zusammenlebende Mutter befragt werden. In einem dieser beiden Fälle waren die Eltern geschieden, in dem anderen lebten sie getrennt.
Der statistische Vergleich der Sozialdaten der 3 psychosomatischen Krankheitsgruppen ergab einen signifikanten Unterschied für die Parameter Alter ($\chi^2 = 17{,}55$; df = 4; p = 0,00) und Schulbildung ($\chi^2 = 25{,}08$; df = 8; p = 0,00), keinen Unterschied für die übrigen Parameter. Der statistisch nachzuweisende Unterschied in der Altersverteilung resultiert vornehmlich daraus, daß die Kolitiskinder im unteren Altersbereich nur durch einen Patienten, im oberen hingegen durch 9 Patienten vertreten sind, also älter sind, was wiederum eine von den anderen beiden Krankheitsgruppen abweichende Zugehörigkeit zu den verschiedenen Schultypen – mit signifikantem Unterschied – bedingt.

7 Klinische Daten der Untersuchungs- und Kontrollgruppe

Die folgenden Angaben (s. Anamnesefragebogen im Anhang) sollen einen Eindruck vom klinischen Bild der 3 psychosomatischen Erkrankungen und der neurotischen Entwicklungen bzw. Verhaltensauffälligkeiten auf Seiten der Kontrollgruppe vermitteln.

7.1 Daten der Untersuchungsgruppen

Die Altersangabe 0 Jahre im Bereich 0–3 Jahre bei den Asthma- und Neurodermitiskindern meint, daß erste Symptome schon in den ersten 6 Monaten nach Geburt auftraten. Wie Tabelle 25 zeigt, litt mehr als ein Drittel der Asthmakinder schon in den ersten 3 Lebensjahren unter einer entsprechenden Symptomatik, und zwei Drittel der Neurodermitiskinder wiesen bis zum 3. Lebensjahr schon Krankheitsmanifestationen auf. Bei den Kolitiskindern hingegen ist ein deutlich späterer Erkrankungsbeginn zu vermerken.

Tabelle 25. Alter bei Krankheitsbeginn

Alter	A-Gruppe	Alter	C-Gruppe	Alter	N-Gruppe
0–3 Jahre	13			0– 3 Jahre	20
4–6 Jahre	11			4– 8 Jahre	7
7–9 Jahre	6	6– 9 Jahre	7		
		10–12 Jahre	8	9–13 Jahre	3
		13–14 Jahre	4		
n (gesamt)	30	Gesamt	19	Gesamt	30

Anfangs- und Endpunkt für die Krankheitsdauer (in Jahren) sind der Zeitpunkt des Auftretens erster Symptome, die zu der betreffenden Diagnose führen, und der Befragungszeitpunkt (Tabelle 26). Gemäß dem späten bzw. frühen Krankheitsbeginn sind für die Kolitiskinder relativ kurve Krankheitszeiten und für die Neurodermitiskinder die längsten Zeiten festzuhalten.

Tabelle 26. Krankheitsdauer

Dauer	A-Gruppe	Dauer	C-Gruppe	Dauer	N-Gruppe
		Bis 2 Jahre	9		
Bis 4 Jahre	7	Bis 4 Jahre	5	Bis 5 Jahre	8
		Bis 6 Jahre	5		
Bis 8 Jahre	13			Bis 9 Jahre	8
Bis 11 Jahre	10			Bis 15 Jahre	14
n (gesamt)	30	Gesamt	19	Gesamt	30

Fast zwei Drittel der Neurodermitispatienten mußten bisher nicht stationär behandelt werden (Tabelle 27). Mehr als die Hälfte der Kolitiskinder war einmal in stationärer Untersuchung bzw. Behandlung. Von den Asthmapatienten mußten zwar 11 bisher nicht stationär behandelt werden, jedoch brachte die Erkrankung für einige Kinder auch sehr häufige Hospitalisierungen mit sich. Tabelle 28 gibt Auskunft über die Dauer (in Wochen) dieser stationären Behandlungen.

Tabelle 27. Anzahl stationärer Behandlungen

Anzahl	A-Gruppe	Anzahl	C-Gruppe	Anzahl	N-Gruppe
0	11	0	3	0	19
1	5	1	11	1	9
2–3	8	2–3	3	2–3	2
4–9	3	6	2		
23–30	3				
n (gesamt)	30	Gesamt	19	Gesamt	30

Tabelle 28. Dauer der stationären Behandlungen

Dauer	A-Gruppe	Dauer	C-Gruppe	Dauer	N-Gruppe
0	11	0	3	0	19
Bis 1 Woche	4	Bis 1 Woche	4	Bis 1 Woche	1
2–4 Wochen	5	2–4 Wochen	5	2–4 Wochen	6
6–12 Wochen	4	5–12 Wochen	5	6–10 Wochen	2
16–40 Wochen	4	16–24 Wochen	2	18–27 Wochen	2
52 und mehr Wochen	2				
n (gesamt)	30	Gesamt	19	Gesamt	30

Beim Asthma bronchiale finden sich auch die längsten stationären Behandlungszeiten, in einzelnen Fällen mehr als ein Jahr umfassend.
Wir fragten auch noch nach zusätzlichen Fehlzeiten (in Wochen) in der Schule, was zu folgenden Angaben führte (Tabelle 29):

Tabelle 29. Dauer der Fehlzeiten in der Schule

Dauer	A-Gruppe	Dauer	C-Gruppe	Dauer	N-Gruppe
0	8	0	4	0	18
Bis 1 Woche	6	Bis 1 Woche	2	Bis 1 Woche	2
3– 6 Wochen	7	2– 4 Wochen	8	2– 4 Wochen	4
		6–12 Wochen	4	6– 7 Wochen	3
9–20 Wochen	7				
27 und mehr Wochen	2	30 Wochen	1	16–25 Wochen	3
n (gesamt)	30	Gesamt	19	Gesamt	30

Auch bei den krankheitsbezogenen, aber nicht durch einen Krankenhausaufenthalt bedingten Fehlzeiten stellt die Neurodermitis die Erkrankung dar, die am seltensten ein Fernbleiben von der Schule erforderlich machte, allerdings in einzelnen Fällen auch zu sehr langen Fehlzeiten führte.

7.1.1 Beschwerden im letzten Halbjahr

Abschließend noch einige weitere klinische Daten zu den einzelnen psychosomatischen Krankheitsgruppen, die einen Eindruck vom Befinden zum Befragungszeitpunkt vermitteln sollen.

A-Gruppe

Unter den 13 Kindern, die in den letzten 6 Monaten keinen Anfall hatten, waren auch einige, die seit längerem gänzlich symptomfrei waren (Tabelle 30). Aber nur insgesamt 9 Patienten gaben an, in den letzten 6 Monaten keine krankheitsbezogenen Medikamente verordnet bekommen und genommen zu haben. Die übrigen 21 Kinder nahmen also zum Untersuchungszeitpunkt Medikamente ein.

Tabelle 30. Anfallsfrequenz bei den Asthmakindern in den letzten 6 Monaten

Frequenz	A-Gruppe
Einmal täglich	2
Einmal wöchentlich	1
Ein- bis dreimal monatlich	4
Weniger als einmal monatlich	10
Kein Anfall	13
n (gesamt)	30

C-Gruppe

Auch die Kolitiskinder fragten wir nach der Häufigkeit von Beschwerden in den letzten 6 Monaten (Tabelle 31).

Tabelle 31. Häufigkeit der Darmbeschwerden bei den Kolitiskindern in den letzten 6 Monaten

Häufigkeit	C-Gruppe
Täglich	4
Mehrmals wöchentlich	1
Ein- bis dreimal monatlich	3
Weniger als einmal monatlich	2
Keine Darmbeschwerden	9
n (gesamt)	19

Von den insgesamt 19 Kolitiskindern brauchten zum Befragungszeitpunkt 3 keine krankheitsbezogenen Medikamente einzunehmen; die übrigen 16 nahmen Medikamente ein. Wie Tabelle 31 zeigt, gaben 9 Kinder bzw. deren Eltern Beschwerdefreiheit für das zurückliegende Halbjahr an. Ergänzend ist hinzuzufügen, daß zur Zeit der Befragung sogar 15 Kinder beschwerdefrei waren; die übrigen 4 berichteten über Durchfall mit Blutbeimengung.

N-Gruppe

Die Neurodermitispatienten fragten wir nach der Häufigkeit des Juckreizes und nach der Lokalisation der Hautmanifestationen (Tabelle 32 u. 33).

Tabelle 32. Häufigkeit des Juckreizes bei den Neurodermitiskindern in den letzten 6 Monaten

Häufigkeit	N-Gruppe
Täglich	15
Mehrmals wöchentlich	4
Einmal wöchentlich	3
Weniger als einmal monatlich	5
Kein Juckreiz	3
n (gesamt)	30

Gänzlich symptomfrei waren im zurückliegenden Halbjahr nur 2 der 30 Kinder gewesen.

Tabelle 33. Lokalisation der Hautveränderungen bei den Neurodermitiskindern

Lokalisation	N-Gruppe
Gelenkbeugen	15
Untere Extremität	9
Ganzer Körper	7
Rumpf	7
Hände	6
Gesicht	5
Hals	3
Obere Extremität (ohne Hand)	3
Nacken	1

Die vorstehenden Angaben beziehen sich auf den gesamten Krankheitsverlauf. Wie für diese Hauterkrankung typisch (Korting 1980), gaben viele der Kinder an, Hautveränderungen in den Ellenbeugen und Kniekehlen (Gelenkbeugen) gehabt zu haben bzw. noch zu haben. Weitere Einzelheiten sind Tabelle 33 zu entnehmen, wobei hier Mehrfachnennungen möglich waren.

7.2 Daten der Kontrollgruppen

Bei allen 51 Kindern der Kontrollgruppe ist nach den Karteidaten des Psychotherapeutischen Institutes von einer primär oder vorwiegend psychogenen Störung auszugehen. Wie Tabelle 34 zeigt, wurde diese Störung am häufigsten als Ausdruck einer sich anbahnenden Fehlentwicklung angesehen, am seltensten als nur aktuell umweltbedingt. Bei keinem der 51 Kontrollkinder bestand nach den vorliegenden Unterlagen der Verdacht auf eine Psychose.

Tabelle 34. Klassifizierung der psychogenen Störung der Kontrollpersonen nach dem Ausprägungsgrad

	G-K-Gruppe	A-K-Gruppe	C-K-Gruppe	N-K-Gruppe
Aktuell umweltbedingt	6	3	2	4
Sich anbahnende Fehlentwicklung	34	19	12	19
Ausgeprägte Fehlentwicklung	11	6	5	7
n (gesamt)	51	28	19	30

Die Gesamtgruppe der Kontrollpersonen wird in dieser Tabelle als G-K-Gruppe bezeichnet; die Untergruppen der Kontrollpersonen sind nach der jeweiligen psychosomatischen Erkrankung benannt.
Der Tabelle 35 ist zu entnehmen, welche Persönlichkeitsmerkmale dominierten, wobei bei diesen Karteidaten Mehrfachankreuzungen üblich waren. Es überwiegt in der Gesamtkontrollgruppe und in den 3 Untergruppen die Angabe „depressiv"; am seltensten wird die Persönlichkeitsstruktur als hysterisch eingestuft.

Tabelle 35. Klassifizierung der psychogenen Störung der Kontrollpersonen nach der Persönlichkeitsstruktur

	G-K-Gruppe	A-K-Gruppe	C-K-Gruppe	N-K-Gruppe
Schizoid	14	8	6	9
Depressiv	21	13	7	11
Zwanghaft	11	8	3	7
Hysterisch	6	3	1	2
Mischform	13	6	8	6
Nicht festzustellen	6	3	2	4

8 Skalenüberprüfung

8.1 Erziehungsstilfragebogen

Für die 6 Erziehungsstilfragebogen wurden Itemanalysen auf der Basis der Gesamtstichprobe bzw. der maximal möglichen Teilstichprobe durchgeführt. Zunächst überprüften wir die jeweilige Skalenzusammenstellung der Testautoren. Wenn Item- oder Testkennwerte den üblichen Kriterien (s. Lienert 1967) nicht genügten, wurden Items ausgeschieden und die Skalen revidiert. Schwierigkeitsindizes bzw. Itemmittelwerte, Trennschärfekoeffizienten und Konsistenzkoeffizienten (Testhalbierung nach der Odd-Even-Methode und Kuder-Richardson-Formel 20 bzw. Cronbach-Koeffizient α, s. Lienert 1967, S. 215f.) wurden berechnet.

8.1.1 PEE-Fragebogen (Perzipierte elterliche Erziehungseinstellungen)

Die 2 Antwortkategorien wurden mit 0 und 1 kodiert. Die Überprüfung der Skalen für die väterlichen (PVE) und mütterlichen Einstellungen (PME) erfolgte getrennt. Gemessen an den üblichen Normwerten waren die berechneten Trennschärfen und internen Konsistenzen unbefriedigend, so daß eine Skalenrevision erforderlich wurde. Diese beinhaltete sowohl eine Streichung als auch eine Umgruppierung von Items. Die entscheidenden Veränderungen gegenüber den Testautoren betreffen die Skala „Nachsicht", bei welcher der negative Pol weggefallen ist und eine eigene Skala („Verständnislosigkeit") darstellt, sowie die Skala „Permissivität vs. Einschränkung der kindlichen Freiheit", die durch Umgruppierung ganz entfiel. Die Endfassungen für die Auswertung umfassen jeweils 7 Skalen mit 52 Items gegenüber 84 Items der ursprünglich vorgelegten Form.

8.1.2 PEBT-Fragebogen (Perzipierte elterliche Belohnungs- und Bestrafungstechniken)

Die 5 Antwortkategorien erhielten die Kodierungen 0 bis 4. Die Skalen der auf den Vater (PVBT) und auf die Mutter (PMBT) bezogenen Erziehungstechniken wurden getrennt überprüft. Im Vergleich mit den üblichen Grenzwerten erwiesen sich die berechneten Trennschärfen und internen Konsistenzen als unbefriedigend, so daß Skalenrevisionen mit Streichung und Umgruppierung von Items notwendig wurden.

Beide Auswertungsendfassungen – PVBT und PMBT – haben 52 Items gegenüber 63 vorgegebenen Items. Im Unterschied zu den Testautoren ließ sich eine 4. Belohnungsskala („Offen gezeigter Stolz“) aufstellen, und bei den Bestrafungsskalen umfaßt die Skala „Geringschätzung“ grundsätzlich auch den verbalen Ärgerausdruck, während die Items, die körperliche Bestrafung beinhalten, jeweils eine eigene Skala bilden.

8.1.3 PEZ-Fragebogen (Perzipierte elterliche Erziehungsziele)

Die 2 Antwortkategorien wurden mit 0 und 1 kodiert. Die Skalen für die väterlichen (PVZ) und mütterlichen Erziehungsziele (PMZ) wurden getrennt geprüft. Die Itemzusammenstellung der Auswertungsendfassung entsprach derjenigen der Testautoren. Von jeweils 88 zur Befragung vorgelegten Items gelangten 62 in die Auswertung. Die 26 eliminierten Items wiesen wie bei den Testautoren zu extreme Schwierigkeitsindizes auf. Niedrig waren die internen Konsistenzen für die Skala 4 („Konformität“) und Skala 7 („Kindbezogene Selbständigkeit“).

8.1.4 SEE-Fragebogen (Selbstperzipierte elterliche Erziehungseinstellungen)

Die 4 Antwortkategorien erhielten die Kodierungen 0 bis 3.

M–T-Version (Mutter–Tochter)

Für die Skala 6 („Offenheit“) der Testautoren erwies es sich als sinnvoll, sie umzukodieren und in „Verschlossenheit“ umzubenennen. Von 101 vorgelegten Items kamen 99 in die Auswertung.

M–S-Version (Mutter–Sohn)

Die Items der Skala 6 („Offenheit“) dieser Version wurden ebenfalls in Richtung „Verschlossenheit“ kodiert, die übrigen Skalen blieben unverändert. Die interne Konsistenz der Skala „Permissivität“ erreichte bei 5 Items einen Wert von 0,41 bzw. 0,56. Alle 103 vorgegebenen Items gingen in die Auswertung ein.

V–T-Version (Vater–Tochter)

Die Skalen der Testautoren konnten beibehalten werden. Die Skala 5 („Gelassenheit und Souveränität“) wies nur eine niedrige interne Konsistenz auf (0,53 bzw. 0,45), was bei nur 6 Items durch Eliminierung nicht zu verändern war. In die Auswertung wurden von den vorgelegten 119 Items 113 einbezogen.

V–S-Version (Vater–Sohn)

Alle Skalen der Testautoren wurden beibehalten. Auch in dieser Version wies die Skala 5 („Gelassenheit und Souveränität“) nur eine interne Konsistenz von 0,49 bzw. 0,48 auf, was nicht zu verbessern war, da von den 5 Items keines eliminiert werden konnte. Die Auswertungsendfassung umfaßte 104 Items gegenüber 111 Items der zur Befragung vorgelegten Testform.

8.1.5 EBT-Fragebogen (Selbstperzipierte elterliche Belohnungs- und Bestrafungstechniken)

Die 5 Antwortkategorien wurden mit 0 bis 4 kodiert. Zunächst überprüften wir die Einschätzungen der Väter (VBT) und Mütter (MBT) getrennt. Im anschließenden Vergleich zwischen MBT und VBT ergaben sich für die Itemkennwerte keine bedeutsamen Unterschiede. Gemessen an den üblichen Grenzwerten waren jedoch die berechneten Trennschärfen und internen Konsistenzen unbefriedigend, so daß eine Skalenrevision mit Streichung und Umgruppierung von Items sinnvoll erschien. Das Resultat war eine für Väter und Mütter gemeinsame Auswertungsendfassung mit 54 Items gegenüber 65 vorgegebenen Items. Der entscheidende Unterschied gegenüber den Testautoren liegt in einer zusätzlichen Belohnungsskala, die von uns die Bezeichnung „Offen gezeigter Stolz" erhielt. Bei den Bestrafungsskalen umfaßt die Skala „Geringschätzung" grundsätzlich auch die verbale Ärgeräußerung, während die Items, die körperliche Bestrafung beinhalten, eine eigene Skala bilden.

8.1.6 SEZ-Fragebogen (Selbstperzipierte elterliche Erziehungsziele)

Die 4 Antwortkategorien erhielten die Kodierungen 0 bis 3. Bei allen 4 Versionen dieses Fragebogens konnten die Skalen der Testautoren beibehalten werden.

M–T-Version (Mutter–Tochter)

Bei dieser Version fielen von 100 vorgegebenen Items 15 Items wie bei den Testautoren durch Streichung weg. Die Auswertungsendfassung hatte bis auf Skala 8 („Häusliche Entlastungsforderungen") mit 0,49 bzw. 0,42 bei 4 Items befriedigende interne Konsistenzen.

M–S-Version (Mutter–Sohn)

Von 65 zur Befragung vorgelegten Items gelangten 61 Items mit wiederum befriedigender interner Konsistenz in die Auswertung.

V–T-Version (Vater–Tochter)

In die Auswertung wurden von 80 vorgelegten Items 66 Items mit zufriedenstellender interner Konsistenz einbezogen.

V–S-Version (Vater–Sohn)

Die internen Konsistenzen der Auswertungsendfassung, die wie bei den Testautoren 75 Items gegenüber 100 vorgegebenen Items enthielt, waren befriedigend.

8.2 Selbstwertgefühl- und Verhaltenskonformitätfragebogen

Die teststatistische Überprüfung der Fragebogen erfolgte unter Zugrundelegung der klassischen Testtherorie auf der Basis der Gesamtstichprobe. Schwierigkeitsindizes bzw. Itemmittelwerte, Trennschärfenkoeffizienten ("part-whole"-korrigiert) und Konsistenzkoeffizienten als Maß für die Reliabilität wurden berechnet. Die Itemselektion und die Festlegung der Testendform orientierte sich an den von Lienert (1967) beschriebenen Kriterien.

8.2.1 SWG-Fragebogen (Selbstwertgefühl)

Die 5 Antwortkategorien erhielten die Kodierungen 0 bis 4. Der Itemwert wurde definiert als Differenz zwischen Ideal- und Realeinschätzung. Für die 20 Itemwerte des Fragebogens berechneten wir die Mittelwerte, Standardabweichungen und Trennschärfekoeffizienten. Aufgrund zu geringer Trennschärfe wurden die Items 5 und 18 der Realeinschätzung bzw. die entsprechenden Items der Idealeinschätzung eliminiert. Somit ergab sich eine Endfassung des Fragebogens mit 18 Items, deren interne Konsistenz einen Wert von 0,72 erreichte.

8.2.2 VK-Fragebogen (Verhaltenskonformität)

Die 2 Antwortkategorien erhielten die Kodierungen 0 und 1. Der Itemwert wurde bei Übereinstimmung von Selbsteinschätzung und vermuteter Einschätzung der Mutter bzw. des Vaters gleich 1 gesetzt, bei Nichtübereinstimmung gleich 0. Der für die Mutter- und Vaterbeziehung getrennt berechnete Gesamtindikator ergab sich aus der Summe dieser Itemwerte. Für die 23 Itemwerte berechneten wir wiederum die Mittelwerte, Standardabweichungen und Trennschärfekoeffizienten. 7 Items wurden aufgrund zu geringer Trennschärfe bzw. zu geringer Itemstreuung eliminiert (Items 1, 4, 6, 7, 14, 16, 22). Die Endfassung dieses Fragebogens umfaßte also 16 Items. Die interne Konsistenz erreichte nur einen Wert von 0,54.

9 Ergebnisse

Für alle Gruppen- und Untergruppenvergleiche wurden Mittelwertunterschiede mit dem t-Test (bei 2 Gruppen) bzw. mit der einfaktoriellen Varianzanalyse (bei mehr als 2 Gruppen) geprüft (s. z. B. Sachs 1972; Clauss u. Ebner 1972). Der t-Test wurde nach Überprüfung der Varianzhomogenität entweder mit gemeinsamer oder – bei Unterschreiten des 10%-Signifikanzniveaus – mit getrennter Varianzschätzung angewendet. Beim Vergleich der 3 psychosomatischen Krankheitsgruppen wurden im Anschluß an die Varianzanalysen im Falle signifikanter Unterschiede ($p < 0{,}05$) Multiple-range-Tests nach dem Student-Newman-Keuls-Verfahren auf dem 5%-Niveau durchgeführt. Grundsätzlich wurden Wahrscheinlichkeiten für die zweiseitige Fragestellung zugrunde gelegt.

Im einzelnen führten wir Vergleiche der Gesamtpatientengruppe (G–P-Gruppe) mit der Gesamtkontrollgruppe (G–K-Gruppe), der Asthmagruppe (A-Gruppe) mit der Asthmakontrollgruppe (A–K-Gruppe), der Kolitisgruppe (C-Gruppe) mit der Kolitiskontrollgruppe (C–K-Gruppe), der Neurodermitisgruppe (N-Gruppe) mit der Neurodermitiskontrollgruppe (N–K-Gruppe) sowie der 3 psychosomatischen Krankheitsgruppen miteinander durch (A-Gruppe vs. C-Gruppe vs. N-Gruppe). In die folgenden Tabellen sind nur Ergebnisse aufgenommen worden, die auf dem 5%-Niveau ($p < 0{,}05$) und 1%-Niveau ($p \ll 0{,}01$) signifikant waren. Leere Felder stehen für nicht signifikante Ergebnisse.

9.1 Ergebnisse für den kindperzipierten elterlichen Erziehungsstil

9.1.1 Erziehungseinstellungen

Signifikante Ergebnisse wurden auf den PME-Skalen *Nachsicht, Kontakt vs. Distanz* und *Einfühlungsvermögen* erreicht, die den Ausführungen von Engfer u. Schneewind (1978a) folgend jeweils kurz beschrieben werden sollen (Tabelle 36). Die Skala *Nachsicht* kennzeichnet die elterliche Bereitschaft, mit Nachsicht und Gelassenheit auf kindliche Verfehlungen zu reagieren. Die Gesamtgruppe der psychosomatisch kranken Kinder und die Neurodermitiskinder als Einzelgruppe charakterisieren ihre Mütter als weniger nachsichtig als die entsprechenden Kontrollpersonen, ohne daß sich signifikante Unterscheide für die Skala *Verständnislosigkeit* ergaben, die den Gegenpol darstellend beinhaltet, daß kleinste Verfehlungen des Kindes mit heftigen

Tabelle 36. Ergebnisse des Fragebogens für perzipierte mütterliche Erziehungseinstellungen (PEE, Teil PME)

	G–P-Gruppe vs. G–K-Gruppe	A-Gruppe vs. A–K-Gruppe	C-Gruppe vs. C–K-Gruppe	N-Gruppe vs. N–K-Gruppe	A-Gruppe vs. C-Gruppe vs. N-Gruppe
Anzahl der Probanden in den einzelnen Gruppen	79 51	30 28	19 19	30 30	30 19 30
1. Nachsicht	$P < K$			$N \ll K$	$A = C > N$[a]
2. Manipulation					
3. Kontakt vs. Distanz	$P > K$	$A > K$			
4. Verständnislosigkeit					
5. Einfühlungsvermögen	$P \gg K$	$A > K$	$C > K$		
6. Konsequenz vs. Nachgiebigkeit					
7. Unterstützung und Vorhersagbarkeit					

[a] Das Gleichheitszeichen bedeutet hier und im folgenden, daß sich die betreffenden beiden Gruppen bei meist unterschiedlichen Mittelwerten nicht statistisch signifikant unterscheiden, also in dieser Hinsicht gleichzusetzen sind. Beide Gruppen unterscheiden sich aber signifikant von der dritten Gruppe.

Ärgerreaktionen bei geringer Versöhnungsbereitschaft seitens der Elternperson beantwortet werden. Die N-Gruppe unterscheidet sich auch noch einmal durch die Angabe geringerer mütterlicher Nachsicht und Gelassenheit gegenüber der A- und C-Gruppe ($F = 3{,}863$; $p = 0{,}025$). Mit der Skala *Kontakt vs. Distanz* wird die Dichte der Eltern–Kind-Beziehung unter dem Gesichtspunkt zeitlicher und räumlicher Nähe erfaßt. Ein besonders enger Kontakt zwischen Eltern und Kind ist dann gegeben, wenn die Eltern das Kind an eigenen Aktivitäten und Unternehmungen beteiligen, und wenn das Kind den Eindruck hat, daß sich die Eltern nicht oder nur sehr ungern von ihm entfernen. Die Gesamtgruppe der psychosomatisch kranken Kinder und die Asthmakinder als Untergruppe charakterisieren die mütterliche Erziehungseinstellung im Sinne dieser Kontaktsuche. Die Skala *Einfühlungsvermögen* kennzeichnet die elterliche Fähigkeit, die aktuellen Gefühle, Gedanken und Befindlichkeiten des Kindes zu erfassen, sich mit Überlegung auf die Gefühle und Wünsche des Kindes einzustellen und diese bei der Planung des eigenen Verhaltens zu berücksichtigen. Diese Fähigkeit wird den Müttern der Gesamtpatientengruppe und denen der A- und C-Gruppe in stärkerem Maße als denen der entsprechenden Kontrollgruppen zugesprochen.

Auch im Hinblick auf die väterlichen Erziehungseinstellungen ergaben sich signifikante Resultate für die 3 Skalen *Nachsicht, Kontakt vs. Distanz* und *Einfühlungsvermögen,* darüber hinaus für die Skala *Unterstützung* (Tabelle 37). Die Neurodermitiskinder kennzeichen auch ihre Väter als wenig nachsichtig und gelassen. Die Väter der Gesamtgruppe der psychosomatischen Kinder werden wie die Mütter als kontaktsuchend beschrieben, im Untergruppenvergleich von den Asthma- und Kolitiskindern.

Tabelle 37. Ergebnisse des Fragebogens für perzipierte väterliche Erziehungseinstellungen (PEE, Teil PVE)

	G–P-Gruppe vs. G–K-Gruppe	A-Gruppe vs. A–K-Gruppe	C-Gruppe vs. C–K-Gruppe	N-Gruppe vs. N–K-Gruppe	A-Gruppe vs. C-Gruppe vs. N-Gruppe
Anzahl der Probanden in den einzelnen Gruppen	69 40	24 24	17 17	28 22	24 17 28
1. Nachsicht				N ⋘ K	
2. Manipulation					
3. Kontakt vs. Distanz	P > K	A > K	C > K		
4. Verständnislosigkeit					
5. Einfühlungsvermögen	P ⋙ K		C > K		
6. Konsequenz vs. Nachgiebigkeit					
7. Unterstützung und Vorhersagbarkeit					C < N

Ein hohes Einfühlungsvermögen wird den Vätern von der Gesamtgruppe der psychosomatischen Patienten und den Kolitispatienten zugesprochen. Aus dem Vergleich der 3 Krankheitsgruppen resultiert, daß die Neurodermitiskinder den Vater als stärker unterstützend als die Kolitiskinder erleben ($F = 3{,}981$, $p = 0{,}023$). Die Skala *Unterstützung und Vorhersagbarkeit* elterlicher Zuwendung kennzeichnet das aktive Interesse und Engagement der Eltern gegenüber dem Kind. Dazu gehört, daß die Eltern das Kind in schwierigen Situationen unterstützen, daß sie freiwillige Leistungen des Kindes als solche anerkennen und daß das Kind sicher sein kann, in vorhersagbarer Weise von den Eltern für seine eigenen Anstrengungen liebevoll beachtet und mit Zuwendung belohnt zu werden.

Die Skalen ohne signifikante Resultate lassen sich wie folgt charakterisieren. Die Skala *Manipulation und Appell* an das kindliche Mitgefühl kennzeichnet eine besondere elterliche Taktik, die eigenen Wünsche und Vorstellungen beim Kind durchzusetzen. Es wird scheinbar auf die Wünsche des Kindes eingegangen oder der Versuch gemacht, das Kind durch Ablenkungsmanöver, auch durch moralische Erpressung, von seinem Vorhaben abzubringen. Die Skala *Verständnislosigkeit* beinhaltet wie schon ausgeführt als Gegenpol zur Skala *Nachsicht,* daß kleinste Verfehlungen des Kindes mit heftigen Ärgerreaktionen bei geringer elterlicher Versöhnungsbereitschaft beantwortet werden. Die Skala *Konsequenz vs. Nachgiebigkeit* kennzeichnet das elterliche Festhalten an Absichten, die mit kindlichen Wünschen kollidieren.

9.1.2 *Belohnungs- und Bestrafungstechniken*

Nur auf der PMBT-Skala *Materielle Belohnung und Privilegien* kam es zu einem signifikanten Unterschied, wobei damit die Form der Belohnung gemeint ist, bei der Geschenke verteilt und Privilegien, wie z. B. längeres Fernsehen, eingeräumt werden (Rinke u. Schneewind 1978b). Die Kinder der N-Gruppe sprechen diese Belohnungstechnik in stärkerem Maße ihren Müttern zu als die der Kontrollgruppe (Tabelle 38).

Tabelle 38. Ergebnisse des Fragebogens für perzipierte mütterliche Belohnungs- und Bestrafungstechniken (PEBT, Teil PMBT)

	G–P-Gruppe vs. G–K-Gruppe	A-Gruppe vs. A–K-Gruppe	C-Gruppe vs. C–K-Gruppe	N-Gruppe vs. N–K-Gruppe	A-Gruppe vs. C-Gruppe vs. N-Gruppe
Anzahl der Probanden in den einzelnen Gruppen	79 51	30 28	19 19	30 30	30 19 30
1. Belohnung durch liebevolle Zuwendung					
2. Belohnung durch offen gezeigten Stolz					
3. Materielle Belohnung und Privilegien				N > K	
4. Eingeschränktes Lob					
5. Bestrafung durch Entzug materieller Verstärker					
6. Bestrafung durch Liebesentzug					
7. Geringschätzung und verbaler Ärgerausdruck					
8. Körperliche Bestrafung					

Auch für die Version PVBT ergab sich nur ein signifikantes Ergebnis. Auf der Skala *Belohnung durch liebevolle Zuwendung,* die im wesentlichen durch einen nonverbalen Ausdruck von Freude und zärtlicher Zuneigung – wie durch Küssen oder vor Freude Strahlen – gekennzeichnet ist, erzielen die psychosomatisch kranken Kinder höhere Werte, weisen also ihren Vätern diese Art der Belohnung in stärkerem Maße zu als die Kontrollkinder (Tabelle 39).

Die Skalen ohne signifikante Ergebnisse lassen sich wie folgt beschreiben. Die aus unserer Skalenüberprüfung hervorgegangene zusätzliche Belohnungsskala *Offen gezeigter Stolz* beinhaltet die ausdrückliche Anerkennung durch die Eltern, dem Kind selbst oder Dritten gegenüber. Die Skala *Eingeschränktes Lob* beschreibt einen verbalen Ausdruck von Anerkennung durch die Eltern, die gleichzeitig auf Leistungsdiskrepanzen hinweisen und die Notwendigkeit betonen, nicht in der Anstrengung

Tabelle 39. Ergebnisse des Fragebogens für perzipierte väterliche Belohnungs- und Bestrafungstechniken (PEBT, Teil PVBT)

	G–P-Gruppe vs. G–K-Gruppe	A-Gruppe vs. A–K-Gruppe	C-Gruppe vs. C–K-Gruppe	N-Gruppe vs. N–K-Gruppe	A-Gruppe vs. C-Gruppe vs. N-Gruppe
Anzahl der Probanden in den einzelnen Gruppen	69 40	24 24	17 17	28 22	24 17 28
1. Belohnung durch liebevolle Zuwendung	P > K				
2. Belohnung durch offen gezeigten Stolz					
3. Materielle Belohnung und Privilegien					
4. Eingeschränktes Lob					
5. Bestrafung durch Entzug materieller Verstärker					
6. Bestrafung durch Liebesentzug					
7. Geringschätzung und verbaler Ärgerausdruck					
8. Körperliche Bestrafung					

nachzulassen. Die Items der Skala *Bestrafung durch Entzug materieller Verstärker und Privilegien sowie durch Anordnung unangenehmer Aktivitäten* beinhalten den Entzug von angenehmen Dingen wie Taschengeld, von Privilegien wie Fernsehen sowie die Bestrafung durch unangenehme Tätigkeiten wie Helfen im Haushalt. Die Skala *Bestrafung durch Liebesentzug* stellt das Gegenstück zur Belohnungsskala *Liebevolle Zuwendung* dar. Bestraft wird ohne Worte durch emotionale Abwendung, d.h. durch Entzug von Liebe und Zugeneigtsein. Bei den Items der Skala *Geringschätzung und verbaler Ärgerausdruck* geht es um eine verbale Herabsetzung des Kindes, auch im Vergleich mit anderen Kindern. Die Skala *Körperliche Bestrafung* kennzeichnet das Schlagen und Anschreien des Kindes.

9.1.3 Erziehungsziele

Lediglich für die PMZ-Skala *Orientierung an religiösen Normen* erhielten wir signifikante Ergebnisse (Tabelle 40). Die Mütter der Asthmakinder orientieren sich aus der Sicht der Kinder stärker an religiösen Normen als die Mütter der Kontrollgruppe und als die Mütter der N-Gruppe ($F = 4{,}963$; $p = 0{,}009$). Diese Skala erfaßt das Ausmaß, in dem die Elternperson die Auseinandersetzung mit religiösen Fragen und eine eher strikte Orientierung an religiösen Soll-Vorstellungen als Erziehungsziel bejaht (Rinke et al. 1978).

Tabelle 40. Ergebnisse des Fragebogens für perzipierte mütterliche Erziehungsziele (PEZ, Teil PMZ)

	G–P-Gruppe vs. G–K-Gruppe	A-Gruppe vs. A–K-Gruppe	C-Gruppe vs. C–K-Gruppe	N-Gruppe vs. N–K-Gruppe	A-Gruppe vs. C-Gruppe vs. N-Gruppe
Anzahl der Probanden in den einzelnen Gruppen	79 51	30 28	19 19	30 30	30 19 30
1. Orientierung an religiösen Normen		A > K			A > N
2. Elterliche Entlastungsforderungen					
3. Förderung kindlicher Interessen					
4. Konformität					
5. Demonstrative Statusorientiertheit					
6. Leistungsstreben					
7. Kindbezogene Selbständigkeit					
8. Schulbildungsanspruch					

Auch für die perzipierten väterlichen Erziehungsziele ergaben sich nur für eine Dimension signifikante Werte. Auf der Skala *Schulbildungsanspruch,* die den Wunsch der Eltern nach einer höheren Schulbildung ihres Kindes ausdrückt (Rinke et al. 1978), erzielen die Gesamtgruppe der psychosomatischen Kinder und die Asthmakinder als Untergruppe signifikant höhere Werte im Sinne eines ausgeprägteren väterlichen Schulbildungsanspruches als ihre Kontrollgruppen (Tabelle 41).

Auch die Dimensionen dieses Fragebogens, die keine signifikanten Unterschiede erbrachten, sind kurz zu beschreiben. Mit der Skala *Elterliche Entlastungsforderungen* wird erfaßt, wie stark das Kind bei seinen Eltern den Wunsch wahrnimmt, daß es Arbeiten im Haushalt übernehmen soll. Auf der Skala *Förderung kindlicher Interessen* wird das Ausmaß beschrieben, in dem das Kind in der Lage sein sollte, seine Freizeit aktiv und selbstbestimmt zu gestalten. Die Skala *Konformität* drückt aus, wie sehr sich die Eltern ein Kind wünschen, das strikt den Regeln folgt, die Erwachsene für das Kind aufstellen. Mit der Skala *Demonstrative Statusorientiertheit* wird die Stärke des elterlichen Wunsches beschrieben, daß das Kind sich durch Führungspositionen und überdurchschnittliche Leistungen gegenüber anderen Kindern sowie im späteren Beruf gegenüber Kollegen, Nachbarn und Bekannten auszeichnet und dies auch der Umwelt demonstriert. Auf der Skala *Leistungsstreben* wird zum Ausdruck gebracht, wie stark die Eltern das Verhalten des Kindes in Schule und Freizeit unter Leistungsaspekten betrachten. Die Skala *Kindbezogene Selbständigkeit* erfaßt den mehr oder weniger stark ausgeprägten Wunsch der Eltern, das Kind möge Entscheidungen, die es selbst betreffen, eigenständig fällen (z.B. die Entscheidung, wie es sein Taschengeld ausgeben könnte).

Tabelle 41. Ergebnisse des Fragebogens für perzipierte väterliche Erziehungsziele (PEZ, Teil PVZ)

	G–P-Gruppe vs. G–K-Gruppe	A-Gruppe vs. A–K-Gruppe	C-Gruppe vs. C–K-Gruppe	N-Gruppe vs. N–K-Gruppe	A-Gruppe vs. C-Gruppe vs. N-Gruppe
Anzahl der Probanden in	69	24	17	28	24
den einzelnen Gruppen	40	24	17	22	17
					28
1. Orientierung an religiösen Normen					
2. Elterliche Entlastungsforderungen					
3. Förderung kindlicher Interessen					
4. Konformität					
5. Demonstrative Statusorientiertheit					
6. Leistungsstreben					
7. Kindbezogene Selbständigkeit					
8. Schulbildungsanspruch	$P \gg K$	$A \gg K$			

9.1.4 Ermittlung der Geschlechtsdifferenzen

Wir überprüften, ob in der Gesamtgruppe der psychosomatisch kranken Kinder Unterschiede zwischen Mädchen und Jungen in der Fragebogenbeantwortung bestehen.

Auf der Skala 6 (*Konsequenz:* Elterliches Festhalten an Absichten und Vornahmen, die mit kindlichen Wünschen kollidieren) des Teiles PVE des Fragebogens für perzipierte elterliche Erziehungseinstellungen (PEE) erzielten die Jungen signifikant höhere Meßwerte als die Mädchen, schreiben also ihren Vätern stärker als die Mädchen eine konsequente Erziehungshaltung zu.

Für den Fragebogen für perzipierte elterliche Belohnungs- und Bestrafungstechniken (PEBT) resultierten keine statistisch signifikanten Differenzen.

Für den Fragebogen für perzipierte elterliche Erziehungsziele (PEZ) ergaben sich auf mehreren Skalen signifikante Unterschiede, wobei jeweils die Jungen höhere Werte als die Mädchen erreichen. Die Jungen geben häufiger als die Mädchen eine *Orientierung an religiösen Normen* als Erziehungsziel der Mutter an (PMZ, Skala 1). Den Müttern und Vätern ist es aus der Sicht der Söhne wichtiger, daß sie ihre Freizeit aktiv und selbstbestimmt gestalten (PMZ und PVZ, Skala 3: *Förderung kindlicher Interessen)* und in Schule und Freizeit optimale Leistungen erzielen (PMZ und PVZ, Skala 6: *Leistungsstreben)*.

9.1.5 Zusammenfassung der Ergebnisse

In Tabelle 42 sind zur besseren Übersicht die Ergebnisse mit signifikantem Unterschied zwischen Untersuchungs- und Kontrollgruppen sowie zwischen den 3 psychosomatischen Krankheitsgruppen zusammengefaßt.

Tabelle 42. Ergebniszusammenfassung für den kindperzipierten elterlichen Erziehungsstil

Fragebogen	Skala	G–P-Gruppe vs. G–K-Gruppe	A-Gruppe vs. A–K-Gruppe	C-Gruppe vs. C–K-Gruppe	N-Gruppe vs. N–K-Gruppe	A-Gruppe vs. C-Gruppe vs. N-Gruppe
PEE/PME	Nachsicht	$P < K$			$N \ll K$	$A = C > N$
PEE/PME	Kontakt vs. Distanz	$P > K$	$A > K$			
PEE/PME	Einfühlungsvermögen	$P \gg K$	$A > K$	$C > K$		
PEE/PVE	Nachsicht				$N \ll K$	
PEE/PVE	Kontakt vs. Distanz	$P > K$	$A > K$	$C > K$		
PEE/PVE	Einfühlungsvermögen	$P \gg K$		$C > K$		
PEE/PVE*	Unterstützung und Vorhersagbarkeit					$C < N$
PEBT/PMBT	Materielle Belohnung und Privilegien				$N > K$	
PEBT/PVBT	Belohnung durch liebevolle Zuwendung	$P > K$				
PEZ/PMZ	Orientierung an religiösen Normen		$A > K$			$A > N$
PEZ/PVZ	Schulbildungsanspruch	$P \gg K$	$A \gg K$			

9.2 Ergebnisse für den selbstperzipierten elterlichen Erziehungsstil

9.2.1 Erziehungseinstellungen

Von dem Fragebogen für selbstperzipierte elterliche Erziehungseinstellungen (SEE) gibt es – wie bei der Darstellung der Methoden ausgeführt – 4 Versionen (Mutter–Tochter, Mutter–Sohn, Vater–Tochter, Vater–Sohn) mit 12 bzw. 13 Skalen, die bezogen auf das einzuschätzende Kind (Sohn oder Tochter) inhaltlich identisch sind und sich nur in der Itemzahl unterscheiden. Um diesen Unterschied auszugleichen, wurden sämtliche Skalenwerte innerhalb der jeweiligen Einzelversion linear tranformiert (Lienert 1973, S. 127f.). Somit war es möglich, die väterlichen Erziehungseinstellungen gegenüber dem Kind (Sohn und Tochter) und die mütterlichen Erziehungseinstellungen gegenüber dem Kind (Sohn und Tochter) zu ermitteln.

Die Items der Skala *Selbstkritik* des SEE-Fragebogens (Engfer u. Schneewind 1978b) indizieren, daß Eltern in der Beziehung zum Kind Schwierigkeiten haben, die teilweise zu emotionalen Entgleisungen führen. Die Eltern geben zu, sich gelegentlich überfordert zu fühlen, inkonsequent und auch unbeherrscht zu sein. Aus Tabelle 43 geht hervor, daß die Mütter der G–K-Gruppe und der A–K-Gruppe sich in dieser Hinsicht selbstkritischer einschätzen als die Mütter der Patienten. Die Skala *Behütung* kennzeichnet die emotionale Bedeutung des Kindes für die Eltern. Hohe Meßwerte sind für Eltern typisch, die zärtlich an ihrem Kind hängen, es schützen, behüten und – fast zu sehr – entlasten. Mit der Behütung des Kindes verbindet sich mehr oder weniger bewußt die Angst und Sorge, daß dem Kind etwas zustoßen könnte. Niedrige Meßwerte kennzeichnen demgegenüber eine distanzierte, eher gleichgültig-lieblose Haltung gegenüber dem Kind. Bei den 4 Vergleichen der Patientengruppen mit den Kontrollgruppen erzielen jeweils die Mütter der Patienten höhere Meßwerte auf dieser Skala. Die Skala *Experimentieren* kennzeichnet bei Müttern die Bereitschaft, sich über Erziehungsfragen zu informieren und das Kind nach „zeitgemäßen" Erziehungsprinzipien zu erziehen, wobei auch einmal „herumprobiert" wird, um bestimmte Vorstellungen beim Kind durchzusetzen. Diese Einstellung kennzeichnet die Mütter der G–K-Gruppe und der A–K- sowie C–K-Gruppe. Die Skala *Geplantsein des Kindes* erfaßt, ob das betreffende Kind ein Wunschkind war oder eher ungeplant kam. Aus dem Krankheitsgruppenvergleich

Tabelle 43. Ergebnisse des Fragebogens für selbstperzipierte mütterliche Erziehungseinstellungen (SEE, Teil M–S und M–T)

	G–P-Gruppe vs. G–K-Gruppe	A-Gruppe vs. A–K-Gruppe	C-Gruppe vs. C–K-Gruppe	N-Gruppe vs. N–K-Gruppe	A-Gruppe vs. C-Gruppe vs. N-Gruppe
Anzahl der Probanden in den einzelnen Gruppen	78[a] 51	30 28	18[a] 19	30 30	30 18 30
1. Selbstkritik	P ≪ K	A < K			
2. Autoritäre Rigidität					
3. Permissivität					
4. Behütung	P ≫ K	A ≫ K	C ≫ K	N > K	
5. Gelassenheit und Souveränität					
6. Verschlossenheit					
7. Experimentieren	P ≪ K	A < K	C ≪ K		
8. Ehekonflikt					
9. Ähnlichkeit					
10. Orientierung an eigener Erziehung					
11. Inkonsistenz					
12. Geplantsein des Kindes					C < N

[a] Da ein Elternpaar eines Kolitiskindes (Sohn) zwar das Kind an der Untersuchung teilnehmen ließ, selbst aber eine Bearbeitung der Fragebogen aus Elternsicht ablehnte, reduzierte sich die Anzahl der Probanden in der C- und G–P-Gruppe entsprechend.

geht hervor, daß die Mütter der N-Gruppe häufiger als die Mütter der C-Gruppe von einem Wunschkind sprechen ($F = 3{,}831$; $p = 0{,}026$).
Auch die Väter der G–K-Gruppe und der A–K-Gruppe sowie die der C–K-Gruppe geben *selbstkritischer* als die entsprechenden Väter der Patienten Schwierigkeiten in der Beziehung zum Kind zu (Skala 1, Tabelle 44). Die Skala *Experimentieren* beinhaltet bei Vätern neben zeitgemäßem Erziehen auch ein Experimentieren, das mehr oder weniger in Richtung Manipulation des Kindes (durch Notlügen, Versprechungen) geht. Die Väter der G–K-Gruppe und der A–K-Gruppe kennzeichnet diese Erziehungseinstellung. Ein weiterer signifikanter Unterschied besteht auf der Skala *Permissivität,* welche die elterliche Haltung erfaßt, das Kind weitgehend gewähren zu lassen, kaum durch elterliche Gebote zu steuern und ihm Raum zum Ausprobieren eigener Vorstellungen zu geben. Die Väter der Neurodermitiskinder haben diese Haltung nach eigener Einschätzung in stärkerem Maße als die der N–K-Gruppe und als die Väter der Asthmakinder ($F = 7{,}240$; $p = 0{,}002$).
Die Skalen ohne signifikante Ergebnisse werden wie folgt beschrieben. *Autoritäre Rigidität* kennzeichnet die elterliche Haltung, dem Kind gegenüber unnachgiebig elterliche Forderungen zu vertreten. Die Skala *Gelassenheit und Souveränität* kennzeichnet eine Erziehungshaltung der Gelassenheit und Ruhe. Man weiß zwar um bestimmte Probleme mit dem Kind, verzagt aber nicht und verfällt auch nicht in einen blinden Aktionismus. Die Skala *Verschlossenheit* der Mutter–Kind-Version kenn-

Tabelle 44. Ergebnisse des Fragebogens für selbstperzipierte väterliche Erziehungseinstellungen (SEE, Teil V–S und V–T)

	G–P-Gruppe vs. G–K-Gruppe	A-Gruppe vs. A–K-Gruppe	C-Gruppe vs. C–K-Gruppe	N-Gruppe vs. N–K-Gruppe	A-Gruppe vs. C-Gruppe vs. N-Gruppe
Anzahl der Probanden in den einzelnen Gruppen	68 40	24 24	16 17	28 22	24 16 28
1. Selbstkritik	$P \ll K$	$A \ll K$	$C < K$		
2. Autoritäre Rigidität					
3. Permissivität				$N > K$	$N > A$
4. Behütung					
5. Gelassenheit und Souveränität					
6. Zärtlichkeit					
7. Experimentieren	$P \ll K$	$A < K$			
8. Ehekonflikt					
9. Ähnlichkeit					
10. Orientierung an eigener Erziehung					
11. Inkonsistenz					
12. Geplantsein des Kindes					
13. Geringes Engagement in Erzieherrolle					

zeichnet das Ausmaß, in dem Mütter ihren Kindern gegenüber ihre eigenen Gedanken und Gefühle für sich behalten. Die Skala *Zärtlichkeit* der Vater–Kind-Version beschreibt, in welchem Umfang Väter in der Beziehung zum Kind Zärtlichkeit bejahen und auch ausdrücken können. Mit dem Konzept *Ehekonflikt* wird erfragt, ob zwischen den Eltern in Erziehungsfragen weitgehend Konsens besteht, oder ob man unterschiedliche Auffassungen hat, die dann erst in Form von Auseinandersetzungen ausgehandelt werden müssen. Die Skala *Ähnlichkeit* erfaßt das Ausmaß, in dem Eltern Ähnlichkeiten zwischen ihrer eigenen Persönlichkeit und der des Kindes feststellen. Die Skala *Orientierung an der eigenen Erziehung* erfaßt das Ausmaß, in dem sich Eltern in ihrem Erziehungsverhalten an der Erziehung orientieren, die sie selbst erfahren haben. Die Skala *Inkonsistenz* kennzeichnet das Ausmaß, in dem Eltern in sich wiederholenden positiven oder negativen Sanktionierungssituationen gleich (konsistent) oder sehr verschieden (inkonsistent) reagieren. Die Skala *Geringes Engagement in der Erzieherrolle* findet sich nur bei den Vätern, wobei Väter mit hohen Meßwerten die Verantwortung, die Arbeiten, die mit der Pflege und Erziehung des Kindes verbunden sind, weitgehend der Frau überlassen. Sie spielen gern mit dem Kind und verhalten sich wenig reflektiert.

9.2.2 Belohnungs- und Bestrafungstechniken

Auf 3 der 4 MBT-Bestrafungsskalen (Rinke u. Schneewind 1978a) resultierten signifikante Unterschiede. Die Mütter der G–K-Gruppe und der C–K-Gruppe gaben häufiger an, ihre Kinder durch Liebesentzug zu bestrafen und körperlich zu züchtigen als die Mütter der entsprechenden Patienten (Tabelle 45). Die Skala 6 drückt emotionale Abwendung, den *Entzug von Liebe und Zugeneigtsein,* in nichtverbaler Weise aus. Die Skala 8 beinhaltet *Körperliche Bestrafung* mit starker spontaner Erregung. Beim Krankheitsgruppenvergleich ergibt sich ein Unterschied für die Skala 5, die den *Entzug angenehmer Dinge und Tätigkeiten sowie die Anordnung von Aktivitäten* erfaßt, die dem Kind *unangenehm* sind. Die Mütter der C-Gruppe üben nach eigenen Angaben seltener diese Bestrafungstechnik aus als die der A- und N-Gruppe ($F = 8{,}082$; $p = 0{,}001$).

Die Väter der G–K-Gruppe sowie der A–K- und C–K-Gruppe bestrafen in stärkerem Maße durch *Entzug materieller Verstärker* und durch *Anordnung unangenehmer Aktivitäten* (Tabelle 46). Die Väter der G–K-Gruppe neigen häufiger zu *Körperlicher Bestrafung* und zur *Geringschätzung und verbalem Ärgerausdruck* (Skala 7: Herabsetzung des Kindes als Person und Schreien, Schimpfen usw.), wobei letzteres auch für die Väter der C–K-Gruppe gilt. Lediglich für eine Belohnungsskala resultiert ein signifikanter Unterschied. Die Väter der Kolitiskinder *belohnen* stärker auf *materielle Weise* und räumen leichter *Privilegien* ein als ihre entsprechenden Kontrollpersonen. Inhaltlich sind die Skalen des EBT-Fragebogens ohne signifikante Ergebnisse wie die vorstehend beschriebenen entsprechenden Skalen des Fragebogens für kindperzipierte elterliche Belohnungs- und Bestrafungstechniken (PEBT) charakterisiert.

Tabelle 45. Ergebnisse des Fragebogens für selbstperzipierte mütterliche Belohnungs- und Bestrafungstechniken (EBT–MBT)

	G–P-Gruppe vs. G–K-Gruppe	A-Gruppe vs. A–K-Gruppe	C-Gruppe vs. C–K-Gruppe	N-Gruppe vs. N–K-Gruppe	A-Gruppe vs. C-Gruppe vs. N-Gruppe
Anzahl der Probanden in den einzelnen Gruppen	78 51	30 28	18 19	30 30	30 18 30
1. Belohnung durch liebevolle Zuwendung					
2. Belohnung durch offen gezeigten Stolz					
3. Materielle Belohnung und Privilegien					
4. Eingeschränktes Lob					
5. Bestrafung durch Entzug materieller Verstärker					C < A = N
6. Bestrafung durch Liebesentzug	P ⩽ K		C ⩽ K		
7. Geringschätzung und verbaler Ärgerausdruck					
8. Körperliche Bestrafung	P < K		C < K		

Tabelle 46. Ergebnisse des Fragebogens für selbstperzipierte väterliche Belohnungs- und Bestrafungstechniken (EBT–VBT)

	G–P-Gruppe vs. G–K-Gruppe	A-Gruppe vs. A–K-Gruppe	C-Gruppe vs. C–K-Gruppe	N-Gruppe vs. N–K-Gruppe	A-Gruppe vs. C-Gruppe vs. N-Gruppe
Anzahl der Probanden in den einzelnen Gruppen	68 40	24 24	16 17	28 22	24 16 28
1. Belohnung durch liebevolle Zuwendung					
2. Belohnung durch offen gezeigten Stolz					
3. Materielle Belohnung und Privilegien			C > K		
4. Eingeschränktes Lob					
5. Bestrafung durch Entzug materieller Verstärker	P ⩽ K	A < K	C < K		
6. Bestrafung durch Liebesentzug					
7. Geringschätzung und verbaler Ärgerausdruck	P < K		C < K		
8. Körperliche Bestrafung	P < K				

9.2.3 Erziehungsziele

Die SEZ/M–T-Skala *Orientierung an religiösen Normen* erfaßt, inwieweit die Mutter bei der Erziehung ihrer Tochter eher traditionelle religiöse Sollvorstellungen vermittelt (Krohns et al. 1978). Nach unserem Ergebnis orientieren sich die Mütter der G–P-Gruppe stärker als die Mütter der G–K-Gruppe an derartigen Vorstellungen (Tabelle 47). Mit der Skala *Soziale Selbständigkeit* wird ermittelt, ob die Mutter in der Erziehung der Tochter eher solche Ziele verfolgt, welche die Tochter als eine eigenständige, unabhängige und sich selbst bestimmende Person voraussetzen. Solche Zielsetzungen weisen sich die Mütter der G–K-Gruppe und der A–K- sowie N–K-Gruppe eher zu. Die Mütter der Mädchen der G–P-Gruppe und der N-Gruppe erreichen hingegen höhere Werte auf der Skala *Bravheitsforderungen,* was für Mütter kennzeichnend ist, die sich von ihrer Tochter erwachsenorientiert angepaßtes und konfliktvermeidendes Verhalten wünschen. Mit der Skala *Leistungsehrgeiz* ist die Erwartung guter Leistungen und verstärkter Anstrengungen verbunden, wenn andere besser sind als die Tochter. Die Mütter der Mädchen der C-Gruppe erzielen hier höhere Werte als die Mütter ihrer Kontrollgruppe. Die Skala *Orientierung an moralischen Normen* beinhaltet die Erwartung der Mutter an die Tochter, daß in der Beziehung zum anderen Geschlecht die Sexualität auf die Ehe beschränkt bleibt und sexuelle Treue dem Ehepartner garantiert ist. Die Mütter der Mädchen der N- und A-

Tabelle 47. Ergebnisse des Fragebogens für selbstperzipierte mütterliche Erziehungsziele (SEZ, Teil M–T)

	G–P-Gruppe vs. G–K-Gruppe	A-Gruppe vs. A–K-Gruppe	C-Gruppe vs. C–K-Gruppe	N-Gruppe vs. N–K-Gruppe	A-Gruppe vs. C-Gruppe vs. N-Gruppe
Anzahl der Probanden in den einzelnen Gruppen	35 24	12 12	8 8	15 15	12 8 15
1. Orientierung an religiösen Normen	P > K				
2. Kameradschaftlichkeit					
3. Schulischer und allgemeiner Bildungsanspruch					
4. Soziale Selbständigkeit	P ≪ K	A < K		N ≪ K	
5. Leistungsehrgeiz			C > K		
6. Bravheitsforderungen	P > K			N > K	
7. Geltungsstreben, sozialer Aufstieg					
8. Häusliche Entlastungsforderungen					
9. Sozialpolitisches Engagement					
10. Orientierung an moralischen Normen					N = A > C

Gruppe wünschen sich ein dementsprechendes Verhalten stärker als die Mütter der Mädchen der C-Gruppe (F = 3,688; p = 0,036).
Das Ergebnis der SEZ/M–S-Skala *Orientierung an religiösen Normen* weist aus, daß die Mütter der G–P-Gruppe und der Jungen der A-Gruppe stärker traditionelle religiöse Normen vermitteln (Tabelle 48). Die Mütter der G–P-Gruppe und der Jungen der N-Gruppe erzielen höhere Werte auf der Skala *Anpassung und Konfliktvermeidung,* was für Mütter kennzeichnend ist, die sich wünschen, daß ihre Söhne sich sozial unauffällig und angepaßt verhalten. Im Ergebnis der Skala *Schulbildungsanspruch* drückt sich die Höhe des Anspruchsniveaus aus, das eine Mutter für ihren Sohn in seiner Ausbildung hat. Die Mütter der Jungen der C-Gruppe erlangen hier höhere Werte. Ferner gibt es noch signifikante Unterschiede auf der Skala *Konservatives Männlichkeitsideal,* auf der die Mütter der G–P-Gruppe und die Mütter der Jungen der N-Gruppe höhere Werte erreichen, was meint, daß sich ihre Söhne ihr Leben nach Werten wie persönliche Ehre, Vaterlandsliebe, Härte gegen sich und andere sowie patriarchalische Autorität in der Familie ausrichten, und auf der Skala *Sozialer Ehrgeiz und Geltungsstreben.* Diese Skala erfaßt, in welchem Ausmaß sich Söhne im Umgang mit anderen durch Dominanzstreben, Prestigedenken und Bedachtsein auf eigenen Vorteil leiten lassen. Die Mütter der G–P-Gruppe verfolgen eher ein derartiges Erziehungsziel.
Die Väter dre Mädchen der G–K-Gruppe und der Mädchen der A–K-Gruppe wünschen sich eher als die Väter der entsprechenden psychosomatisch kranken Mädchen,

Tabelle 48. Ergebnisse des Fragebogens für selbstperzipierte mütterliche Erziehungsziele (SEZ, Teil M–S)

	G–P-Gruppe vs. G–K-Gruppe	A-Gruppe vs. A–K-Gruppe	C-Gruppe vs. C–K-Gruppe	N-Gruppe vs. N–K-Gruppe	A-Gruppe vs. C-Gruppe vs. N-Gruppe
Anzahl der Probanden in den einzelnen Gruppen	43 27	18 16	10 11	15 15	18 10 15
1. Orientierung an religiösen Normen	P > K	A > K			
2. Anpassung und Konfliktvermeidung	P > K			N > K	
3. Schulbildungsanspruch			C > K		
4. Anspruchsvolle Lebensführung					
5. Selbständigkeit					
6. Konservatives Männlichkeitsideal	P > K			N > K	
7. Sozialer Ehrgeiz und Geltungsstreben	P > K				
8. Häusliche Entlastungsforderungen					

Tabelle 49. Ergebnisse des Fragebogens für selbstperzipierte väterliche Erziehungsziele (SEZ, Teil V–T)

	G–P-Gruppe vs. G–K-Gruppe	A-Gruppe vs. A–K-Gruppe	C-Gruppe vs. C–K-Gruppe	N-Gruppe vs. N–K-Gruppe	A-Gruppe vs. C-Gruppe vs. N-Gruppe
Anzahl der Probanden in den einzelnen Gruppen	29 15	8 9	7 6	14 8	8 7 14
1. Orientierung an religiösen Normen					
2. Kameradschaftlichkeit	P ≪ K	A ≪ K			
3. Schulischer und allgemeiner Bildungsanspruch					
4. Häusliche Entlastungsforderungen			C < K		
5. Sozialer Ehrgeiz und Geltungsstreben		A < K			
6. Anpassung und Konfliktvermeidung					
7. Konservatives Frauenideal					
8. Soziale Selbständigkeit und Kontaktsuche	P ≪ K	A ≪ K	C ≪ K		A < N

daß sich ihre Tochter gegenüber Gleichaltrigen und Bekannten altruistisch verhält, ohne auf Gegenleistung bedacht zu sein (Skala *Kameradschaftlichkeit,* Tabelle 49). Die Väter der Mädchen der C–K-Gruppe erwarten im stärkeren Ausmaß selbständige und mitverantwortliche Hilfe v. a. im häuslichen Bereich *(Häusliche Entlastungsforderungen)*. Die Väter der Mädchen der A–K-Gruppe wünschen sich von ihrer Tochter, daß sie auf eigenen Vorteil bedacht, auf ihr Prestige achtend und andere dominierend nach Karriere strebt *(Sozialer Ehrgeiz und Geltungsstreben)*. Die höheren Werte, die die Väter der Mädchen der G–K-, A–K- und C–K-Gruppe auf der Skala *Soziale Selbständigkeit und Kontaktsuche* erzielen, drücken aus, daß sie intensiver als die Väter der entsprechenden psychosomatisch kranken Mädchen wünschen, ihre Tochter solle Kontakt zu anderen suchen und sich selbständig mit anderen auseinandersetzen. Der Vergleich der psychosomatischen Krankheitsgruppen zeigt, daß die Väter der Mädchen der N-Gruppe sich ein derartiges Verhalten stärker wünschen als die Väter der Mädchen der A-Gruppe ($F = 3,581$; $p = 0,042$).
Die Väter der Jungen der C-Gruppe erwarten eigenständiges und selbstverantwortliches Handeln (Skala *Selbständigkeit)* von ihren Söhnen, was sie von den Vätern der C–K-Gruppe und den Vätern der Jungen der N- und A-Gruppe unterscheidet ($F = 3,578$; $p = 0,038$). Die Väter der G–K-, A–K- und N–K-Gruppe erwarten Mithilfe des Sohnes im häuslichen Bereich *(Häusliche Entlastungsforderungen,* Tabelle 50).

Tabelle 50. Ergebnisse des Fragebogens für selbstperzipierte väterliche Erziehungsziele (SEZ, Teil V–S)

	G–P-Gruppe vs. G–K-Gruppe	A-Gruppe vs. A–K-Gruppe	C-Gruppe vs. C–K-Gruppe	N-Gruppe vs. N–K-Gruppe	A-Gruppe vs. C-Gruppe vs. N-Gruppe
Anzahl der Probanden in den einzelnen Gruppen	39 25	16 15	9 11	14 14	16 9 14
1. Orientierung an religiösen Normen					
2. Anpassung und Konfliktvermeidung					
3. Bildung und Aufgeschlossenheit					
4. Selbständigkeit			C > K		C > N = A
5. Sozialer Ehrgeiz					
6. Befolgen von Prinzipien					
7. Beruflicher Opportunismus					
8. Häusliche Entlastungsforderungen	P ≪ K	A ≪ K		N < K	
9. Sozialpolitisches Engagement					
10. Geselligkeit					

Die Skalen des SEZ-Fragebogens ohne signifikante Unterschiede in allen 4 Versionen sollen kurz inhaltlich beschrieben werden. Auf die Skalen, die sich in der Benennung und inhaltlich in den verschiedenen Versionen nur geringfügig unterscheiden, wird dabei nicht eingegangen. Bei der Version SEZ/M–S drückt die Skala *Selbständigkeit* den Wunsch der Mütter aus, daß sich ihre Söhne vor und in der Ehe, auch im sexuellen Bereich, ihre Freiheit bewahren. Die Skalen *Sozialpolitisches Engagement* (SEZ/M–T und SEZ/V–S) beinhalten im wesentlichen die Erwartung der Eltern, daß sich ihre Kinder in der späteren Berufstätigkeit engagiert für ihre eigenen Interessen und die ihrer Kollegen einsetzen. Die Skala *Anspruchsvolle Lebensführung* (SEZ/M–S) erfaßt, wieweit Mütter von ihren Söhnen Interesse und Beschäftigung mit kulturellen Werten erwarten. Väter, die hohe Werte auf der Skala *Konservatives Frauenideal* (SEZ/V–T) erzielen, wünschen, daß ihre Tochter die traditionelle Rolle von Hausfrau und Mutter, die sich ihrem Mann unterordnet, übernimmt. Die Skala *Befolgen von Prinzipien* (SEZ/V–S) versucht zu erfassen, wieweit sich Söhne starr an Regeln halten sollen. Die Skala *Beruflicher Opportunismus* dieser Fragebogenversion beinhaltet, wieweit Söhne allein auf ihre berufliche Karriere und auf materiellen Gewinn achten sollen, ohne moralische Wertmaßstäbe zu berücksichtigen. Väter, die auf der Skala *Geselligkeit* der Version SEZ/V–S hohe Werte erhalten, wünschen, daß ihr Sohn vielerlei soziale Kontakte sucht und wahrnimmt.

9.2.4 *Ermittlung der Geschlechtsdifferenzen*

Auch die Fragebogen der Eltern der psychosomatisch kranken Kinder überprüften wir als Gesamtgruppe auf unterschiedliche Angaben für die Jungen und Mädchen, was sich für den Fragebogen für selbstperzipierte Erziehungsziele (SEZ) erübrigte bzw. nicht möglich war, da dessen Auswertung entsprechend den 4 Versionen Mutter–Tochter, Mutter–Sohn, Vater–Tochter und Vater–Sohn die Überprüfung der Geschlechtsdifferenzen in gewissem Umfang bereits einschloß und wegen der inhaltlichen Unterschiede zwischen den Versionen nicht weitergeführt werden konnte.
Die Überprüfung des Fragebogens für selbstperzipierte elterliche Erziehungseinstellungen (SEE) ergab keine signifikanten Unterschiede.
Für den Fragebogen für selbstperzipierte elterliche Belohnungs- und Bestrafungstechniken (EBT) resultieren Unterschiede für insgesamt 3 Skalen. Den Antworten der Mütter ist zu entnehmen, daß sie die Söhne eher als die Töchter durch *Entzug materieller Verstärker und Privilegien sowie durch Anordnung unangenehmer Aktivitäten bestrafen* (MBT, Skala 5). Für die Mütter und Väter gilt, daß Söhne eher als Töchter *körperlich bestraft* werden (MBT und VBT, Skala 8).

9.2.5 *Zusammenfassung der Ergebnisse*

Auch für diesen Untersuchungsteil werden die Ergebnisse mit signifikantem Unterschied noch einmal zusammengefaßt (Tabelle 51).

Tabelle 51. Ergebniszusammenfassung für den selbstperzipierten elterlichen Erziehungsstil

Fragebogen	Skala	G–P-Gruppe vs. G–K-Gruppe	A-Gruppe vs. A–K-Gruppe	C-Gruppe vs. C–K-Gruppe	N-Gruppe vs. N–K-Gruppe	A-Gruppe vs. C-Gruppe vs. N-Gruppe
SEE/M–S und SEE/M–T	Selbstkritik	$P \ll K$	$A < K$			
SEE/M–S und SEE/M–T	Behütung	$P \gg K$	$A \gg K$	$C \gg K$	$N > K$	
SEE/M–S und SEE/M–T	Experimentieren	$P \ll K$	$A < K$	$C \ll K$		
SEE/M–S und SEE/M–T	Geplantsein des Kindes					$C < N$
SEE/V–S und SEE/V–T	Selbstkritik	$P \ll K$	$A \ll K$	$C < K$		
SEE/V–S und SEE/V–T	Permissivität				$N > K$	$N > A$
SEE/V–S und SEE/V–T	Experimentieren	$P \ll K$	$A < K$			

Tabelle 51. (Fortsetzung)

Fragebogen	Skala	G–P-Gruppe vs. G–K-Gruppe	A-Gruppe vs. A–K-Gruppe	C-Gruppe vs. C–K-Gruppe	N-Gruppe vs. N–K-Gruppe	A-Gruppe vs. C-Gruppe vs. N-Gruppe
EBT–MBT	Bestrafung durch Entzug materieller Verstärker					$C < A = N$
EBT–MBT	Bestrafung durch Liebesentzug	$P \ll K$		$C \ll K$		
EBT–MBT	Körperliche Bestrafung	$P < K$		$C < K$		
EBT–VBT	Materielle Belohnung			$C > K$		
EBT–VBT	Bestrafung durch Entzug materieller Verstärker	$P \ll K$	$A < K$	$C < K$		
EBT–VBT	Geringschätzung und verbaler Ärgerausdruck	$P < K$		$C < K$		
EBT–VBT	Körperliche Bestrafung	$P < K$				
SEZ/M–T	Orientierung an religiösen Normen	$P > K$				
SEZ/M–T	Soziale Selbständigkeit	$P \ll K$	$A < K$		$N \ll K$	
SEZ/M–T	Leistungsehrgeiz			$C > K$		
SEZ/M–T	Bravheitsforderungen	$P > K$			$N > K$	
SEZ/M–T	Orientierung an moralischen Normen					$N = A > C$
SEZ/M–S	Orientierung an religiösen Normen	$P > K$	$A > K$			
SEZ/M–S	Anpassung und Konfliktvermeidung	$P > K$			$N > K$	
SEZ/M–S	Schulbildungsanspruch			$C > K$		
SEZ/M–S	Konservatives Männlichkeitsideal	$P > K$			$N > K$	
SEZ/M–S	Sozialer Ehrgeiz und Geltungsstreben	$P > K$				
SEZ/V–T	Kameradschaftlichkeit	$P \ll K$	$A \ll K$			
SEZ/V–T	Häusliche Entlastungsforderungen			$C < K$		
SEZ/V–T	Sozialer Ehrgeiz und Geltungsstreben		$A < K$			
SEZ/V–T	Soziale Selbständigkeit und Kontaktsuche	$P \ll K$	$A \ll K$	$C \ll K$		$A < N$
SEZ/V–S	Selbständigkeit			$C > K$		$C > N = A$
SEZ/V–S	Häusliche Entlastungsforderungen	$P \ll K$	$A \ll K$		$N < K$	

9.3 Ergebnisse bei den Persönlichkeitsmerkmalen

9.3.1 Selbstwertgefühl

Aus den Vergleichen resultierte *kein signifikantes Ergebnis* (Tabelle 52).

Tabelle 52. Ergebnisse des Selbstwertgefühlfragebogens (SWG)

	n	Labilität des Selbstwertgefühls
G–P-Gruppe vs.	79	
G–K-Gruppe	51	
A-Gruppe vs.	30	
A–K-Gruppe	28	
C-Gruppe vs.	19	
C–K-Gruppe	19	
N-Gruppe vs.	30	
N–K-Gruppe	30	
A-Gruppe vs.	30	
C-Gruppe vs.	19	
N-Gruppe	30	

9.3.2 Verhaltenskonformität

Nur für die C-Gruppe ergab sich ein signifikantes Ergebnis. Die C–K-Gruppe erlangte höhere Werte als Ausdruck einer ausgeprägteren Übereinstimmung zwischen der Selbsteinschätzung im Fragebogen (VK–K) und der Fremdeinschätzung bezogen auf die Mutter (VK–M), zeigte also eine stärkere *Anpassungstendenz im Hinblick auf die Mutter* als die C-Gruppe (Tabelle 53).

Tabelle 53. Ergebnisse des Verhaltenskonformitätfragebogens (VK)

	n	Anpassung an Mutter	n	Anpassung an Vater
G–P-Gruppe vs.	79		69	
G–K-Gruppe	51		40	
A-Gruppe vs.	30		24	
A–K-Gruppe	28		24	
C-Gruppe vs.	19	C < K	17	
C–K-Gruppe	19		17	
N-Gruppe vs.	30		28	
N–K-Gruppe	30		22	
A-Gruppe vs.	30		24	
C-Gruppe vs.	19		17	
N-Gruppe	30		28	

9.3.3 Aggressivität

Signifikante Ergebnisse ergaben sich für die Dimension *Intropunitivität.* Die G–P-Gruppe wies höhere Werte als die G-K-Gruppe auf dieser Skala auf, ebenfalls die C-Gruppe im Vergleich mit ihrer Kontrollgruppe. Gegenüber der N-Gruppe zeichnete sich die C-Gruppe auch durch eine ausgeprägtere innengerichtete Aggression aus ($F = 4{,}237$; $p = 0{,}018$).
Wie aus Tabelle 54 ersichtlich, konnten wir nur mit 77 der 79 psychosomatisch kranken Kinder diesen Test durchführen. 2 Kinder, 1 Mädchen aus der C-Gruppe und 1 Junge aus der N-Gruppe, konnten aufgrund einer Legasthenie die schriftliche Bearbeitung des Tests nicht bewältigen.

Tabelle 54. Ergebnisse des Rosenzweig-P-F-Tests (PFT)

	n	Extrapunitivität	Intropunitivität	Impunitivität
G–P-Gruppe vs.	77			
G–K-Gruppe	51		P > K	
A-Gruppe vs.	30			
A–K-Gruppe	28			
C-Gruppe vs.	18			
C–K-Gruppe	19		C > K	
N-Gruppe vs.	29			
N–K-Gruppe	30			
A-Gruppe vs.	30			
C-Gruppe vs.	18		C > N	
N-Gruppe	29			

9.3.4 Ermittlung der Geschlechtsdifferenzen

Die Überprüfung des Selbstwertgefühl- und Verhaltenskonformitätfragebogens sowie des Rosenzweig-P-F-Tests ergab keinen signifikanten Unterschied zwischen den Angaben der psychosomatisch kranken Mädchen und Jungen.

9.3.5 Zusammenfassung der Ergebnisse

Die Vergleiche zwischen Untersuchungs- und Kontrollgruppen sowie zwischen den 3 psychosomatischen Krankheitsgruppen ergaben also keinen statistisch signifikanten Unterschied für das Selbstwertgefühl, eine signifikant stärkere Anpassungstendenz (bezogen auf die Mutter) auf seiten der neurotischen, nicht der psychosomatischen Kinder und eine signifikant ausgeprägtere Intropunitivität auf Seiten der G–P-Gruppe und der kolitiskranken Kinder gegenüber den neurotischen Kindern und gegenüber den neurodermitiskranken Kindern.

9.4 Überprüfung der Krankheitsdauerdependenz

Um die mögliche Annahme zu berücksichtigen, die in unserer Untersuchung festgestellten Persönlichkeitsmerkmale der psychosomatisch kranken Kinder – wie die innengerichtete Aggressivität im Rosenzweig-P-F-Test – und Erziehungscharakteristika der Eltern der psychosomatisch kranken Kinder – wie die von den Kindern konstatierte Kontaktsuche im PEE-Fragebogen – seien Folge der Erkrankung im Sinne einer Rückwirkung, überprüften wir die Abhängigkeit aller untersuchten Variablen von der Krankheitsdauer. Für jede psychosomatische Krankheitsgruppe wurde der Medianwert für die Krankheitsdauer bestimmt. Die 3 Gruppen wurden jeweils am Median halbiert, und die so entstandenen Halbgruppen H_1 und H_2 (A-Gruppe: $H_1 = 0-7$ Jahre, $H_2 = 7{,}5-12$ Jahre; C-Gruppe: $H_1 = 0-2$ Jahre, $H_2 = 2{,}5-8$ Jahre; N-Gruppe: $H_1 = 0-9$ Jahre, $H_2 = 9{,}5-15$ Jahre) hinsichtlich sämtlicher Skalenmittelwerte mit t-Tests auf Unterschiede geprüft.

A-Gruppe

Die Kinder der A-Gruppe mit der längeren Krankheitsdauer (H_2) weisen ein geringeres Selbstwertgefühl als die Kinder der A-Gruppe mit kürzerer Krankheitsdauer (H_1) auf (SWG-Fragebogen).
Die Mütter der Kinder der A-Gruppe mit längerer Krankheitsdauer sprechen häufiger als die Mütter der anderen Halbgruppe der A-Gruppe von einem geplanten Kind, also einem Wunschkind (Skala 12 SEE-Fragebogen, Teil M–S und M–T).

C-Gruppe

Hier ergaben sich keine signifikanten Unterschiede.

N-Gruppe

Die Kinder der N-Gruppe mit der längeren Krankheitsdauer sprechen sowohl ihren Müttern als auch ihren Vätern eine kindbezogene Selbständigkeit als Erziehungsziel zu (Skala 7, PEZ-Fragebogen, Teil PMZ und PVZ). Hier ist anzumerken, daß der Vergleich des mittleren Lebensalters der Kinder in den beiden jeweiligen Halbgruppen nur für die N-Gruppe einen signifikanten Unterschied ergab. In der N-Gruppe mit längerer Krankheitsdauer sind die älteren Kinder, so daß es nicht verwundert, daß diese in stärkerem Maße als die jüngeren Kinder Selbständigkeit als Erziehungsziel ihrer Eltern angeben.
Die Kinder mit längerer Krankheitsdauer schreiben ihren Vätern einen höheren Schulbildungsanspruch zu (Skala 8, PEZ-Fragebogen, Teil PVZ).
Die Väter dieser Halbgruppe sprechen sich selbst Gelassenheit und Souveränität als Erziehungseinstellung zu (SEE-Fragebogen, Teil V–S und V–T).

10 Diskussion der Ergebnisse

Ziel unserer Befragung war es, den Erziehungsstil bei psychosomatisch kranken Kindern und bei neurotisch gestörten Kindern sowie einige Persönlichkeitsmerkmale vergleichend zu untersuchen. Der Diskussion unserer Ergebnisse ist vorauszuschikken, daß die Befragung freilich keine Auskunft darüber geben kann, ob ein Erziehungsmerkmal wie Behütung oder ein Persönlichkeitsmerkmal wie Intropunitivät im Sinne eines Vergleiches mit einer Normpopulation bzw. sog. gesunden Kontrollpersonen nachzuweisen oder nicht nachzuweisen ist. Ein fehlender Unterschied bei den Vergleichen unserer Untersuchung heißt nicht zwangsläufig, daß das Merkmal in diesem Sinne nicht existiert, sondern bedeutet, daß kein signifikanter Unterschied im Ausprägungsgrad dieses Merkmals besteht.
Im folgenden werden zunächst die Ergebnisse der Vergleiche zwischen den 3 psychosomatischen Krankheitsgruppen und ihren jeweiligen Kontrollgruppen, anschließend – und damit auch zu der Ausgangsfrage nach der Vereinbarkeit mit der Annahme einer restriktiven Sozialisation zurückkehrend – die Ergebnisse des Vergleiches der Gesamtgruppe der psychosomatisch kranken Kinder mit der Gesamtgruppe der neurotisch gestörten Kinder erörtert. Diesen Erörterungen werden nochmals die jeweiligen signifikanten Resultate (Tabellen 42 und 51 und S. 65) in tabellarischer Form mit einem an den Beziehungstypen (z. B. Mutter–Kind) ausgerichteten Ordnungsprinzip und Literaturangaben über die Eltern–Kind-Beziehung vorangestellt. Die Unterschiede zwischen den 3 psychosomatischen Krankheitsgruppen werden nur begrenzt in der Diskussion berücksichtigt, da sie nicht im Zentrum unserer Fragestellung stehen und da – wie schon früher mitgeteilt – die Krankheitsgruppen nicht hinsichtlich aller Sozialdaten als vergleichbar anzusehen sind, was ohnehin nur eine vorsichtige Interpretation erlaubt.
Für die Diskussion der Ergebnisse der Untersuchungen zur Aggressivität und Verhaltenskonformität sowie zum Selbstwertgefühl ist in Erinnerung zu rufen, daß den neurotisch gestörten Kindern der G–K-Gruppe sowie der A–K-, C–K- und N–K-Gruppe vornehmlich depressive Züge zugeschrieben wurden, aber auch schizoide und zwanghafte Züge, wenn nicht eine Mischform angegeben wurde. Seltener wurden hysterische Züge vermerkt. War für die psychosomatisch kranken Kinder eine gehemmte Aggressivität, ein labiles Selbstwertgefühl und eine ausgeprägte Verhaltenskonformität anzunehmen, so war für den Vergleich mit den wie vorstehend chrakterisierten neurotisch gestörten Kindern zu berücksichtigen, daß sich bekanntlich auch die depressive Neurose bzw. neurotische Depression durch eine innengerichtete Aggressivität, ein brüchiges Selbstwertgefühl und eine Anklammerungs- und

Anpassungsneigung auszeichnet, die schizoide Persönlichkeit u. a. eine unterdrückte Feindseligkeit kennzeichnet, die zwanghafte Persönlichkeit fügsam und anpassungsfreudig sein kann und auch die hysterische Person oder Neurose selten Minderwertigkeitsgefühle vermissen läßt (s. z. B. Fenichel 1945, Kuiper 1969).

10.1 Asthma bronchiale

10.1.1 Literatur

Overbeck (1985) und seine Mitarbeiter haben kürzlich die Ergebnisse ihres mehrjährigen Forschungsprojektes über Familien mit psychosomatisch kranken Kindern vorgelegt. Ihr Untersuchungsprogramm beinhaltete einen Intelligenztest und projektive Testverfahren auf seiten der Kinder, die Erfassung der Erziehungseinstellungen, einen Persönlichkeitstest und die Einschätzung der körperlichen Beschwerden des Kindes auf seiten der Eltern. Ferner wurde ein Familieninterview durchgeführt, und in einigen Fällen fanden Familienberatungsgespräche statt. Die Stichprobe umfaßte neben 29 Asthmafamilien 21 Kolitisfamilien und 19 Familien mit neurotischen Kindern als Kontrollgruppe, wobei allerdings aus unterschiedlichen Gründen nur ein Teil der Familien mit dem vollständigen methodischen Instrumentarium untersucht werden konnte.

Die in dieses Projekt einbezogenen Kinder bzw. Familien unterscheiden sich von unseren Probanden dadurch, daß alle – auch die neurotischen – Kinder in einer Universitätskinderklinik in Behandlung oder zur diagnostischen Abklärung waren und von dort an die psychosomatische Ambulanz überwiesen wurden, während unsere Familien ausschließlich aus Forschungsgründen um ihre Mitarbeit an der in der eigenen Wohnung stattfindenden Fragebogenuntersuchung gebeten wurden.

Die Befunde zusammenfügend entwirft Overbeck (1985, S. 374 f.) von den Familien mit einem asthmakranken Kind folgendes – verkürzt wiedergegebenes – Bild:

Aus der Vorgeschichte der Eltern ergeben sich Hinweise für frühe Objektverluste. Die frühen Personenverluste werden von den Eltern oft tabuisiert, die Angst vor Trennungen in den jetzigen Familien durch einen harmonisierenden Kommunikationsstil unbewußt abgewehrt. Gegenüber der Norm erleben sich die Väter weniger dominant und viel depressiver. Der Vater bzw. Ehemann scheint auf der bewußtseinsnahen Ebene in seinem Selbstwertgefühl stärker beeinträchtigt als die Ehefrau bzw. Mutter, die manifest eher dominante Züge aufweist. Aber beide Elternteile konkurrieren um die inferiore Position, sie klagen, fühlen sich sozial frustriert, halten sich für noch depressiver als den Partner, den sie auch entwerten. Vor allem von der Mutter werden Trennungserlebnisse – z. B. Todesfälle in der Großelterngeneration wie auch tägliche Trennungen durch ihre außerhäuslichen Aktivitäten – als das kranke Kind belastend angesehen. Eine Ambivalenz der Mütter gegenüber dem späteren asthmakranken Kind bzw. der Mutterrolle scheint manchmal schon in der Schwangerschaft bestanden zu haben und kehrt in der Untersuchungssituation in der Aussage der Mütter wieder, wenn sie ihre Einstellung zu den Kindern zugleich als besonders eng und herzlich, als auch gespannt bezeichnen. Die Kinder und ihre Eltern sind in einen konflikthaften, durch ambivalente Erwartungshaltungen, Schuldgefühle und Überbesorgtheit gekennzeichneten Zirkel eingebunden. Die übermäßige Trotzhaltung der Kinder bei gleichzeitig starker Verwöhnung durch die Mutter läßt eine problematische Ablösung annehmen, für die sich auch darin Hinweise finden, daß die asthmakranken Kinder einerseits eine Fülle von Aktivitäten zeigen, andererseits aber unter starken nächtlichen Ängsten leiden. Aus der Sicht der Kinder ist für die Asthmafamilien eine grundsätzliche Beziehungsfähigkeit aller Mitglieder untereinander festzuhalten, wobei die Beziehung des Kindes zur Mutter meist von positiven Gefühlen im Sinne einer hochidealisierten Mutter–Kind-Beziehung beherrscht wird. Der Bezug der Eltern erscheint lebendig; auch deren Streit untereinander wird von den Kindern wahrgenommen. Die Kinder selbst vermeiden im Test häufig die Aggression durch Nichtthematisierung, oder es kommt zu Abspaltung, Verschiebung, Verleugnung durch Harmonisierung. Die Fixierungsstelle von Konflikten und Selbststörungen in den Asthmafamilien ist anal-narzißtischer Art, die unbewußten Phantasien kreisen v. a. um Autonomiewünsche und Trennungsängste; spezifische Abwehrmechanismen sind Reaktionsbildung und Isolierung. Die Familieninterviews ergeben, daß die Kinder v. a. von der Mutter symbiotisch gebunden sind und in der Suche nach dem ödipalen Vater scheitern. Die Bedürfnisse der Mutter nach Nähe werden regressiv mit dem asthmakranken Kind befriedigt. Für den Ehemann bzw. Vater scheint die damit verbundene Abqualifizierung zwar kränkend zu sein, gleichzeitig wird aber auch sein geheimes Einverständnis spürbar. Das Kind reguliert Nähe im günstigsten Fall durch Trotz, sonst dadurch, daß es sich erstaunlich viel „herausnehmen" darf – außer daß es wirklich weggeht. Es erfährt viel Zuwendung, es werden ihm sehr viele orale Triebbefriedigungen angeboten, aber nicht anale Eigenständigkeit und phallisch-sexuelle Entwicklung erlaubt.

Overbeck (1985) und seine Mitarbeiter schließen aus ihren Familieninterviews, daß die symbiotisierenden Beziehungsformen der Eltern der asthmakranken Kinder regressive Abwehrmaßnahmen gegen anale und phallische Aggressionen sowie gegen ödipale Schuldgefühle darstellen. Die meisten Eltern dieser Kinder scheinen selbst die Separations-Individuations-Phase ohne stärkere Beeinträchtigung durchlaufen zu haben, während die Eltern die kolitiskranken Kinder der Untersuchung oft Störungen in der eigenen Individuationsphase erlebt haben und in einem narzißtischen Beziehungsmodus zueinander stehen. Die für das asthmakranke Kind konstatierte symbiotische Bindung an die Eltern bzw. die Mutter (s. auch Overbeck u. Overbeck 1978, 1979) steht im Einklang mit Autoren, die eine Abhängigkeitsbeziehung zwischen Mutter und Kind vermerken (Bien 1969; Biermann 1969; Cosper u. Erickson 1985; Edgell 1966; Khampalikit 1983; Knapp 1969; Kreisler 1981; Kreji 1969; Mayer u. Isbister 1970; Meijer 1978; Panides u. Ziller 1981; Rosefeldt 1982; Taneli u. Ulrich 1976; Williams 1975), welche auch bei erwachsenen Asthmapatienten beobachtet wird, auf eine Ersatzperson, beispielsweise den Partner, übertragen werden kann oder in eine umfassendere Neigung zu Abhängigkeitsbeziehungen mündet (Alexander 1971, S. 96; Arnds et al. 1970; Bastiaans u. Groen 1955; Condrau 1967; De Boor 1965a; Faroux 1972; Fedosejew u. Filippow 1979; Ikemi u. Ikemi 1982; Knapp et al. 1970; Marty 1958; Sharma u. Nandkumar 1980; Studt u. Arnds 1968b).

Einerseits wird von einem Bedürfnis des asthmakranken Kindes nach symbiotischer Nähe (s. z.B. Bentley 1975a), nach Liebe, Schutz und Sicherheit (Edgell 1966; Robbins 1969) oder von seinen Abhängigkeitswünschen gegenüber der Mutter und seinen Anklammerungstendenzen gesprochen (Aoki et al. 1982; Rosefeldt 1982; Steinhausen 1977; Weiner 1977, S. 219 f.), andererseits wird die Abhängigkeitsbezie-

hung zwischen Mutter und Kind v. a. als Konsequenz eines überprotektiven Verhaltens der Mutter erörtert (Khampalikit 1983; Fialkov u. Miller 1981; Pinkerton 1972) und die wechselseitige Abhängigkeit unterstrichen (Knapp 1969; Sperling 1968). Die Angst vor dem Verlust der Mutter gilt entsprechend als grundlegende Problematik asthmakranker Kinder (Corboz u. Droz 1957; Gerard 1946; Williams 1975), schon die drohende Trennung von der Mutter kann – bei entsprechender somatischer Disposition (Weiner 1977, S. 219f.) – symptomauslösend sein (Lidz 1969; Matus 1981).
Allerdings kann McAndrew (1976) in einer soziologischen Studie bei einer Zufallsstichprobe mittels Interviews nur in der Gruppe schwerkranker Asthmakinder ein engeres Band zwischen Mutter und Kind mit verstärkter Trennungsangst feststellen (vgl. Khampalikit 1983; Panides u. Ziller 1981). Block et al. (1964) teilen ihre Stichprobe von 62 Asthmakindern in 2 Untergruppen gemäß der Punktzahl auf einer "allergic potential scale" als Index für die somatische bzw. konstitutionelle Allergieprädisposition ein. Die Kinder der beiden Gruppen und ihre Mütter werden auf der Grundlage psychologischer Tests und standardisierter Interaktionen verglichen, wobei die beiden Gruppen sich bezüglich des Asthmaschweregrades und sozioökonomisch nicht unterscheiden. In der Gruppe mit niedrigem allergischem Potential finden sich die psychopathologisch auffälligeren Mütter und Kinder (s. auch Conners 1983; Block et al. 1966), die Mütter wirkten überbemüht und überidentifiziert mit dem Kind, sich auf eine starke Abhängigkeit zur Befriedigung eigener Bedürfnisse einlassend. Gleichzeitig waren sie ambivalenter gegenüber ihren Kindern und weniger mütterlich; die Beziehung war durch wechselseitige Frustrationen geprägt. Gauthier et al. (1973, 1978; Gauthier 1979) gelangen sogar zu dem Ergebnis, daß eine große Zahl der von ihnen mit verschiedenen Methoden untersuchten Kinder im Alter zwischen 14 und 30 Monate trotz der ernsthaften Erkrankung sich harmonisch in den Bereichen Autonomie und Behauptung entwickelt hat, was sich im wesentlichen bei einer Nachuntersuchung einige Jahre später bestätigt (Gauthier et al. 1978). Der Mehrheit der Kinder und Mütter wird ein angemessenes "coping" bescheinigt. Im Gegensatz zu Block et al. (1964) finden diese Untersucher bei ihrer Population eine positive statistische Korrelation zwischen hohem Allergiepotential und Indikatoren für psychopathologische Abweichungen (s. auch Khan et al. 1974).
So konträr wie sich teilweise die Aussagen zum Abhängigkeitsverhältnis zwischen Mutter und Kind darstellen, sind auch die Einschätzungen des Ausmaßes mütterlichen bzw. elterlichen protektiven Verhaltens. Nach Fialkov u. Miller (1981) sowie Liebman et al. (1974) ist "overprotectiveness" ein Charakteristikum von Asthmafamilien, v. a. im Falle von Kindern mit einem chronischen, zu Rückfällen neigenden, schweren Asthma, und meint das außergewöhnlich starke Interesse, das die einzelnen Familienmitglieder am Wohlergehen aller anderen nehmen.
Fürsorge und Schutz werden ständig in den Vordergrund gerückt und gewährt. Die überfürsorgliche Haltung der Eltern in solchen Familien steht der Ausbildung von Autonomie und Kompetenz der Kinder entgegen und wirkt sich hemmend auf deren Aktivitäten und Interessen außerhalb der Familie aus. Die Kinder, insbesondere das kranke Kind, empfinden ebenfalls eine große Verantwortung, die Familie zu schützen (Parentifizierung). Die Erfahrung des kranken Kindes, durch den Einsatz seiner Symptome die Familie schützen zu können, kann als mächtiger Verstärker der Krankheit wirken (Minuchin et al. 1975, 1983, S. 35f.; Minuchin u. Fishman 1979).

Neben der Überfürsorglichkeit sind als entscheidende Merkmale noch Verstrickung, Starrheit und fehlende Bereitschaft bzw. Fähigkeit zur Konfliktlösung zu nennen, die nach Minuchin et al. (1983) nicht nur Asthmafamilien, sondern auch andere psychosomatische Familien kennzeichnen. Die von der Gruppe um Minuchin zugrundegelegte geringe Fallzahl und die vorgenommenen Verallgemeinerungen kritisierend kann jedoch Burbeck (1979) an 42 asthmatischen Kindern mit einem mittleren Alter von 10 Jahren und ihren Familien keine Bestätigung für dieses Familienmodell finden (s. auch Conners 1983; Fritz et al. 1981). Biermann (1969, 1979), der sich auf psychodiagnostische Befunde (biographisch-tiefenpsychologische Anamnesen, psychologische Tests) von 200 bzw. 400 überwiegend auch psychotherapeutisch betreuten Kindern und Jugendlichen mit Asthma bronchiale stützt und betont, keine allgemeinverbindlichen Angaben bezüglich einer sog. asthmatogenen Mutterpersönlichkeit treffen zu können, führt unter den charakteristischen prävalierenden pathogenen mütterlichen Verhaltensweisen eine durch innere Ablehnung geprägte Einstellung der Mutter an, die schuldbewußt durch überprotektive Besorgtheit und Verwöhnung kompensiert wird (s. auch DeBoor 1965b, S. 232). Neben der überfürsorglich-überprotektiven Mutter mit ihren Bestrebungen, ihr asthmakrankes Kind klein zu halten, und einer Fülle divergierender mütterlicher Fehlhaltungen findet sich nach Biermanns Erfahrung auch immer wieder das Gegenstück, die kühl-distanzierte, gleichgültige, ihr Kind vernachlässigende, weil ablehnende Mutter.

In einer Untersuchung von Creer et al. (1983) gaben 42% der befragten Eltern an, ihrem asthmakranken Kind gegenüber überprotektiv zu sein. Andere berichteten, daß sie versuchten, nicht auf diese Weise zu reagieren, es aber schwierig fanden, sich anders zu verhalten. Letzterer Hinweis läßt sich mit der von Barmettler u. Fields (1975) in Gruppengesprächen mit Eltern asthmakranker Kinder gewonnenen Erfahrung in Verbindung bringen, daß diese sich durch das oft zu hörende Etikett "overprotectiveness" verletzt fühlten. Rubenstein et al. (1979) halten es für unwahrscheinlich, daß das von ihnen in einer vergleichenden Fragebogenuntersuchung festgestellte Verhalten der Mütter der Asthmapatienten durch die Erkrankung hervorgerufen wurde. Die befragten adoleszenten und postadoleszenten Asthmakranken notierten signifikant häufiger als die nichtallergischen gesunden und die Kontrollpersonen mit Rhinitis, als Kinder von ihren Müttern (aber nicht von den Vätern) überkontrolliert worden zu sein. "Overcontrolling" gilt den Autoren in Abgrenzung zu dem Begriff Protektion als Bezeichnung neurotischen Verhaltens und beinhaltet den Versuch, die andere Person zu dominieren. Für ein narzißtisch begründetes "overcontrolling" der Mutter können jedoch wiederum Hilliard et al. (1985) keinen Anhalt finden. Die Mütter ihrer 16 Asthmakinder erweisen sich im Vergleich mit Müttern diabetischer und gesunder Kinder eher als weniger kontrollierend. Zu einem ähnlich gerichteten Ergebnis gelangen Dubo et al. (1961) und Cernelc et al. (1977) bei dem Versuch der Verifizierung überprotektiven mütterlichen Verhaltens.

In der Literatur finden sich neben den Verweisen auf überbeschützendes Verhalten auch Angaben über offene oder verdeckte mütterliche bzw. elterliche Zurückweisung (Biermann 1969; Karol 1980/81; Khampalikit 1983; Mun 1972; Pinkerton 1967; Rees 1964). Sperling (1968) teilt aus dem psychotherapeutischen Umgang mit asthmakranken Kindern und ihren Müttern die Erfahrung mit, daß das Kind von der Mutter zurückgewiesen wird, wenn es gesund ist und nach Unabhängigkeit strebt, und durch besondere Fürsorge und Aufmerksamkeit belohnt wird, wenn es krank und hilflos ist.

Die Autorin berichtet über ein Zwillingspaar mit Asthma unterschiedlicher Art und unterschiedlichem Verhalten der Mutter den beiden gegenüber. Die Mutter wollte nur eines der beiden therapiert – hier als abweisende Haltung der Mutter zu begreifen – haben, nämlich dasjenige Kind, das sie als neurotisch ansah und durch das sie sich dominiert fühlte. Ein zurückweisendes, vernachlässigendes oder als "underprotective" zu kennzeichnendes elterliches Verhalten ist jedoch nach Mattsson (1975) in Relation zu überprotektivem Verhalten seltener zu registrieren, was sich im wesentlichen mit den Untersuchungsergebnissen von Rees (1963) sowie Parker u. Lipscombe (1979) deckt, aber im Gegensatz zur Studie von Miller u. Baruch (1948, 1950) steht. In einer vergleichenden Untersuchung dieser Autoren bei 90 allergischen Kindern – darunter 55 mit Asthma als allergischem Primärsymptom – und bei 53 nichtallergischen Kindern und deren Müttern fand sich mütterliche Zurückweisung als Unterscheidungsmerkmal signifikant ausgeprägter auf seiten der allergiekranken Probanden. Als zurückweisend definierten die Autoren eine Mutter, deren Verhalten auf einen bewußten oder unbewußten Wunsch schließen ließ, frei von dem als Last erlebten Kind zu sein, und welche die Zurückweisung verbal ausdrückte (Miller u. Baruch 1948).

Wie schon mitgeteilt erleben sich die Väter der asthmakranken Kinder in Overbecks Studie (1985) gegenüber der Norm weniger dominant und depressiver, was dem Bild eines – v. a. in der Literatur wiederkehrenden – schwachen, passiven, weichen Vaters entspricht (Biermann 1969; Arnds et al. 1970), der kurz angebunden, nicht liebevoll (Agarwal u. Sethi 1978) und oft abwesend ist (Freour u. De Boucaud 1981; Overbeck u. Overbeck 1978) und in der Familie in peripherer Position steht (Lask 1979; Mees 1966; Studt u. Arnds 1968b). Seltener ist er autoritär und aggressiv (Freour u. De Boucaud 1981; Gervais 1966), er meidet eher Verantwortlichkeit (Berlin 1970) und fehlt, um das Ungleichgewicht zwischen Mutter und Kind zu korrigieren (Knapp 1969). Aus einer Untersuchung von Reddihough et al. (1977), in der 43 Kinder und deren Eltern interviewt werden, geht hervor, daß die Erkrankung – das Asthma – eine Last für alle Familienmitglieder darstellt, besonders aber für die Mutter. Nach Ansicht der Mütter und der Kinder tragen die Väter zu wenig Verantwortung im Rahmen therapie- und schulbezogener Entscheidungen. Dementsprechend betonen verschiedene Autoren die Notwendigkeit, den Vater in die Therapie einzubeziehen (Sandler 1977), gerade im Hinblick auf eine möglicherweise überprotektive Mutter (Lask 1979).

Die bisherigen Literaturangaben haben gewiß hinreichend zeigen können, daß die Aussagen über die Eltern–Kind-Beziehung beim Asthma bronchiale keineswegs frei von Widersprüchen sind. Einschränkend ist allerdings anzumerken, daß der Übersicht halber die Unterschiede (und Übereinstimmungen) in den Ergebnissen oft losgelöst von dem Umfang und der Art der untersuchten Stichproben und der angewendeten Methoden gegenübergestellt wurden. Auch würde eine subtilere Analyse, was ebenfalls für die anschließende Diskussion der eigenen Ergebnisse bei der Colitis ulcerosa und Neurodermitis gilt, den Rahmen dieser Arbeit sprengen und wäre sinnvollerweise in einzelnen untergeordneten Bereichen zu leisten.

Bei aller Unterschiedlichkeit – und als ihre Konsequenz – ist jedoch noch eine Übereinstimmung herauszuheben. Mehrheitlich wird seit geraumer Zeit die Auffassung vertreten, daß nicht von einem einheitlichen Persönlichkeitsprofil des asthmakranken Kindes auszugehen ist (s. z. B. Kelly u. Zeller 1969; Khan 1973; Kreisler

1981; Kuzemko 1980; Mrazek 1985; Peshkin 1966; Pinkerton 1970; Sperling 1968; Steinhausen 1977; Stoudemire 1985) bzw. generell eine psychologische Heterogenität der Asthmapopulation anzunehmen ist (Jones et al. 1976; Rosenthal et al. 1973; Sadler 1982; Thoren 1967; Weiner 1977, S. 219f.). Zahlreiche empirische Untersuchungen, deren Ergebnisse zu Untergruppen führen oder die von Untergruppen ihren Ausgangspunkt nehmen, spiegeln diese Auffassung wider, was aber nicht heißen soll, daß sich in jedem Fall Untergruppen finden oder bestätigen ließen (s. z.B. Baraff u. Cunningham 1966; Bentley 1975c; Dekker et al. 1960; Dekker 1962; Hirt et al. 1968; Jacobs et al. 1972; Kagan u. Weiss 1976; Kinsman et al. 1980; Kleiger u. Dirks 1980; Meijer 1978, 1979, 1980a, b; Purcell et al. 1961, 1962, 1969; Purcell 1963; Ramachandran u. Thiruvengadam 1975; Richter et al. 1985; Schubert 1968, 1969; Tal u. Miklich 1976; Teiramaa 1978a, b, c; Wikran et al. 1978; Zlatich et al. 1982). Auch das Auftreten anderer psychosomatischer Erkrankungen neben dem Bronchialasthma bei ein- und demselben Patienten (Mintz 1980/81; Levitan 1978; Spiegelberg et al. 1970; Steiner et al. 1977) kann als Argument gegen die Annahme eines einheitlichen Persönlichkeitsprofils verwendet werden, kann aber auch wiederum als Hinweis dafür gewertet werden, daß psychosomatisch Kranke mit unterschiedlicher Körpersymptomatik sich eher durch gemeinsame als durch unterschiedliche Persönlichkeitsmerkmale auszeichnen (Ruesch 1948; Zepf 1976a).
Vor dem Hintergrund der Literatur werden nun unsere Ergebnisse für die Asthmagruppe diskutiert, die zunächst noch einmal in tabellarischer Zusammenfassung dargeboten werden.

10.1.2 Tabellarische Ergebniszusammenfassung

In Tabelle 55 (S. 74) sind die signifikanten Resultate wiedergegeben.

10.1.3 Diskussion

Zunächst werden die Ergebnisse zum elterlichen Erziehungsstil erörtert, dann wird die Untersuchung der kindlichen Persönlichkeitsmerkmale erörtert, aus der für die Asthmakinder und ihre Kontrollpersonen keine signifikanten Unterschiede resultierten. Es ist noch einmal daran zu erinnern, daß die Asthmakinder unserer Untersuchung nicht auch an Neurodermitis erkrankt waren.

Erziehungsstil

Aus der Sicht unserer asthmakranken Kinder sind ihre Mütter bereiter als die Mütter der Kinder mit Neurodermitis, mit *Nachsicht* und Gelassenheit auf kindliche Verfehlungen zu reagieren. Dieser Befund kann – mit Vorbehalt – gegen die Annahme einer zurückweisenden Mutter (s. z.B. Miller u. Baruch 1948) gewendet werden und entspricht einem Untersuchungsergebnis von Hilliard et al. (1985), die das Verhalten der Mütter gegenüber Fehlern ihrer asthmakranken Kinder in einer Testsituation als unterstützend und ermutigend bezeichnen. In dieser einzigen Variable unterschieden

Tabelle 55. Ergebnisse für die A-Gruppe

Beurteiler	Beurteilter	Fragebogen	Dimension	Mittelwertvergleich	
Kind	Mutter	PEE/PME	Nachsicht		A = C > N
Kind	Mutter	PEE/PME	Kontakt	A > K	
Kind	Mutter	PEE/PME	Einfühlungsvermögen	A > K	
Kind	Mutter	PEZ/PMZ	Orientierung an religiösen Normen	A > K	A > N
Kind	Vater	PEE/PVE	Kontakt	A > K	
Kind	Vater	PEZ/PVZ	Schulbildungsanspruch	A ⩾ K	
Mutter	Kind	SEE/M–S	Selbstkritik	A < K	
Mutter	Kind	und	Behütung	A ⩾ K	
Mutter	Kind	SEE/M–T	Experimentieren	A < K	
Mutter	Kind	EBT/MBT	Bestrafung durch Entzug materieller Verstärker		A = N > C
Mutter	Tochter	SEZ/M–T	Soziale Selbständigkeit	A < K	
Mutter	Tochter	SEZ/M–T	Orientierung an moralischen Normen		A = N > C
Mutter	Sohn	SEZ/M–S	Orientierung an religiösen Normen	A > K	
Vater	Kind	SEE/V–S	Selbstkritik	A ⩽ K	
Vater	Kind	und	Permissivität		A < N
Vater	Kind	SEE/V–T	Experimentieren	A < K	
Vater	Kind	EBT-VBT	Bestrafung durch Entzug materieller Verstärker	A < K	
Vater	Tochter	SEZ/V–T	Kameradschaftlichkeit	A ⩽ K	
Vater	Tochter	SEZ/V–T	Sozialer Ehrgeiz und Geltungsstreben	A < K	
Vater	Tochter	SEZ/V–T	Soziale Selbständigkeit und Kontaktsuche	A ⩽ K	A < N
Vater	Sohn	SEZ/V–S	Häusliche Entlastungsforderungen	A ⩽ K	
Vater	Sohn	SEZ/V–S	Selbständigkeit		A = N < C

sich die Mütter der Asthmakinder signifikant von den Müttern der Vergleichsgruppen (u. a. Mütter mit diabetischen und gesunden Kindern).

Nur mit Vorbehalt kann unser Ergebnis auf der Skala Nachsicht wie vorstehend interpretiert werden, weil sich im Vergleich mit den Müttern der neurotischen Kontrollgruppe kein signifikanter Unterschied ergab und sich die Mütter der psychosomatischen Kinder im Vergleich der G–P-Gruppe mit der G–K-Gruppe als weniger nachsichtig erwiesen.

Aus der Sicht unserer asthmakranken Kinder sind ferner ihre Mütter (und Väter) *kontaktsuchender* als die Mütter der neurotischen Kinder einzuschätzen. Gemäß der Definition dieser Skala haben die Asthmakinder in stärkerem Maße den Eindruck, daß sich ihre Mütter (bzw. Väter) nicht oder sehr ungern von ihnen entfernen. Wir werten diesen Unterschied zwischen Untersuchungs- und Kontrollgruppe als Bestätigung einer engen Bindung zwischen Mutter und Kind, die – wie ausgeführt – oft Abhängigkeitscharakter hat. Die Mütter stellen sich außerdem in der Wahrnehmung der asthmakranken Kinder *einfühlender* als die Mütter der Kontrollpersonen dar, was wiederum als Einwand gegen eine ablehnend-zurückweisende Mutter verstanden werden kann.

Aus der Beurteilung der Kinder und der Mütter der A-Gruppe resultiert für die Erziehungsziele eine ausgeprägtere *Orientierung an Normen,* aus der Sicht der Mütter gegenüber den Töchtern eine Ausrichtung an moralisch-sexuellen Normen, allerdings hier nur in Abgrenzung zur C-Gruppe, sonst an religiösen Normen. Dieser Befund findet sich möglicherweise als internalisierte Einstellung bei erwachsenen Asthmapatienten wieder, die in der Studie von Jores u. v. Kerekjarto (1967, S. 124, 163) zwar nicht als religiös eingestuft werden, aber oft hohe ethisch-moralische Ansprüche haben. Die 10 von Minuchin et al. (1983) untersuchten Asthmafamilien zeichnen sich – wie schon erwähnt – durch Verstrickung, Überfürsorglichkeit, Starrheit und Konfliktvermeidung aus. Starrheit und Überfürsorglichkeit sowie ständige Zusammenstöße, wie sie nach Auffassung der Autoren für solche pathologisch verstrickten Systeme kennzeichnend sind, führen in der Regel zu einer niedrigen Konfliktschwelle. Strenge religiöse oder moralische Ansichten müssen dann gewöhnlich dazu herhalten, daß der Konflikt vermieden wird. Die Probleme bleiben dadurch ungelöst, machen sich aber immer wieder drohend bemerkbar und aktivieren unaufhörlich die Vermeidungsmechanismen des Systems. Vielleicht spiegelt die in unserer Untersuchung festgestellte, über die Mutter vermittelte Orientierung an Normen die von Minuchin et al. konstatierte Funktion religiöser oder moralischer Ansichten wider.

Die aus der Beurteilung unserer asthmakranken Kinder ermittelte *Kontaktsuche* der Mütter und Väter, vorstehend aufgegriffen als Ausdruck einer engen Bindung zwischen Mutter bzw. Eltern und Kind, läßt sich mit Minuchins Begriff der Verstrickung verbinden, die ein extrem hohes Maß an Nähe und Intensität bei allen Interaktionen der Familie beinhaltet. Ferner kann die von uns erhobene Normorientierung – kaum jedoch die gegenüber der N-Gruppe kindseits perzipierte ausgeprägtere mütterliche Nachsicht – mit dem Merkmal Starrheit verknüpft werden. Starren Familien ist in der Definition Minuchins und seiner Koautoren sehr viel daran gelegen, den Status quo zu bewahren. Die Familie mit einem psychosomatisch kranken Kind will die Notwendigkeit irgendwelcher Veränderungen in der Familie einfach nicht wahrhaben. Dem Alter des Kindes angemessene Abänderungen der familiären Regeln und transaktionalen Muster mit mehr Autonomie für das Kind bei Erhaltung der Kontinuität der Familie können oft nicht vollzogen werden. Eher werden altgewohnte Umgangsformen beibehalten. Auch wenn sich solche Familien zur Therapie entschließen, geben sie sich in der Regel – so Minuchin et al. – als normale Familie, die eigentlich gar keine Sorgen hat, wenn man einmal von den gesundheitlichen Schwierigkeiten dieses einen Kindes absieht.

Im Sinne einer Starrheit läßt sich auch die geringere erzieherische *Experimentierfreudigkeit* (bzw. geringere Neigung zum manipulativen Experimentieren) und schwächere Bereitschaft zur *Selbstkritik* auf seiten der Mütter und Väter unserer asthmakranken Kinder im Vergleich mit den Eltern der neurotischen Kinder interpretieren. Die Items der Skala Selbstkritik des SEE-Fragebogens indizieren, daß Eltern in der Beziehung zum Kind Schwierigkeiten haben und zugeben, sich gelegentlich überfordert zu fühlen. Die Eltern der Asthmakinder unserer Befragung sind auf diese Weise weniger selbstkritisch, was dem Versuch entsprechen kann, den Eindruck einer ganz normalen Familie zu erwecken.

Interpretiert als Tendenz zur *Überbehütung* erfassen die von den Müttern der Asthmakinder auf der Skala Behütung des Fragebogens zur Erziehungseinstellung erzielten höheren Werte auch den Begriff der Überfürsorglichkeit Minuchins, auf den weiter vorstehend schon ausführlicher eingegangen wurde. Byrne u. Murrell (1977) vergleichen die Antworten in einem das eigene Verhalten beschreibenden Fragebogen von 65 Müttern mit Asthmakindern zwischen 5 und 16 Jahre mit den Antworten von Müttern, deren Kinder weder asthmakrank waren noch an irgendeiner anderen chronischen Krankheit litten. Ihr Ergebnis unterstützt ebenfalls die Annahme eines ängstlichen überprotektiven Verhaltens der Mütter der Asthmakinder. Haynal u. Cramer (1974; vgl. Weiner 1977, S. 219f.) differenzieren zwischen der überprotektiven ängstlichen Mutter, der perfektionistischen und der depressiven Mutter und meinen, daß der Typ der ängstlichen Mutter wohl am häufigsten vorzufinden ist. Diese Mutter ängstigt die Unabhängigkeit des Kindes, und sich vor diesen Ängsten schützend infantilisiert sie das Kind und bindet es in eine symbiotische Beziehung ein. Mattsons (1975) Ergänzung, daß das überfürsorgliche und infantilisierende elterliche Verhalten gegenüber dem Kind beibehalten wird, auch wenn dieses symptomfrei ist, verweist auf die Gestörtheit der Eltern–Kind-Beziehung, die nach Auffassung zahlreicher, v. a. klinisch-therapeutisch tätiger Autoren nicht allein auf die Erkrankung zurückzuführen ist.

Biermann (1969) formuliert explizit, daß die Mutter–Kind-Beziehung beim kindlichen Asthma unabhängig von der Dauer der Asthmaerkrankung und einer zwangsläufigen Sekundärneurotisierung des Verhältnisses in hohem Maße krankhaft verändert ist. So fanden sich auch bei einem Drittel seiner Kinder und Jugendlichen, die erst im Schulalter an Asthma bronchiale erkrankten, schon in der Kleinkindzeit neurotische Fehlentwickungen, die der späteren Asthmaerkrankung ursächlich anzulasten waren (Biermann 1979). Auch Peshkins (1959) therapeutische Maßnahme, bei Kindern mit “intractable asthma” eine vorübergehende Trennung von der häuslichen Umgebung im Sinne einer “parentectomy” anzustrengen, um mit der Behandlung in einem Genesungsheim einen Wechsel in ein günstigeres emotionales Klima vorzunehmen, verweist auf die gestörte Eltern–Kind-Beziehung und wird auch von anderen praktiziert (Bentley 1974; Bentley u. Wilmerding 1978; Ford 1968; Freud et al. 1970; Fritz et al. 1981; Fritz 1983; Kapotes 1977; MacDonald u. Oden 1977; Purcell et al. 1961; Quarles van Ufford et al. 1965; Steiner et al. 1982). Das Bemühen wird betont, sich im Behandlungszentrum diesen Kindern gegenüber gerade nicht überprotektiv zu verhalten (Zivitz 1966) bzw. das Erlernen unabhängigen Verhaltens zu ermöglichen (MacDonald u. Oden 1977, s. auch Mascia u. Reiter 1971). Auch Übungsprogramme für Familien haben zum Ziel, Einschränkungen kindlicher Aktivitäten – wie die reduzierte Teilnahme am Sportunterricht und häufiges Fehlen in der Schule – realistischeren Grenzen anzunähern (Clark et al. 1981, 1984). Das Asthma bronchiale als eine der häufigsten chronischen Erkrankungen des Kindesalters und meist in den ersten 5 Lebensjahren beginnend (Reinhardt 1985), also mit Eintritt in die Schule schon bestehend, soll häufiger als jede andere chronische Kinderkrankheit Anlaß für das Fehlen in der Schule sein (Cosper u. Erickson 1985; vgl. Martin et al. 1982; Parcell et al. 1979; Symons u. Coleman 1968; Tessier et al. 1979).

Von unseren 30 Asthmakindern brauchten 11 bisher nicht stationär behandelt zu werden, und bei 8 Kindern war keine krankheitsbezogene (aber nicht durch einen Krankenhausaufenthalt bedingte) Fehlzeit in der Schule zu notieren. Auch wenn damit eine verminderte Leistungsfähigkeit dieser asthmakranken Kinder nicht auszuschließen ist und für die übrigen Asthmakinder erst recht nicht ausgeschlossen werden kann, so spiegelt doch möglicherweise unser Befragungsergebnis, daß die Väter der Asthmakinder in deren Beurteilung einen höheren *Schulbildungsanspruch* als die Väter der Kontrollgruppe haben, eine eher krankheitsunabhängige Leistungsorientierung der Väter wider, denn auch die Überprüfung der Krankheitsdauerdependenz ergab keinen Einfluß auf diese Variable. Auf jeden Fall wird hier von dem Kind ein Wunsch des Vaters wahrgenommen, der in dieser Hinsicht in seiner Familie nicht in peripherer Position bleibt, auch wenn wir nicht sagen können, welchen Nachdruck er seinem Anspruch verleiht.

Aus der Selbstperzeption der Belohnungs- und Bestrafungstechniken geht allerdings hervor, daß die Väter der Kontrollgruppe im stärkeren Maße als die Väter der A-Gruppe zur *Bestrafung* durch Entzug materieller Verstärker und Privilegien sowie durch Anordnung unangenehmer Aktivitäten neigen. Dieses Resultat widerspricht zunächst einmal der Aussage Webers (1976), der Drohung und Strafe in der Erziehung für bedeutungsvoll hält, der zugleich aber auch die Verwöhnung des Asthmakindes durch die Eltern herausstellt, was dem Vermerk von Studt u. Arnds (1968b) entspricht, wonach eher Verwöhnung als Härte die Erziehung kennzeichnet.

Für einen weichen, nicht fordernden Vater spricht ferner, daß nach unserer Untersuchung an den Sohn auch nicht in dem Maße *häusliche Entlastungsforderungen* gerichtet werden und nicht so sehr eine Tochter gewünscht wird, die auf eigenen Vorteil bedacht, auf ihr Prestige achtend und andere dominierend nach Karriere strebt, wie es das Ergebnis der Skala *sozialer Ehrgeiz* und *Geltungsstreben* aussagt.

Aus der Befragung beider Elternpersonen geht hervor, daß gegenüber den neurotisch gestörten Mädchen der Kontrollgruppe in stärkerem Maße eine *soziale Selbständigkeit* als Erziehungsziel verfolgt wird, was noch einmal die angestrebte Bindung der asthmakranken Tochter an das Elternhaus unterstreicht, der gegenüber die Väter auch *Kameradschaftlichkeit* in signifikant geringerem Maße als erstrebenswertes Sozialverhalten angaben.

Bovensiepen et al. (1980; s. auch Bovensiepen u. Wilhelm 1981) haben die kindseits perzipierten elterlichen Erziehungseinstellungen asthmakranker Kinder mit dem auch von uns einbezogenen PEE-Fragebogen untersucht, was unseres Wissens die bisher einzige Verwendung dieses Instrumentariums für klinische Fragestellungen darstellte. Sie untersuchten 68 Kinder mit Asthma bronchiale zwischen 9 und 15 Jahren und deren Eltern sowie 118 gesunde Kontrollkinder einer Grundschule und deren Eltern. Die beiden Stichproben ließen sich nur durch die väterlichen Erziehungseinstellungen, nicht jedoch durch die mütterlichen Einstellungen statistisch signifikant diskriminieren. Bemerkenswerterweise gelangten diese Untersucher im Vergleich mit ihren gesunden Kontrollkindern wie wir zu dem Ergebnis, daß die Asthmakinder ihre Väter kontaktsuchender wahrnahmen, was sie als partielle Bestätigung ihrer Hypothese einer "minimal distance family" werteten.

Während nach Biermann (1969) die Mutter–Kind-Beziehung unabhängig von der Krankheitsdauer und der Sekundärneurotisierung krankhaft verändert ist (vgl. z.B. Alcock 1960; Rees 1964), vermerken andere Autoren vornehmlich krankheitsabhängige mütterliche bzw. elterliche Verhaltensabweichungen oder können kaum oder keine Unterschiede im Vergleich mit Müttern bzw. Eltern gesunder oder kranker Kinder feststellen.

Davis (1977) gelangt beispielsweise zu dem Ergebnis, daß die Mütter der Asthmakinder seiner Untersuchung signifikant häufiger in manifester Weise depressiv gestört sind als die Mütter seiner Vergleichsgruppe, wobei sich jedoch die ausgeprägtere Depressivität bei weiterer Nachprüfung nur als Kennzeichnen der Mütter schwer asthmakranker Kinder erweist. Staudenmayer (1981) stellt eine Abhängigkeit zwi-

schen elterlicher Ängstlichkeit und begrenzter medizinischer Handhabbarkeit des Asthmas fest. Die Mütter stationär behandelter Kinder nehmen sich häufiger überprotektiv als die Mütter ambulant betreuter Kinder wahr, während sich bei den Vätern diesbezüglich keine Unterschiede ergaben. Steinhausen et al. (1983a, b) vergleichen bei jeweils 36 Kindern mit Asthma bronchiale und zystischer Fibrose sowie 36 gesunden Kontrollkindern die individuelle Psychopathologie, die familiäre Situation und die Beziehung von klinischen Parametern und Psychopathologie. Für die Gruppe der asthmakranken Kinder wurde eine mittlere, dabei aber stärker der Kontrollgruppe gesunder Kinder angenäherte Prävalenzrate psychischer Störungen von 28% ermittelt (vgl. Graham et al. 1967; Mrazek 1986), während die Kinder mit zystischer Fibrose angesichts einer Prävalenzrate von 52,7% als deutlich auffälliger beurteilt werden mußten. Die asthmakranken und gesunden Kinder haben gleiche Raten von Störungen des Elternverhaltens, der Partnerbeziehung und der psychischen Gesundheit der Eltern sowie ein gleiches Ausmaß an familiären Problemen, sozioökonomischer und anamnetischer Belastung. Steinhausen et al. gelangen resümierend zu der Annahme, daß die psychischen Störungen beim Bronchialasthma wie bei der zystischen Fibrose im wesentlichen reaktiv entstehen.
Auch Parker u. Lipscombe (1979) meinen, daß die in ihrer Studie feststellbare mütterliche und väterliche Überprotektion als Folge der Asthmaerkrankung des Kindes anzusehen ist und eine Anpassungsreaktion auf ein Kind mit einer chronischen unvorhersehbaren Krankheit darstellt, welche große Angst bei den Eltern hervorruft (vgl. Tavormina et al. 1981). Fitzelle (1959) notiert als Resultat seiner vergleichenden Untersuchung auf der Grundlage von Testverfahren und eines Interviews eine offenkundige Ähnlichkeit der Persönlichkeitsmerkmale und im Verhalten dem Kind gegenüber zwischen den Eltern von Asthmakindern und Kindern mit verschiedenen medizinischen Problemen. McNichol et al. (1973) stufen das elterliche Verhalten als wenig auffällig ein, und Franzini (1968), welche die Mütter von normalen Kindern mit Müttern von Asthmakindern und mit Müttern vergleicht, deren schwerkranke Kinder Herz- und Nierenleiden haben, kann keinen Unterschied zwischen den Müttern der Asthmakinder und Müttern der anderen schwerkranken Kinder feststellen, wohl jedoch zwischen diesen beiden Gruppen und den Müttern der normalen Kinder. Die Mütter der kranken Kinder erweisen sich u. a. als liebevoller, was mit ansteigendem Schweregrad der Krankheit zunahm.
Selbstverständlich ist grundsätzlich davon auszugehen, daß die Krankheitssymptome und übrigen Implikationen der Krankheit sich auf die seelische Befindlichkeit und das Verhalten des kranken Kindes und seiner Eltern auswirken. Die klinisch-therapeutische Erfahrung berechtigt jedoch auch zu der Annahme, daß sekundäre Veränderungen der Persönlichkeit durch das Erleiden der Krankheit den Tendenzen der prämorbiden Persönlichkeit folgen. Wir werden bei der Diskussion der Ergebnisse unserer beiden Gesamtgruppen auf dieses Problem zurückkommen. Prospektive Studien zum Asthma bronchiale fehlen (Aas 1981), und auch wir können dem möglichen Einwand der Krankheitsdependenz unserer Befragungsdaten methodisch-statistisch lediglich das Ergebnis der *Überprüfung der Krankheitsdauer* entgegenhalten.
Diese Überprüfung ergab eine signifikante Differenz für das Selbstwertgefühl und die Skala *Geplantsein des Kindes* des SEE-Fragebogens. Auf den Unterschied beim Selbstwertgefühl werden wir nachstehend eingehen. Die Mütter der Asthmakinder mit längerer Krankheitsdauer sprachen häufiger als die Mütter der anderen Halb-

gruppe von einem geplanten Kind im Sinne eines Wunschkindes. Ob diese Kinder tatsächlich Wunschkinder waren, oder ob sich vielleicht in der Aussage der Mütter eine Reaktionsbildung gegen eine – krankheitsbedingte oder krankheitsunabhängige – innere Ablehnung ausdrückt (vgl. Aronsson u. Koivunen 1985), muß offenbleiben. Das entscheidende Ergebnis der Überprüfung der Krankheitsdauerdependenz ist darin zu sehen, daß sich lediglich für 2 der zahlreichen Skalen eine Abhängigkeit von der Dauer ermitteln ließ. Der mögliche Einwand, die festgestellten Erziehungscharakteristika der Eltern unserer psychosomatisch kranken Kinder seien Folge der Erkrankung, kann damit freilich nicht verworfen, aber doch durch die nicht nachweisbare lineare Beziehung relativiert werden.

Chang (1976), die 77 Asthmakinder zwischen 6 und 16 Jahren und deren Mütter mit verschiedenen psychologischen Testverfahren (u.a. Pari-Fragebogen) untersuchte, gelangte ebenfalls zu dem Ergebnis, daß – neben dem Krankheitsschweregrad – die Dauer der Erkrankung nicht mit der Persönlichkeit des Kindes und den mütterlichen Verhaltensweisen korrelierte. Wohl aber bestand eine positive Korrelation zwischen bestimmten negativen Persönlichkeitszügen des Kindes und negativem mütterlichen Verhalten. Cosper u. Erickson (1985) befragten 45 Mütter von Asthmakindern im Alter zwischen 6 und 13 Jahren nach psychologisch/emotionalen, sozial/instrumentellen und medizinisch/erzieherischen Problemen in Abhängigkeit von der Krankheitsdauer seit Diagnosestellung. Auch die Analyse ihrer Daten ergab, daß sich die Problembereiche nicht abhängig von der Zeit änderten. Die Mehrheit der Mütter berichtete über krankheitsbezogene Schwierigkeiten in allen Bereichen.

Greifen wir abschließend aus der Charakterisierung der Eltern–Kind-Beziehung in den Asthmafamilien unserer Untersuchung die Formulierungen enge Bindung zwischen Mutter bzw. Eltern und Kind, Leistungs- und Normorientierung noch einmal auf, so ist zu betonen, daß sich aus dem Vergleich mit der Kontrollgruppe neurotisch gestörter Kinder durchaus Einzelergebnisse mit nicht signifikanten Unterschieden ergeben haben, die diese Charakterisierung nicht stützen.

Die aus der Beurteilung unserer asthmakranken Kinder ermittelte Kontaktsuche der Väter wurde als Hinweis für eine enge Vater–Kind-Bindung gewertet, aber die Väter der Untersuchungs- und Kontrollgruppe unterscheiden sich beispielsweise nicht in ihren Angaben auf der Dimension *Geselligkeit* (SEZ-Fragebogen, Teil V–S). Auch wenn ohnehin eine enge Elternbindung des Kindes nicht gleich zwangsläufig eine Bindung an andere ausschließt, ist doch bemerkenswert, daß nach diesem Skalenergebnis die Väter beider Gruppen gleiche Erwartungen haben, in welchem Ausmaß ihre Söhne soziale Kontakte suchen und wahrnehmen. Der aus der Sicht der asthmakranken Kinder ermittelte höhere Schulbildungsanspruch der Väter kann als Indiz für eine Leistungsorientierung verstanden werden, aber auf der Skala *Leistungsstreben* desselben Fragebogens (PEZ), mit der erfaßt werden soll, wie stark die Eltern das Verhalten des Kindes in der Schule und Freizeit unter Leistungsaspekten betrachten, unterschieden sich die Kinder in ihren Einschätzungen nicht von den Kontrollkindern. Ferner resultierten auch keine signifikanten Unterschiede für die Skalen *Schulischer und allgemeiner Bildungsanspruch, Schulbildungsanspruch, Bildung und kulturelle Aufgeschlossenheit* des Fragebogens für elternperzipierte Erziehungsziele (SEZ). Ein statistisch signifikanter Unterschied konnte auch nicht auf der Skala *Konformität* des PEZ-Fragebogens ermittelt werden. Die psychosomatischen Kinder unterscheiden sich also nicht von den neurotischen Kindern in der Einschätzung, wie sehr sich ihre Eltern ein Kind wünschen, das strikt den Regeln folgt, die Erwachsene für das Kind aufstellen. Dieses Teilresultat stützt nicht die Annahme einer ausgeprägteren Normorientierung. Solche abweichenden Einzelergebnisse – auch für die Kolitis- und Neurodermitisfamilien – sind nicht zu übersehen, auch wenn sie der Übersicht halber im Diskussionsteil in den Hintergrund gestellt werden. Zu vergessen ist aber auch in diesem Zusammenhang nicht, daß ein fehlender signifikanter Unterschied keineswegs einer geringen Ausprägung des betreffenden Faktors gleichkommt. Hohe Werte im Sinne einer starken Ausprägung können von den Probanden beider Vergleichsgruppen auf den Skalen erzielt werden, ohne daß sich notwendigerweise ein signifikanter Unterschied ergibt. Bei der Diskussion der Ergebnisse des Vergleiches zwischen Gesamtpatienten- und Gesamtkontrollgruppe werden wir noch einmal auf Resultate ohne signifikante Unterschiede zurückkommen.

Persönlichkeitsmerkmale

Für die Asthmakinder unserer Untersuchung ließ sich im Vergleich mit den neurotisch gestörten Kindern kein signifikanter Unterschied hinsichtlich des *Selbstwertgefühls,* der *Verhaltenskonformität* und der *Aggressivität* ermitteln.
Auf eine geringe Selbstachtung oder Selbstsicherheit oder ein Gefühl der Wertlosigkeit bei Asthmakindern wird jedoch im Schrifttum nicht selten hingewiesen (Cosper u. Erickson 1985; Johnson et al. 1971; Kaminski 1975; Karol 1980/81; Khampalikit 1983; Neuhaus 1958; Rosefeldt 1982; Rukman et al. 1983; Steinhausen 1977). Mattsson (1975) betont den Zusammenhang zwischen überprotektivem elterlichem Verhalten und einem Mangel an Selbstvertrauen auf seiten des Kindes, Khan (1974) die Beeinträchtigung der Selbstachtung durch das Asthma, was Anlaß für das Kind sein kann, sich enger an die Mutter anzuschließen.
Während Lewis u. Khaw (1982) wie Heilveil u. Schimmel (1982) testpsychologisch aber keinen Unterschied im Selbstkonzept im Vergleich mit gesunden Kontrollkindern feststellen können, erweisen sich die Asthmakinder von Neuhaus (1958) im Rorschach-Test und in einem Persönlichkeitsfragebogen wie aufgrund klinischer Beobachtungen erwartet als selbstunsicherer als die normalen Kontrollpersonen. Margalit (1982) überprüfte mit einer testpsychologischen Skala das Selbstkonzept von 18 Asthmakindern im Vergleich mit gesunden Probanden, Kindern mit emotionalen Schwierigkeiten und mit zystischer Fibrose. Ein signifikanter Unterschied ergab sich gegenüber den gesunden Kindern, die ein höheres Selbstwertgefühl aufwiesen, nicht jedoch gegenüber den Kindern mit zystischer Fibrose (s. auch Lewis u. Khaw 1982) und den Kindern mit emotionalen Problemen (Neurosen, Minderbegabungen, Verhaltensstörungen), wobei sich letzteres Resultat mit letzterer Kontrollgruppe mit unserem Ergebnis deckt. Heilveil u. Schimmel (1982) verglichen mit einer Selbstkonzeptskala 36 Asthmakinder zwischen 8 und 15 Jahren mit 32 verhaltensgestörten Kindern. Es ließ sich weder ein Unterschied gegenüber den emotional gestörten Kindern ermitteln, was sich wiederum mit unserem Resultat deckt, noch gegenüber der Normalpopulation. Auch zwischen den schwerkranken und weniger schwerkranken Asthmatikern bestand kein signifikant unterschiedliches Selbstwertgefühl.
Zusammenfassend ist festzuhalten, daß auch nach unserer Untersuchung ein testpsychologisch bestimmtes *Selbstwertgefühl* ein wenig geeigneter Parameter zur Unter-

scheidung zwischen Asthmakindern und psychisch gestörten bzw. neurotischen Kindern zu sein scheint. Unser Ergebnis der Überprüfung der Krankheitsdauerdependenz, daß die Asthmakinder mit längerer Krankheitsdauer ein geringeres Selbstwertgefühl als die Kinder mit kürzerer Dauer aufweisen, überrascht nicht und bedarf keiner weiteren Erläuterung, weicht aber von der vorstehend zitierten Autorin Chang (1976) ab, die keine Korrelation zwischen Erkrankungsdauer und Kindespersönlichkeit feststellen kann und u. a. ein "selfesteem inventory" verwendet.

Gelegentlich wird explizit auf die Angepaßtheit, Unterwürfigkeit oder Nachgiebigkeit von Kindern mit Asthma bronchiale hingewiesen (Freour u. De Boucaud 1981; Kaminski 1975; Purcell et al. 1962), und dies mit einem dominierenden und einschränkenden elterlichen Verhalten in Verbindung gebracht (Meares 1975; s. auch Purcell et al. 1969a).

Die in der Literatur häufiger beschriebene übersteigerte soziale Anpassung bzw. „Verhaltensnormalität" erwachsener Asthmapatienten bildete den Ausgangspunkt empirischer Untersuchungen, die Zepf (1976a) und Künsebeck (1981) wie wir mit einem Einstellungsfragebogen durchführten. Zepf (1976a, S. 119f.) fand eine Bestätigung für seine Hypothese, daß sich die Patienten in größerer Übereinstimmung mit den Einstellungen und Vorstellungen sämtlicher untersuchter Beziehungspersonen wähnten als die gesunden Kontrollpersonen und interpretierte das Ergebnis im Sinne der Verhaltensnormalität als eine Überangepaßtheit an die Verhaltenserwartung relevanter Beziehungspersonen. In Künsebecks (1981) Untersuchung ergaben sich lediglich Unterschiede zwischen den Patienten und Gesunden bei der Einschätzung des Partners, der „Schlüsselfigur", mit der die Asthmakranken eine größere Übereinstimmung herzustellen versuchten als die Kontrollpersonen.

Nach unserer Untersuchung vermag die Prüfung der Übereinstimmung zwischen dem asthmakranken Kind und seinen Eltern im Sinne einer vermuteten Ähnlichkeit nicht zwischen diesen psychosomatischen Patienten und neurotischen Kindern zu differenzieren; es kann also die Annahme einer vergleichsweise ausgeprägteren *Angepaßtheit* von Asthmakindern nicht bestätigt werden. Diese Annahme wäre auch aufgrund der in den Fragebogen zum Erziehungsstil festgestellten engen Eltern–Kind-Beziehung und Normorientierung nicht unberechtigt gewesen.

Wie Asthmapatienten im Erwachsenenalter (Groen 1982, S. 151f; Hansen 1981; Ikemi et al. 1982; Jores u. v. Kerekjarto 1967; Knoblach 1971; Koninckx u. Dongier 1970; Lyketsos et al. 1984; Meyer u. Weitemeyer 1967; Nagata 1979; Pierloot u. van Roy 1969; Schöfer et al. 1979; Studt u. Arnds 1968a, b), so werden auch die Kranken im Kindesalter oft als aggressiv gehemmt beschrieben (Alcock 1960; Bentley 1975b; Biermann 1969; Cohen 1974; Kaminski 1975; Knapp 1969; Kreisler 1981; Miller u. Baruch 1950; Steinhausen 1977; Weber 1976), aggressive Impulse auf primitive Weise oder körperlich, nicht aber neurotisch elaboriert ausdrückend (Bauduin u. Geubelle 1969, 1971), obwohl beispielsweise Asthmakinder in einer psychologischen Studie von Aaron (1967) nach dem Ergebnis eines projektiven Verfahrens ("Thematic Apperception Test") mehr Feindseligkeit als gesunde Vergleichskinder aufweisen.

Nach Sperlings (1968) klinischer Erfahrung beschäftigt sich die Mutter des späteren Asthmakindes zum einen in krankhafter Weise mit der Atmung und dem Atmungsorgan des Kindes, was nach ihrer Auffassung neben konstitutionellen Faktoren für die Organwahl und die Symptomspezifität der psychosomatischen Erkrankung von Bedeutung ist, zum anderen weist die Mutter das Kind zurück, wenn es gesund ist und ein Streben nach Unabhängigkeit erkennen läßt. Der frühkindlichen analen Entwicklungsphase, in der normalerweise das bisher passiv-abhängige Kind nach Selbstbehauptung strebt und aggressive Regungen verstärkt nach außen richtet, räumt Sperling in der Ätiologie des Bronchialasthmas im Kindesalter einen entscheidenden Einfluß ein (s. auch Abramson 1961; Seiden 1966). Das Kind mit einer wie vorstehend charakterisierten Mutter muß in dieser Lebensphase sein Unabhängigkeitsstreben und seine nach außen gerichtete Aggressivität strikt unterdrücken (s. auch Straker u. Bieber 1977), der Abhängigkeits-/Trennungskonflikt kann nicht gelöst werden.

Nach Biermann (1969) sind Züge aggressiver Gehemmtheit als Merkmal der prämorbiden Persönlichkeit bei Kindern erkennbar, die erst im späteren Kindesalter an Bronchialasthma erkranken. Allerdings findet die verbreitete Annahme einer aggressiven Gehemmtheit bei Asthmakindern nicht oder nicht uneingeschränkt in jeder empirischen Untersuchung Bestätigung (Beech u. Nace 1965; Viney u. Westbrook 1985), die Ausdrucksfähigkeit für aggressive Gefühle erweist sich in Abhängigkeit von der Schwere der Asthmasymptomatik vermindert (Straker u. Tamerin 1974, s. auch Panides u. Ziller 1981), bzw. die Ausdrucksunfähigkeit für Gefühle erscheint nach einer anderen Untersuchung situationsabhängig zu sein (Florin et al. 1985). In einer weiteren Untersuchung wurde festgestellt, daß indirekt geäußerter Ärger mit dem Alter zunahm und bei präadoleszenten Kindern mit Asthma vorherrschte (Viney u. Westbrook 1985).

Das Ergebnis unseres Vergleiches zwischen asthmatischen und neurotischen Kindern im Rosenzweig-P-F-Test kann eine *aggressive Gehemmtheit* nur im Sinne einer Tendenz ($0,05 < p < 0,10$) belegen; die von den Asthmakindern erzielten höheren Werte auf der Skala Intropunitivität erreichen kein Signifikanzniveau.

Die nicht nachweisbaren Signifikanzunterschiede bei dem Vergleich des Aggressionsverhaltens wie auch bei der Überprüfung des Selbstwertgefühls und der Verhaltenskonformität sind noch vor folgendem Hintergrund zu betrachten. Wie eingangs angeführt zeichneten sich die Kinder der A–K-Gruppe vornehmlich durch depressive und zwanghafte bzw. schizoide Strukturmerkmale aus. Über depressive und zwanghafte Manifestationen bzw. Züge wird jedoch in der Literatur auch oft bei Kindern mit Asthma bronchiale berichtet (Aaron 1967; Alcock 1960; Biermann 1969; Creer et al. 1983; Edgell 1966; Meijer 1976; Nelms 1986; Rees 1964; Viney u. Westbrook 1985; Vesely 1969; Wildbolz-Weber 1976; Zylberszac 1972), so daß bei angenommener entsprechender Ähnlichkeit zwischen unserer Untersuchungs- und Kontrollgruppe Unterschiede auf diesen 3 Dimensionen nicht sicher zu erwarten waren.

Anzumerken ist aber auch an dieser Stelle noch einmal, daß es einerseits empirische Untersuchungen gibt, in denen Asthmakinder psychopathologisch von gesunden bzw. nichtpsychosomatisch körperlich kranken Kindern abgegrenzt werden können (s. u. a. Aaron 1967; Alcock 1960; Kim et al. 1980). So sind in einer Rorschach-Studie von Alcock (1960) die asthmakranken Kinder sowohl von normalen Kindern als auch von emotional gestörten und von anderen chronisch körperlich kranken Kindern zu unterscheiden, wobei sich beispielsweise die körperlich kranken Kinder (z. B. mit angeborenen Störungen) als weniger depressiv und weniger emotional gestört als die Asthmakinder erweisen. Andererseits liegen nicht wenige Untersuchungen vor, in denen solche Unterscheidungen nicht oder nur eingeschränkt vorgenommen werden können (Corrias et al. 1983; Gehler u. Wiersbitzky 1984; Gross et al. 1968; McNichol et al. 1973; Norrish et al. 1977; Neuhaus 1958; Singh et al. 1977; Tavormina et al. 1976).

10.2 Colitis ulcerosa

10.2.1 Literatur

Murray weist 1930 als erster Autor auf einen engen zeitlichen Zusammenhang zwischen dem Beginn der Erkrankung und einer für die betreffenden Patienten psychologisch schwierigen Lebenssituation hin. Er charakterisiert sie als emotional unreife Menschen, die Schwierigkeiten in unangemessener, infantiler Weise entgegentreten. Engels Überblick aus dem Jahre 1955 über psychische Prozesse bei der Colitis ulcerosa basiert auf der Beobachtung 39 eigener Patienten und der Auswertung von 44 publizierten Berichten mit psychologischen Daten über mehr als 700 Patienten. Murrays Eindruck bestätigend konstatiert Engel, daß alle Untersucher diese Patienten auf vielerlei Weise als "unreif" bezeichnen, was Bezug nimmt auf das Hervortreten von Abhängigkeitshaltungen, auf ihre eingeschränkte Fähigkeit, Frustrationen zu ertragen, auf ihre relativ geringe Fähigkeit, Verantwortung in Familie oder Beruf zu übernehmen, auf ihre sexuelle Unreife und auf die eingeschränkte Art ihrer Beziehung zu anderen. Der Autor betont, daß die oft wiederholte Behauptung, daß die psychologischen Besonderheiten dieser Patienten die Folge der schweren und entkräftenden Krankheit seien, keine Bestätigung findet, wenn die Patienten jahrelang, auch während langer Perioden völliger Besserung, beobachtet werden.
Auch bei den Charakterisierungen der Mütter von Patienten mit Colitis ulcerosa findet Engel (1955) eine eindrucksvolle Übereinstimmung, wobei der Autor allerdings einschränkend anmerkt, daß der größte Teil der Angaben über die Mütter bzw. Eltern aus Beschreibungen von Patienten stammt. Systematische oder direkte Untersuchungen an Eltern von Colitis-ulcerosa-Patienten gibt es nach Kenntnis des Autors nicht, allerdings Informationen aus der Behandlung von Kindern. Die Mütter werden v. a. als kontrollierend und dominierend beschrieben. Die Frauen unter den Colitis-ulcerosa-Patienten neigen eher dazu, ihre Mutter als mächtige und überwältigende Figuren zu erleben, die ihnen das Gefühl geben, hilflos und abhängig zu sein. Oft charakterisieren sie ihre Mutter als kalt, lieblos, strafend, rigide, streng und hart urteilend. Die Männer, auch wenn sie ähnliche Dominanz angeben, neigen eher dazu, diese akzeptabel zu finden und ihre Mütter als freundliche, rücksichtsvolle Frauen zu sehen, die ständig um ihr – der Söhne – Wohlergehen besorgt sind (s. auch Arthur 1963). Die Ähnlichkeiten der Einstellung der Männer und Frauen gegenüber ihren Müttern lassen sich nach Engel dahingehend zusammenfassen, daß sie i. allg. entweder unglückliche, freudlose, schwermütige Frauen ohne großen Spaß oder Freude am Leben oder gehetzte, perfektionistische Frauen sind, ständig unzufrieden mit ihren eigenen Leistungen oder mit denen anderer. Psychoanalytische Beobachtungen – so Engel – lassen jedoch kaum Zweifel daran, daß zu vielen den Müttern zugeschriebenen Eigenschaften die Projektionen der Patienten quantitativ, wenn nicht auch qualitativ beigetragen haben. Nach seiner Auffassung muß eine Vielzahl von Faktoren – biologische, psychologische und soziale – zusammentreffen, bevor die

Kolitis einsetzt. Die Neigung der Mütter, die Motilität ihrer Kinder zu kontrollieren, und die Unentbehrlichkeit der Schlüsselfigur (der Mutter oder einer Ersatzperson) als externes Ich des Kindes unterstreichend schreibt der Autor:

> ... ulcerative colitis develops in particular individuals under specific circumstances. The tissue reaction, which forms the basis of the colitis, develops only when other adaptive processes fail, and the significant object relationship is threatened or actually interrupted. The specific factors that go into the development of this relationship will help to determine the kinds of circumstances and the settings in which this takes place. Biologic and psychologic developmental factors will help to determine the bowel as the site of the tissue breakdown. As long as an object relationship is maintained, other pathologic processes may become manifest, but not colitis. Thus the pathologic character traits constitute means for maintaining the key relationship and satisfying needs within that framework. Other neurotic, psychotic or psychosomatic symptoms (e.g., headache) develop during conflict situations within the framework of this relationship, where the relationship is not seriously threatened (Engel 1955, S. 253).

Engel (1955) vermerkt, daß viel weniger Informationen über die Väter als über die Mütter zur Verfügung stehen, was seiner Meinung nach die geringfügigere Rolle des Vaters in der Entwicklung dieser Patienten widerspiegelt. Frauen neigen eher dazu, ihre Väter als sanfte, freundliche, passive, meistens nachgiebige Männer darzustellen, mit denen sie sich recht wenig verbunden fühlen, während die Männer ihre Väter eher als brutal, strafend, bedrohend und sehr männlich darstellen.
Murrays erste Hinweise und Engels Studie (s. auch Engel 1954a, 1954b, 1956, 1958, 1961, 1973) fußen überwiegend auf Untersuchungen erwachsener Kolitispatienten. Finch u. Hess (1962) weisen jedoch darauf hin, daß die in der Literatur zu findenden Persönlichkeitsbeschreibungen von Kindern mit Colitis ulcerosa denen erwachsener Patienten ähneln (s. auch Karush et al. 1977).
Finch und Hess (1962) berichten über eine eigene Untersuchung von 17 Kindern (zwischen 4 und 14 Jahre) auf der Grundlage testpsychologischer Daten, einer psychiatrischen Beurteilung sowie der Fall- und Familiengeschichte und der psychotherapeutischen Erfahrungen. Die Väter werden von ihnen als passiv und nicht wirkungsvoll beschrieben, die Mütter als aggressiv, dominierend und kontrollierend. Die Beziehungen zwischen den Vätern und Söhnen erscheinen wenig emotional, die zwischen Vätern und Töchtern hingegen tiefgehend mit verführerischer Tönung. Die Mutter steht dem Kind feindselig und ablehnend gegenüber, was jedoch selten offen zum Ausdruck kommt. Extreme, aber oberflächliche Sorge um das Kind wird demonstriert, verbunden mit der Forderung nach vollständiger Ergebenheit. In vielen Fällen scheinen die Mütter einer Erkrankung des Kindes zu bedürfen, um ihre Fürsorglichkeit zeigen zu können. Die meisten Familien versuchen, das Bild eines normalen gesunden Familienlebens zu vermitteln. Die Kindheitsvorgeschichte wird gewöhnlich als belanglos dargestellt, obwohl sich in allen Fällen zahlreiche Anzeichen für frühere emotionale Störungen wie Eßprobleme, Einnässen und extreme Schüchternheit finden.
Mohr (1960) bezeichnet die Colitis ulcerosa als eine Dreigenerationenstörung (vgl. Gerard 1953; Engel 1955; Perinelli u. Günther 1985). Die Mütter der Patienten haben nie die Liebe und Zuwendung ihrer eigenen Mütter erlangen können. Die Großmütter werden als kalt, ernst, dominierend, kontrollierend und ungerührt charakterisiert (Mohr et al. 1958). Ihrem späteren Kind gegenüber erleben sich die Mütter der Patienten als unzulänglich und untauglich in ihrer eigenen Mutterrolle. Die Ängst-

lichkeit der Mutter und ihr Gefühl der Unzulänglichkeit teilen sich dem Kind mit, das mit Mißtrauen und Feindseligkeit auf die ihn in seinen Bedürfnissen enttäuschende Mutter reagiert. Das Mißtrauen wird auf die Umwelt ausgeweitet; das Kind erlebt die Welt als bedrohlich und gefährlich. Es versucht, durch kompensatorische Anstrengungen Unabhängigkeit ("self-sufficiency") zu erlangen und versucht, die Probleme zu lösen, denen sich seine Eltern nicht stellten, um dem phantasierten Unheil zu entgehen. Wenn die kompensatorischen Bemühungen zu versagen drohen, können Symptome verbunden mit den charakteristischen Gefühlen der Hilf- und Hoffnungslosigkeit auftreten oder sich verstärken.

Mohr et al. (1958) haben nur eine geringe Anzahl Mütter von Kolitiskindern zwischen 7 und 11 Jahren befragt. Sperling (1978, S. 62f.) hat insbesondere im Falle junger Kolitiskinder die Mutter und das Kind gleichzeitig in Psychotherapie genommen, was sich aus therapeutischen Gründen als notwendig erwies, ihr aber auch ein tieferes Verständnis der Mutter–Kind-Beziehung ermöglichte. Die Erfahrungen dieser in ihren therapeutischen Ansichten nicht unumstrittenen Psychoanalytikerin (Karush et al. 1977, S. 54) stammen aus der Kenntnis von fast 100 Patienten, von denen sie 21 in intensiver längerfristiger Therapie sah. Die Autorin betrachtet die Fixierung an die anale Phase bei Kind und Mutter als einen wichtigen prädisponierenden Faktor bei der Colitis ulcerosa (s. auch Sperling 1946, 1957, 1960, 1963). Bei allen von ihr behandelten Kindern – darunter auch Patienten unter 5 Jahre – stellt sie fest, daß die Mütter in der entsprechenden frühkindlichen Entwicklungsphase ein übermäßiges Bedürfnis hatten, die Darmfunktionen des Kindes zu kontrollieren (vgl. Prugh 1951, 1954; Bressler 1956; Engel 1955; Gerard 1953; Finch u. Hess 1962; Woodmansey 1967), jedes offene aggressive Benehmen zu unterdrücken und jedes Zeichen einer Unabhängigkeit zu entmutigen (Sperling 1958/59). Als noch bedeutsamer für das Verständnis der Colitis ulcerosa betrachtet jedoch auch diese Autorin die Abhängigkeitsbeziehung zwischen Mutter und Kind, ein wechselseitiges ausschließliches Bedürfnis füreinander, das schon vor der analen Entwicklungsphase in Erscheinung tritt. Nicht nur das Kind, der Patient, ist abhängig von der Mutter, sondern auch die Mutter von dem Kind, um ihre eigenen unbewußten Bedürfnisse befriedigen zu können (s. auch MacLean 1976; Prugh 1950; Sichel u. Fasla 1975; Schäfer u. Bläker 1970; Schlesinger u. Platt 1958; Schmitt 1985; Sundby u. Auestad 1967; sowie Biebl et al. 1984; Bonfils et al. 1965; Cain et al. 1955; Clark 1956; Demole u. Lasserre 1953; Edmiston u. Williams 1963; Enke 1963; Liedtke et al. 1972; Liss u. Sharma 1970; Marder 1967; Mauroner 1978; McMahon et al. 1973; Paulley 1950; Weiner 1977, S. 524).

Bevor wir uns nun unseren Ergebnissen zuwenden, soll noch auf die Untersuchung von Jackson u. Yalom (1966) über familiale Interaktionsmuster bei der Colitis ulcerosa eingegangen werden. Die Autoren versuchen, den Interaktionsstil von 8 Familien mit einem kolitiskranken Kind zwischen 7 und 17 Jahren zu erfassen, mit denen sie 4 – 20 gemeinsame Familieninterviews durchführen. Sie gelangen zu dem Begriff der „restringierten Familie“ und meinen damit eine Familiengemeinschaft, deren Mitglieder ein merkliches Unvermögen aufweisen, Gelegenheiten zu einem Verhalten wahrzunehmen, das außerhalb des Musters ihres unmittelbaren Lebensstils liegt (vgl. Titchener et al. 1960; Wirsching 1984). Die Kommunikation ist auf wenige und eingeengte Interaktionen innerhalb der Familiengruppe beschränkt. Es gibt Regeln dafür, was der eine dem anderen sagen kann, einschließlich negativer Sanktionen, die gegen das Individuum eingesetzt werden, das mehr sagt, als es „sollte“. Die Stimmlage ist oft gedämpft und ausdruckslos; Argumente und emotionale Äußerungen, Wut und affektive Reaktionen werden fast immer vermieden. Zwischen den Eltern ist ein Mangel an zärtlicher, herzlicher Interaktion zu beobachten. Gesellschaftliche Kontakte, außer zu Verwandten, werden kaum gepflegt. Bei allen 8 Familien fällt den Untersuchern der fehlende Ehrgeiz und ein geringes Selbstwertgefühl des Vaters auf, der sich ergeben in seine Aufgabe fügt, nichts weiter als der Ernährer zu sein. Die Weitervermittlung von Restriktivität von Generation zu Generation ist bei allen Familien offensichtlich. Obwohl die Eltern über die fehlende Geselligkeit des Kindes Bemerkungen machen können, wird wenig oder gar nichts dagegen getan. Die Erkrankung des Kindes an Colitis ulcerosa scheint in den meisten Fällen für die Restriktivität in der Familie als Entschuldigung zu dienen.

10.2.2 Tabellarische Ergebniszusammenfassung

In Tabelle 56 sind die signifikanten Ergebnisse wiedergegeben.

10.2.3 Diskussion

Erziehungsstil

Unser Ergebnis, daß die kolitiskranken Kinder ihre Mutter (und ihren Vater) in signifikant stärkerem Ausmaß als die neurotisch gestörten Kinder als *einfühlend* bezeichnen, steht zunächst einmal im Widerspruch zu den schon angeführten Aussagen der Untersucher, welche die Mütter von Kindern mit Colitis ulcerosa als die kindlichen Bedürfnisse vernachlässigend bzw. vornehmlich die Befriedigung eigener (unbewußter) Bedürfnisse anstrebend beschrieben haben, und läßt sich auch nicht unmittelbar mit dem Bild einer dominierenden, kontrollierenden Mutter vereinbaren (s. auch Finch 1975; McDermott u. Finch 1967; MacLean 1976; Mohr et al. 1958; Prugh 1950; Sichel u. Fasla 1975).
Overbeck (1985, S. 374), der mit seinen Mitarbeitern in der schon erwähnten Studie 21 Kolitisfamilien – darunter allerdings auch mehrere mit einem an Morbus Crohn leidenden Kind – untersuchte, formuliert explizit, daß in den Kolitisfamilien oft ein Empathiemangel, ein Sich-nicht-Einfühlen-Können zu bemerken war, was seiner Meinung nach in der oral-narzißtischen Entwicklungsphase der Kinder zu Störungen in bezug auf eine angemessene Triebbefriedigung, Angstreduktion und Beruhigung geführt haben könnte. Eine phasengerechte Verschmelzung mit dem die kindlichen Bedürfnisse richtig deutenden Selbstobjekt – so Overbeck – gelang auf diese Weise vermutlich nicht. Es ist zu wiederholen, daß die Skala Einfühlungsvermögen des PEE-Fragebogens die elterliche Fähigkeit kennzeichnen soll, die aktuellen Gefühle, Gedanken und Befindlichkeiten des Kindes zu erfassen, sich mit Überlegung auf Gefühle und Wünsche des Kindes einzustellen und diese bei der Planung des eigenen Verhaltens zu berücksichtigen.

Tabelle 56. Ergebnisse für die C-Gruppe

Beurteiler	Beurteilter	Fragebogen	Dimension	Mittelwertvergleich	
Kind	Mutter	PEE/PME	Nachsicht		C = A > N
Kind	Mutter	PEE/PME	Einfühlungsvermögen	C > K	
Kind	Vater	PEE/PVE	Kontakt	C > K	
Kind	Vater	PEE/PVE	Einfühlungsvermögen	C > K	
Kind	Vater	PEE/PVE	Unterstützung und Vorhersagbarkeit		C < N
Mutter	Kind	SEE/M–S und SEE/M–T	Behütung	C ≫ K	
Mutter	Kind	SEE/M–S und SEE/M–T	Experimentieren	C ≪ K	
Mutter	Kind	SEE/M–S und SEE/M–T	Geplantsein des Kindes		C < N
Mutter	Kind	EBT–MBT	Bestrafung durch Liebesentzug	C ≪ K	
Mutter	Kind	EBT–MBT	Körperliche Bestrafung	C < K	
Mutter	Kind	EBT–MBT	Bestrafung durch Entzug materieller Verstärker		C < A = N
Mutter	Tochter	SEZ/M–T	Leistungsehrgeiz		C > K
Mutter	Tochter	SEZ/M–T	Orientierung an moralischen Normen		C < N – A
Mutter	Sohn	SEZ/M–S	Schulbildungsanspruch	C > K	
Vater	Kind	SEE/V–S und SEE/V–T	Selbstkritik	C < K	
Vater	Kind	EBT–VBT	Materielle Belohnung und Privilegien	C > K	
Vater	Kind	EBT–VBT	Bestrafung durch Entzug materieller Verstärker	C < K	
Vater	Kind	EBT–VBT	Geringschätzung und verbaler Ärgerausdruck	C < K	
Vater	Tochter	SEZ/V–T	Häusliche Entlastungsforderungen	C < K	
Vater	Tochter	SEZ/V–T	Soziale Selbständigkeit und Kontaktsuche	C ≪ K	
Vater	Sohn	SEZ/V–S	Selbständigkeit	C > K	C > N = A
Kind	Kind	P–F	Intropunitivität	C > K	C > N
Kind	Kind/ Mutter	VK–M	Anpassung an Mutter	C < K	

Der Widerspruch zwischen unserem Fragebogenergebnis und den Literaturangaben läßt sich relativieren, wenn das der Mutter zugeschriebene Einfühlungsvermögen im Zusammenhang mit ihren Bindungsbestrebungen gesehen wird. Ein wechselseitiges ausschließliches Bedürfnis füreinander charakterisiert nach Sperling (1958/59) und anderen Autoren die Abhängigkeitsbeziehung zwischen Mutter und Kind. Es ist denkbar, daß die Mutter sich durchaus einfühlsam erweist und Bedürfnisse des Kindes berücksichtigt, solange in ihrem Erleben die Bindung dadurch nicht entscheidend gelockert wird. Ihr Einfühlungsvermögen festigt so die Beziehung zu dem Kind und ist vielleicht eher die Voraussetzung der Bindung, als daß es sie auflöst, was keineswegs ausschließt, daß ein beobachtender Dritter aus seiner Sicht einen Empathiemangel feststellen kann.

Das von dem Kind perzipierte mütterliche Einfühlungsvermögen läßt sich unter dem Aspekt der Abhängigkeitsbeziehung auch in Verbindung mit einem weiteren Fragebogenergebnis lesen. Die Mütter der Kolitiskinder erzielen höhere Meßwerte als die Mütter der Kontrollkinder auf der Skala *Behütung*, welche die emotionale Bedeutung des Kindes für die Eltern erfassen soll. Aus der mehr oder weniger bewußten Angst und Sorge heraus, dem Kind könne etwas zustoßen, so die Testautoren, hängen die Eltern zärtlich an dem Kind, schützen und behüten es und entlasten es fast zu sehr. Nach einem weiteren Ergebnis unserer Befragung *experimentieren* die Mütter der Kolitiskinder seltener in der Erziehung des Kindes und sind nicht so bereit wie die Mütter der neurotischen Kinder, sich über Erziehungsfragen zu informieren. Werden beide Ergebnisse zusammengefügt, so entsteht vor dem Hintergrund der Literatur das Bild einer Mutter, die durch eine behütende Haltung im Sinne einer Überprotektion (Finch u. Hess 1962; Finch 1975; Gutton 1974; MacLean 1976; Sichel u. Fasla 1975) das Kind an sich bindet und sich in seiner Erziehung wenig außenorientiert (vgl. Jackson u. Yalom 1966).

Vergessen wir jedoch vorübergehend, was aus psychosomatischer Sicht zum pathogenetischen Verständnis der Colitis ulcerosa beigetragen wurde, so ist es ja zunächst einmal alles andere als ungewöhnlich, daß sich die Mütter der an dieser Darmerkrankung leidenden Kinder fürsorglich-einfühlend und behütend verhalten. Das Kind und der Jugendliche mit ulzeröser Kolitis können zu Beginn der Erkrankung dazu neigen, diese zu verleugnen und die Medikation abzulehnen; extraintestinale Manifestationen der Erkrankung treten bei Kindern häufiger als bei erwachsenen Patienten auf (Kelts u. Grand 1980); eine Verzögerung des Längenwachstums und der sexuellen Entwicklung stört aber adoleszente Patienten oft mehr als die gastrointestinale Symptomatik (Sparacino 1984). Diese wenigen Hinweise mögen reichen, um zu verdeutlichen, mit welchen Problemen Mutter (Eltern) und Kind im Zuge der Krankheitsbewältigung konfrontiert werden können. Es wird zwar immer wieder ausdrücklich auf psychopathologische Auffälligkeiten im Sinne prämorbider Störungen der Kolitiskranken hingewiesen. So stellen z. B. die Psychiater McDermott und Finch (1967) bei 47 von 49 Kindern zwischen 2 und 16 Jahren auf der Grundlage einer klinischen Beurteilung, eines Interviews mit den Eltern und psychologischer Testverfahren eine bedeutsame emotionale Erkrankung fest, deren Anfänge nach ihrer Einschätzung über den Krankheitsbeginn zurückreichen. Aber die Frage, welche Verhaltensweisen der Patienten bzw. Familienmitglieder eher als krankheitsabhängig und welche eher als krankheits(mit)verursachend zu werten sind, ist als nicht befriedigend geklärt zu betrachten, wenn diese Klärung vornehmlich von objektivierenden kontrollierten Untersuchungen erwartet wird. Wir werden noch einmal zu einem späteren Zeitpunkt auf diese Frage zurückkommen.

Nur einzelne Untersuchungen, deren Erhebungsmethode nicht dem Vorwurf der bloßen Subjektivität auszusetzen und in denen der Aspekt der Krankheitsbewältigung durch die Wahl einer ebenfalls somatisch kranken, nichtpsychosomatischen Kontrollgruppe in besonderer Weise berücksichtigt ist (Arajärvi et al. 1961, 1962; Krasner 1953; Sojit 1969), belegen, daß die Auffälligkeiten von Kolitiskranken bzw. in Kolitisfamilien nicht einfach als Folge der körperlichen Erkrankung begriffen

werden können (s. De Dombal 1971; Goldstein 1967; Kirsner 1971; Sim u. Brooke 1958; Sloan et al. 1950). Sojit (1969) berichtet beispielsweise über eine Untersuchung des Kommunikationsstils der Eltern von 20 Kolitiskindern (11–20 Jahre). Ihre Ergebnisse stützen Jacksons u. Yaloms (1966) klinische Beobachtung der Restriktivität, des eingeengten Verhaltens und der affektiven Gehemmtheit dieser Familien. Die Interaktionscharakteristiken der Kolitiselternpaare können nicht als Effekt eines chronisch kranken Kindes begriffen werden, da sie sich signifikant von den Interaktionen der Eltern der Kontrollgruppe unterscheiden, die mit einem an zystischer Fibrose leidenden Kind ebenfalls ein krankes Kind in der Familie haben. Nach Arajärvi et al. (1962) sind die meisten Mütter der Kolitiskinder ihrer Untersuchung überprotektiv, gehemmt oder gefühlsarm, während die Mütter der Kinder der Vergleichsgruppe mit rheumatischer Erkrankung i. allg. ausgeglichen sind. Allerdings ist anzumerken, daß aus der Beschreibung der Kontrollgruppe nicht ersichtlich ist, ob es sich um Patienten mit rheumatischem Fieber oder juveniler Arthritis handelt. Auch unsere *Überprüfung der Krankheitsdauerdependenz* der untersuchten Variablen mit gänzlich fehlenden statistisch-signifikanten Unterschieden zwischen den Kolitiskindern mit längerer und denen mit kürzerer Dauer spricht in der Tendenz gegen die Annahme, daß die im Vergleich mit den neurotischen Kindern festgestellten Abweichungen vornehmlich Folge der körperlichen Erkrankung der Kolitiskinder sind.
Die Mütter unserer Kolitiskinder geben seltener an, ihre Kinder durch Liebesentzug oder körperlich zu *bestrafen*, treten ihnen aber mit einem stärkeren *Leistungsehrgeiz* (bezogen auf die Tochter) bzw. *Schulbildungsanspruch* (bezogen auf den Sohn) gegenüber. Hinzuweisen ist ferner darauf, daß aus der Sicht der Kolitiskinder (wie auch der Asthmakinder) sich ihre Mütter *nachsichtiger* als die Mütter der Neurodermitiskinder verhalten. Aus Selbst- und Fremdbeurteilung ergibt sich somit das Bild einer in der Erziehung nicht zu Bestrafungen und zum Experimentieren neigenden, einfühlsamen, behütenden Frau, deren Erwartungen an das Kind nach unseren Ergebnissen im Leistungsbereich deutlich werden. Letzteres Resultat erinnert an die eingangs zitierte Feststellung Engels (1955), der von perfektionistischen Frauen spricht, die ständig unzufrieden mit ihren eigenen Leistungen oder denen anderer sind. O'Connor (1968; s. auch Schmitt 1985) schreibt unter Verweis auf den Ehrgeiz beider Eltern, die unbewußt von den Kindern die Verwirklichung eigener unterdrückter Vorstellungen erwarten, daß für das Kind ein Versagen beim Erreichen dieser Ziele einem Liebesverlust gleichkommt. Diese Einschätzung muß nicht als Widerspruch gegenüber unserem Ergebnis der größeren Nachsicht und des bereiteren Verzichts auf Bestrafung durch Liebesentzug auf seiten der Mütter gelten. In einer wechselseitigen Abhängigkeitsbeziehung, in der das Kind durch die Mutter und die Mutter durch das Kind lebt, bedarf es nicht notwendigerweise der Zurückweisung im Sinne einer Kritik oder Bestrafung durch die Mutter, um das Kind einen Liebesverlust befürchten oder erleben zu lassen.
Der Vater stellt sich aus der Sicht der Kolitiskinder *einfühlsam* (wie die Mutter) und *kontaktsuchend* dar. Aus der Selbstbeurteilung der Väter der Kolitiskinder resultiert gegenüber den Vätern der Kontrollkinder eine geringere Neigung zur *Selbstkritik*, zur *Bestrafung* durch Entzug materieller Verstärker und Privilegien sowie durch Anordnung unangenehmer Aktivitäten und zur Geringschätzung mit verbalem Ärgerausdruck. Sie neigen hingegen eher zur *materiellen Belohnung* und zum Einräumen von Privilegien. *Häusliche Entlastungsforderungen* im Sinne mitverantwortlicher Hilfe

sowie *soziale Selbständigkeit und Kontaktfreudigkeit* erwarten sie in geringerem Maße von ihren Töchtern, hingegen im stärkeren Maße Selbständigkeit von ihren Söhnen. Das Bild eines bedrohenden und strafenden Vaters, wie Engel (1955) es aus der Sicht männlicher Kolitispatienten wiedergibt (s. auch Arnds et al. 1972; Enke u. Michler 1967; Krasner 1953), stellt sich weder in der Beurteilung unserer Kolitiskinder noch in der Selbsteinschätzung deren Väter dar. Er imponiert eher als ein Mensch, der unter Verzicht auf Strafen eine enge Beziehung zu seinen Kindern sucht, v. a. zur Tochter. Sein bereiterer Verzicht auf Forderungen gegenüber der Tochter läßt sich mit Engels Feststellung eines freundlichen, meistens nachgiebigen Vaters aus der Sicht weiblicher Patienten in Übereinstimmung bringen. Auffällig ist, daß die Väter unserer Kolitiskinder Selbständigkeit von ihren Söhnen erwarten. Das kann zum einen unterstreichen, daß die engere Beziehung zur Tochter gesucht wird, zum anderen auch so verstanden werden, daß der Sohn ein Ziel erreichen soll, welches sein Vater nicht oder nicht im gewünschten Ausmaß verwirklichen konnte. So gesehen könnte dieses Ergebnis eine indirekte Bestätigung für die im Schrifttum oft festgehaltene passive ergebene Haltung der Väter sein (Engel 1955; Finch u. Hess 1962; Jackson u. Yalom 1966), aber auch in Verbindung mit den auf die Tochter bezogenen Ergebnissen die konservativen Erziehungsvorstellungen der Väter widerspiegeln, nach denen zunächst einmal dem Vertreter des männlichen Geschlechts Selbständigkeit zukommt (vgl. Overbeck 1985, S. 381). Die geringere Neigung zur Selbstkritik werten wir wiederum als Erhärtung der Annahme einer Restriktivität in diesen Familien (Jackson u. Yalom 1966; Sojit 1969). Auch Overbeck (1985, S. 384) berichtet über die in Familieninterviews gewonnene Erfahrung, daß die Familienideologie, nach der das eigene Ideal- bzw. Normenverhalten betont und alles Abweichende nach außen projiziert wird, sich als uneinnehmbare Mauer erweisen kann.

Persönlichkeitsmerkmale

Für die Kolitiskinder ließ sich im Vergleich mit den neurotisch gestörten Kindern der Kontrollgruppe kein Unterschied hinsichtlich des *Selbstwertgefühls* ermitteln, jedoch eine ausgeprägtere *Intropunitivität* im Rosenzweig-P-F-Test und eine geringere *Anpassungstendenz* (bezogen auf die Mutter) im Fragebogen zur Verhaltenskonformität.

Mehrere Untersucher von Kindern mit Colitis ulcerosa stellen ausdrücklich eine Tendenz zur *Anpassung,* Gefügigkeit oder Unterordnung, v. a. gegenüber der Mutter, heraus (Finch u. Hess 1962; Prugh 1950; Sichel u. Fasla 1975; Sundby u. Auestadt 1967), ebenso Untersucher von erwachsenen Patienten (Boleloucky 1973; Celerier u. Ferrier 1980; Craddock 1953; De Boor 1964; Feiereis et al. 1962; Jores 1967; Künsebeck et al. 1981; Poser u. Lee 1963; Reindell et al. 1981; Rosenbaum 1983; Szekacs 1985).

Die Charakterisierungen von Kolitiskindern legen die Annahme eines niedrigen oder brüchigen *Selbstwertgefühles* nahe, auch wenn im Gegensatz zur Beschreibung erwachsener Patienten (Bonfils u. De M'Uzan 1974; Feiereis 1985; Hecht 1952; Jores 1969; Klußmann 1985; Krasner 1953; Zepf et al. 1981) selten explizit entsprechend formuliert wird.

Von Ausnahmen abgesehen (Gathmann et al. 1981) wird hingegen sowohl für Patienten im Kindesalter als auch im Erwachsenenalter übereinstimmend immer wieder

eine unterdrückte oder *gehemmte Aggressivität* vermerkt. Nach Finch u. Hess (1962) wird – wie schon zitiert – der Konflikt des Kolitiskindes zwischen dem Bedürfnis, Gefühle der Feindseligkeit auszuleben, und seinem Wunsch nach einer engen Bindung an die Mutter zugunsten von Anpassung und Nachgiebigkeit entschieden (vgl. Prugh 1950; Sichel u. Fasla 1975; Schäfer u. Bläker 1970, Sundby u. Auestad 1967). Die Unfähigkeit, Gefühle des Ärgers, des Unwillens und der Wut zu äußern, ist nach Aussage Lepores (1965) der am häufigsten zu beobachtende Persönlichkeitszug von Colitis-ulcerosa-Patienten (Ahrens u. Deffner 1984; Csaszar u. Juhasz 1979; Feiereis 1985; Freiwald et al. 1973; Fullerton et al. 1962; Grace u. Wolff 1951; Groen u. Bastiaans 1955; Karush u. Daniels 1953/54; Kollar et al. 1964; Schneider 1956). Nach einer testpsychologischen Untersuchung von Leibig et al. (1985) sind erwachsene Kolitispatienten auch in der Krankheitsremission signifikant aggressionsgehemmter, verschlossener und introvertierter als die Testnormalgruppe.
Auf der Grundlage der psychologischen Daten ihrer 49 Kinder mit Colitis ulcerosa siedeln McDermott u. Finch (1967) deren Persönlichkeit auf einem Kontinuum an, dessen einer Pol durch den offenen Ausdruck infantiler prägenitaler Strebungen und dessen anderer Pol durch Zwanghaftigkeit als Reaktionsbildung gegenüber diesen Strebungen bestimmt ist (s. auch McDermott 1966). Der bei allen Kindern wahrnehmbare prägenitale Kern war ausgewiesen durch eine gewichtige Neigung zur Depression und zur Verleugnung der Erkrankung (s. auch Finch u. Hess 1962). Depressive Züge bzw. Manifestationen und/oder zwanghafte Denk- und Verhaltensweisen sind auch nach Auffassung anderer Autoren Kennzeichen der Persönlichkeitsstruktur von Kindern mit Colitis ulcerosa (Bläker et al. 1969; Prugh 1951; Raymer et al. 1984; Schäfer u. Bläker 1970; Sichel u. Fasla 1975; Steinhausen u. Kies 1981; Sundby u. Auestad 1967), was sich in der Beschreibung erwachsener Patienten wiederfindet (Bellini u. Tansella 1976; Bonfils u. De M'Uzan 1974; Castelnuovo-Tedesco 1962; De M'Uzan et al. 1958; Duret-Cosyns 1975; Feiereis 1970, S. 17f., 1985; Flynn 1970; Freyberger 1966; Kipnowski u. Kipnowski 1982; Liedtke et al. 1976; Rigatelli 1981; Roubicek u. Martonova 1957; Weiner 1977, S. 524; Weinstock 1962; Zander et al. 1982).
An vergleichbarer Stelle wird als Beleg für die psychopathologische Unauffälligkeit von Colitis-ulcerosa-Patienten immer wieder (s. z.B. Stacher u. Blum 1986) die Arbeit von Feldman et al. (1967) zitiert. Diese Autoren kommen zu dem Ergebnis, daß ihre 34 psychiatrisch untersuchten überwiegend erwachsenen Kolitispatienten im wesentlichen "fall within the distribution of 'normality' in our society" und daß ihre Kontrollpatienten "showed as much psychopathology as, or more than, the ulcerative colitis cases" (s. auch Esler u. Goulston 1973). In Anlehnung an Engel (1967) kann den Autoren kaum der Vorwurf erspart bleibt, durch zahlreiche fehlende Detailinformationen über ihr komplexes Untersuchungsverfahren eine kritische Revision der Studie letztlich unmöglich zu machen (s. auch Engel 1969; Engel u. Salzmann 1973; Gainsborough 1967; McKegney et al. 1970; Weiner 1977, S. 515). Verschiedene andere objektivierende Untersuchungen gelangen ferner zu dem Resultat, daß Kolitispatienten hinsichtlich psychopathologisch relevanter Merkmale von sog. Normalpersonen abgegrenzt werden können (z.B. Gathmann et al. 1981; Liedtke et al. 1976; Kipnowski u. Kipnowski 1982) – was aber nicht heißen soll, daß in diesem Bereich keine offenen Fragen mehr vorliegen. Auch Binder et al. (1973) finden auf der Grundlage einer allgemeinen psychiatrischen Beurteilung von 53 Kindern nur bei 6

Kindern psychopathologische Auffälligkeiten und lediglich bei 7 Kindern Konflikte in der Familie. Es ist nicht auszuschließen, daß die schon diskutierte geringe Bereitschaft zur Selbstkritik sowie das angenommene und angestrebte Normalverhalten (s. auch Joachim u. Milne 1985; Kipnowski u. Kipnowski 1981) in Kolitisfamilien die Fahndung des Untersuchers nach Hintergrundskonflikten erheblich erschweren kann. Die Mitteilung von Bläker et al. (1969), die bei 16 Kindern schwere chronische Belastungssituationen des Kindes durch konflikthafte, teilweise hochabnorme Familienbeziehungen bei meist geordneten sozialen Verhältnissen feststellen, verweist auf eine Diskrepanz, die sich als Widerspruch zwischen oberflächlichem Anschein und tatsächlicher Problemlage verstehen läßt (s. auch Knölker 1986).

Vergegenwärtigen wir uns angesichts der in der Literatur herausgehobenen depressiven und zwanghaften Persönlichkeitszüge von Kindern mit Colitis ulcerosa, daß sich die Kontrollgruppe für den Vergleich mit unseren Kolitiskindern vornehmlich aus depressiv, schizoid bzw. zwanghaft strukturierten Kindern resp. Mischformen zusammensetzte, so waren Unterschiede hinsichtlich der Aggressivität, des Selbstwertgefühls und der Verhaltenskonformität nicht sicher zu erwarten. Die ausgeprägtere *Intropunitivität* – auch gegenüber den Neurodermitiskindern – unserer Kolitispatienten bestätigt so die Bedeutung, die auch andere Autoren der gehemmten Aggressivität beimessen.

Nach Overbecks (1985, S. 389) Untersuchung von Familien mit asthma-, kolitis- und neurotisch kranken Kinder scheint Aggression in Kolitisfamilien am bedrohlichsten zu sein, entsprechend wird in ihnen am stärksten harmonisiert, verleugnet und projiziert. Abgrenzung und Differenzierung werden dem Kind bei weitgehendem Verzicht auf offene aggressive Äußerungen im Sinne einer gestörten Selbst-Objekt-Beziehung erschwert (s. auch Reindell 1985). In Familien mit neurotisch gestörten Kindern ist aggressives Verhalten untereinander nach Overbeck am leichtesten möglich.

Der fehlende Unterschied zwischen unserer Untersuchungs- und Kontrollgruppe hinsichtlich der Labilität des *Selbstwertgefühls* ist insofern bemerkenswert, als Zepf et al. (1981; s. auch Zepf 1976a) in einer empirischen Untersuchung mit partiell vergleichbarem Erhebungsinstrument zu statistisch gesicherten Ergebnissen kommen. Sie können bei ihren erwachsenen Colitis-ulcerosa-Patienten im Vergleich mit den Kontrollpersonen eine größere Distanz zwischen aktueller und idealer Selbstrepräsentanz im Sinne eines labileren Selbstwertgefühls feststellen. Allerdings handelt es sich bei ihnen um sog. gesunde Kontrollpersonen, nicht wie in unserem Falle um psychisch gestörte Probanden.

Unser Ergebnis der – auf die Mutter bezogenen – stärkeren *Anpassungstendenz* der neurotisch kranken Kinder steht im Gegensatz zu den Mitteilungen im Schrifttum. Auch hier gibt es empirische Untersuchungen, die mit ähnlichen Instrumentarien Anpassungstendenzen zu erfassen versuchen und auch für Kolitispatienten ermitteln können (Künsebeck et al. 1981; Zepf 1976a). Nach Künsebeck et al. ist aufgrund ihrer Ergebnisse jedoch keine generelle Tendenz, sich überall und gegenüber jedermann konform zu verhalten, anzunehmen, sondern eher eine selektive Neigung zur Anpassung. In beiden Untersuchungen (Zepf 1976a; Künsebeck et al. 1981) wird wiederum zwischen erwachsenen Kolitispatienten und gesunden Kontrollpersonen verglichen.

Die Validität der von uns angewendeten Methode vorausgesetzt ist zwar durch unser Ergebnis eine Anpassungstendenz bei Kindern mit Colitis ulcerosa nicht auszuschließen, aber in ihrer Ausprägung als differenzierendes Merkmal gegenüber neurotisch gestörten Kindern entschieden in Frage zu stellen. Für die Bedeutung des labilen Selbstwertgefühls von Kolitiskindern gilt, daß es zumindest mit der von uns verwendeten Erhebungsmethode nicht als entsprechendes Unterscheidungsmerkmal dienen kann.

10.3 Neurodermitis constitutionalis

10.3.1 Literatur

Spitz (1973, S. 86, 98f., 1967, S. 237f.) weist in seiner Studie über psychogene Säuglingserkrankungen einer mütterlichen Haltung, bei der sich Feindseligkeit in Form ängstlicher Besorgnis ausdrückt, ätiologische Bedeutung für das Auftreten einer atopischen Dermatitis des Säuglings zu.
Spitz (1973) führte seine Untersuchungen in einer Anstalt für straffällige schwangere Mädchen bzw. Frauen durch. Bei den in der Anstalt geborenen Dermatitiskindern trat das Ekzem in der 2. Hälfte des 1. Lebensjahres auf. Spitz verglich die durch unmittelbare Beobachtung, körperliche und psychologische Untersuchungen gewonnenen Entwicklungsdaten von 28 Dermatitiskindern und die Daten über ihre Mütter mit denen der übrigen 164 Kinder der Anstalt, die keine Dermatitis entwickelt hatten, und mit denen der betreffenden Mütter. Der Unterschied zwischen den von der Hauterkrankung betroffenen und den von ihr frei gebliebenen Kindern ließ sich zum einen auf eine angeborene Disposition im Sinne einer schon bei der Geburt konstatierbaren höheren Reizempfindlichkeit der Haut der Dermatitiskinder und auf einen Umweltfaktor zurückführen. Der Umweltfaktor erwies sich als ein Merkmal der Mutter–Kind-Beziehung. Spitz und seine Mitarbeiter stellten fest, daß ein statistisch gesicherter Unterschied bezüglich der Achtmonatsangst bestand. Die Kinder mit atopischer Dermatitis entwickelten die Achtmonatsangst nur in 15% der Fälle, die Kinder ohne Dermatitis in 85% der Fälle (s. auch Kreisler und Fain, 1973, über Säuglinge mit Asthma bronchiale). Diese Form der Angst gilt Spitz nicht als pathologisches Symptom, sondern als ein Zeichen dafür, daß das Kind zwischen Freund und Fremden zu unterscheiden gelernt hat. Das Fehlen der Angst bei einem 8 Monate alten Säugling wird als Folge einer Fehlbildung der Objektbeziehungen verstanden.
Spitz befaßte sich näher mit der Persönlichkeit der Mütter der Anstalt und gelangte zu dem Ergebnis, daß die Mehrheit manifest infantiler Persönlichkeiten in der Gruppe konzentriert war, deren Kinder an atopischer Dermatitis erkrankt waren. Spitz führt aus, wobei noch anzumerken ist, daß die Mehrzahl dieser inhaftierten Mütter von ihm als debil oder geistig minderwertig eingestuft wurde:

> Außerdem wiesen diese Mütter gewisse bemerkenswerte Besonderheiten auf: Sie berührten ihre Kinder nicht gern; es glückte ihnen immer, die eine oder andere Haftgenossin dazu zu bewegen, die Kinder zu wickeln, zu baden und ihnen die Flasche zu geben. Dabei redeten sie voller Mitgefühl über die Zartheit und Verletzlichkeit der Kleinen; eine von ihnen wiederholte immer wieder typischerweise: „Die geringste falsche Bewegung könnte ihm einen nicht wieder gutzumachenden Schaden zufügen." Diese Haltung drückt eine unbewußte Feindseligkeit aus.

> Das wird durch die zahlreichen Beispiele bewiesen, in denen dieselben Mütter ihre Kinder ernsten Gefahren aussetzten; echten Gefahren, in denen die Kinder nur eben knapp davonkamen. Um einige Fälle zu zitieren: Eine dieser 28 Mütter verfütterte ihrem Kinde mit dem Brei eine offene Sicherheitsnadel. Eine andere ließ ihr Kind mehrmals „aus Versehen" oder aus „Ungeschicklichkeit" auf den Kopf fallen. Eine dritte schnürte das Lätzchen so eng um den Hals des Kindes, daß es bei meinem Dazukommen bereits zyanotisch war; und so fort (Spitz 1973, S. 102).

Zwei ätiologisch zusammenwirkende Faktoren führen also nach Spitz zum Auftreten der Hauterkrankung. Auf der einen Seite steht eine Mutter mit infantiler Persönlichkeit (vgl. Marmor et al. 1956) und mit einer in Form ängstlicher Besorgnis auftretenden Feindseligkeit gegenüber ihrem Kind, die nicht gern in nahen Kontakt mit ihm kommt (vgl. Rosenthal 1952) und es vermeidet, das Kind zu betreuen. Auf der anderen Seite gibt es ein Kind mit einer höheren Reizempfindlichkeit der Haut, mit einer erhöhten Besetzung für Hautreaktionen, das gerade solche nahen Kontakte benötigt.

Spitz konnte weiter durch Test- und Entwicklungsprofilvergleiche feststellen, daß die Kinder mit Dermatitis sich von denen ohne Dermatitis durch eine Verzögerung der Lernfähigkeit und der Fähigkeit zur Aufnahme sozialer Beziehungen unterschieden. Die Lernfähigkeit setzt er in Beziehung zu den Fähigkeiten der Nachahmung und der Erinnerung. Die Verzögerung beim Nachahmen wird darauf zurückgeführt, daß fehlende Berührungen in den ersten 6 Lebensmonaten primäre Identifizierungen erschweren. Taktile Erfahrungen des Säuglings sind – so Spitz – für den Prozeß der Identifizierung in diesem Lebensabschnitt am wichtigsten (vgl. Montagu 1974, S. 154). Mit Hilfe dieser primären Identifizierungen und mit ihrer Überwindung durch die Entwicklung der Motorik kann das Kind in der 2. Hälfte des 1. Lebensjahres seine eigene Person von der der Mutter abgrenzen lernen und sekundäre Identifizierungen bilden, durch die es von ihr unabhängig wird. Die „ängstliche" Mutter mit verdrängter Feindseligkeit bietet dem Säugling in der 2. Hälfte des 1. Lebensjahres nicht genügend Möglichkeit zur körperlichen Betätigung, zu Geschicklichkeitsübungen und zur Realisierung jenes Tatendranges, durch den die Bildung sekundärer Identifizierungen begünstigt wird. Spitz kommt zu dem Schluß, daß die Mütter der an Dermatitis leidenden Kinder diesen keine Gelegenheit zur Abfuhr libidinöser und aggressiver Triebregungen bieten, was im positiven Fall eine Umwandlung in sekundäre Identifizierungen ermöglichen soll. Die Abfuhr könnte – so Spitz' Hypothese – in Form von Hautreaktionen, in Form der atopischen Dermatitis, stattfinden.

In über 75% der Fälle manifestiert sich nach Pürschel (1976) die Neurodermitis erstmals im 1. Lebensjahr, häufig schon im 2. und 3. Lebensmonat, nach Korting (1980) jedoch ganz überwiegend nicht vor dem 2. Trimenon. Spitz' Originalarbeit über die referierten Säuglingsbeobachtungen erschien im Jahre 1954 (dt. 1973). Seine Ausführungen sind nicht ohne Kritik geblieben. Neuerlich haben Ernst u. v. Luckner (1985, S. 10f.) auf zahlreiche methodische Mängel und teilweise widersprüchliche Aussagen in seinen Arbeiten hingewiesen. Jochmus u. Schmidt resümieren 1986 (S. 991f.), daß psychische Faktoren von zahlreichen Autoren als rezidivauslösend anerkannt werden, aber noch Unsicherheit bei der Beurteilung emotionaler Faktoren hinsichtlich der Erstmanifestation besteht. Mit ein Grund für diese Unsicherheit ist nach Auffassung dieser Autoren das frühe Auftreten der Dermatose. Auch wenn taktile Empfindungen in der Mutter–Kind-Beziehung die ersten entscheidenden Erlebnisse des jungen Säuglings darstellen, so bedarf ihrer Meinung nach die Hypo-

these der Zurückweisung des Kindes durch die Mutter Absicherung durch zuverlässige Untersuchungen mit Kontrollgruppen bei Kindern und Jugendlichen. Nach unserer Literaturkenntnis gibt es in der Tat, verglichen mit dem Asthma bronchiale oder auch der Colitis ulcerosa, bedeutend weniger Arbeiten zum psychosomatischen Verständnis der Neurodermitis, wobei dann – wie schon dargelegt – nicht selten Aussagen über Patienten getroffen werden, die sowohl an einer Neurodermitis als auch an einem Asthma bronchiale leiden.
Williams bezieht in seine Betrachtung der Mutter–Kind-Beziehung von 33 Dermatitiskindern (zwischen 13 Monate und 12 Jahre) als Hinweis für mütterliche Zurückweisung beispielsweise die Stillzeit ein. Er gelangt zu folgender Feststellung:

> An atopic child with an inordinate hunger for affection finds himself confronted with a mother who unwittingly is not satisfying this need; the child as a consequence experiences distress (anxiety) and hostility, the former exhibiting itself somatically at the characteristic skin sites as the pruritus and dermatitis of atopy and the latter expressing itself psychically as wilful, resistive behavior toward the mother (Williams 1951, S. 553).

Cermak u. Slany (1971) befragten 50 Ekzempatienten im Kleinkindalter, von denen 5 auch unter einem Bronchialasthma litten, bzw. deren Mütter oder Eltern. Bei etwa der Hälfte der Erkrankten war dem Ekzemausbruch des Kindes eine Krisensituation in der Familie vorausgegangen, wobei sich die Trennung des Kindes von der Mutter besonders schwerwiegend auswirkte (vgl. Bosse 1986, S. 1020; Engels 1982; Marmor et al. 1956; Scheer 1981). 47 Mütter sahen als ihre wichtigste Aufgabe in der Familie die Sorge um Sauberkeit, Reinlichkeit und Ordnung an. Bei 36 der Kinder war das Toilettentraining im Alter von 1 Jahr abgeschlossen. 35 Frauen schilderten ihre Ehegatten als weich, passiv und ruhig; sie warfen den Männern vor, die Kinder zu verziehen und zu sehr an der eigenen Mutter zu hängen (s. auch Marmor et al. 1956). Die Männer ihrerseits machten ihren Frauen spontan keine offenen Vorwürfe. Wenn die Eltern gemeinsam zur Aussprache erschienen, führte immer die Mutter das Wort. Diejenigen erkrankten Kinder, die bereits sprechen konnten, antworteten prompt alle auf die Frage, wer zu Hause streng sei: „Die Mutti." 37 Mütter nannten ihre Kinder anhänglich, anschmiegsam, zärtlich, liebesbedürftig, Schmeichelkatzen.
Cermak u. Slany interpretierten ihre Daten folgendermaßen: Einer anal fixierten Mutter, die ihre Gefühle nicht zu zeigen vermag, steht ein übersensibles, weiches, anschmiegsames Kind gegenüber, das auf Zärtlichkeit und Hautkontakt angewiesen wäre. Das der symbiotischen Einheit von Mutter und Kind noch nicht entwachsene, von Trennungsängsten gequälte Kind entwickelt seine „schmutzige Krankheit", da es um die Liebe der Mutter ringt. Diese hält aber alles von Ordnung, nichts von Zärtlichkeit: Der Schmutz muß weg. Durch das Pudern, Umwickeln, Versorgen wird der Hautkontakt, der solchen Müttern nahezu unangenehm ist, geradezu erzwungen. Dem kranken Kind und v. a. seiner Haut muß die Mutter mehr Aufmerksamkeit und Pflege angedeihen lassen als bisher. Gleichzeitig erweckt das Kind in der Mutter Schuldgefühle, die diese mit Hinweis auf ihre sorgfältige Pflege abwehrt. Die Situation der Ehemänner wird von den Autorinnen so eingeschätzt, daß ihr Bedürfnis nach Schutz und Bemutterung durch diese Superhausfrauen erfüllt war, und sie ihre Zärtlichkeit den Kindern zuwandten.
Wir belassen es zunächst bei der Wiedergabe der Darstellungen dieser Autoren, um zur Erörterung unserer Befunde zu kommen.

10.3.2 Tabellarische Ergebniszusammenfassung

In Tabelle 57 sind die signifikanten Resultate wiedergegeben.

10.3.3 Diskussion

Auch für die Diskussion dieser Ergebnisse ist noch einmal hervorzuheben, daß die Neurodermitiskinder unserer Untersuchung nicht auch an Asthma erkrankt waren.

Erziehungsstil

Aus der Sicht der Neurodermitiskinder unserer Befragung zeichnen sich die Mütter wie auch die Väter durch eine vergleichsweise geringe *Nachsicht* gegenüber kindlichen Verfehlungen aus. Dieser Befund läßt sich in Übereinstimmung mit einer zwanghaft auf Sauberkeit und Ordnung bedachten Mutter lesen, wie sie beispielsweise von Cermak u. Slany (1971) charakterisiert wird, steht aber in einem gewissen Widerspruch zu einem nachgiebigen weichen Vater, wie er sich nach diesen und

Tabelle 57. Ergebnisse für die N-Gruppe

Beurteiler	Beurteilter	Fragebogen	Dimension	Mittelwertvergleich	
Kind	Mutter	PEE/PME	Nachsicht	N ≪ K	N < A = C
Kind	Mutter	PEBT/PMBT	Materielle Belohnung und Privilegien	N > K	
Kind	Mutter	PEZ/PMZ	Orientierung an religiösen Normen		N < A
Kind	Vater	PEE/PVE	Nachsicht	N ≪ K	
Kind	Vater	PEE/PVE	Unterstützung und Vorhersagbarkeit		N > C
Mutter	Kind	SEE/M–S und SEE/M–T	Behütung	N > K	
Mutter	Kind	SEE/M–S und SEE/M–T	Geplantsein des Kindes		N > C
Mutter	Kind	EBT-MBT	Bestrafung durch Entzug materieller Verstärker		N = A > C
Mutter	Tochter	SEZ/M–T	Soziale Selbständigkeit	N ≪ K	
Mutter	Tochter	SEZ/M–T	Bravheitsforderungen	N > K	
Mutter	Tochter	SEZ/M–T	Orientierung an moralischen Normen		N = A > C
Mutter	Sohn	SEZ/M–S	Anpassung und Konfliktvermeidung	N > K	
Mutter	Sohn	SEZ/M–S	Konservatives Männlichkeitsideal	N > K	
Vater	Kind	SEE/V–S und SEE/V–T	Permissivität	N > K	N > A
Vater	Tochter	SEZ/V–T	Soziale Selbständigkeit und Kontaktsuche		N > A
Vater	Sohn	SEZ/V–S	Selbständigkeit		N = A < C
Vater	Sohn	SEZ/V–S	Häusliche Entlastungsforderungen	N < K	
Kind	Kind	P-F	Intropunitivität		N < C

anderen Autoren darstellt (Jacobs et al. 1966; Rechenberger 1983; Wittkower u. Hunt 1958). Ergänzend ist hinzuzufügen, daß die Mütter der Neurodermitiskinder auch im Vergleich mit denen der Asthma- und Kolitiskinder als weniger nachsichtig eingestuft werden. Auch das Ergebnis, daß die Mütter der Neurodermitiskinder in höherem Maße als die Mütter der Kontrollkinder materiell *belohnen* und Privilegien einräumen, kann als Hinweis auf eine anal fixierte Mutter gewertet werden, bei der konkrete Belohnungsmaßnahmen im Vergleich mit nur verbalen einen besonderen Stellenwert einnehmen.

Der Vergleich des Erziehungsverhaltens aus der Sicht der Mütter ergibt, daß die Erziehungseinstellungen bzw. -ziele der Mütter der Neurodermitiskinder stärker durch *Behütung* (gegenüber Tochter und Sohn), durch *Bravheitsforderungen* (gegenüber dem Sohn), durch *Anpassung und Konfliktvermeidung* (gegenüber dem Sohn), durch ein *konservatives Männlichkeitsideal* (gegenüber dem Sohn) und weniger durch *soziale Selbstständigkeit und Aufgeschlossenheit* (gegenüber der Tochter) gekennzeichnet sind. Diese Befunde lassen sich dahingehend zusammenfassen, daß den Müttern der Neurodermitiskinder eine eigenständige Auseinandersetzung ihres Kindes mit der Umwelt in aktiv-erobernder Weise weniger wichtig ist; sie sprechen in der Tendenz für eine ängstlich besorgte, überprotektive und somit einengende Mutter mit einer oft als symbiotisch bezeichneten Mutter–Kind-Beziehung (Abramson 1967; Berger-Margulies et al. 1984, S. 142 f.; Bosse 1986; Cermak u. Slany 1971; Musaph 1976; Kepecs et al. 1951; Rechenberger 1983; Scheer 1981).

Der Vergleich der Selbsteinschätzungen der Väter ergibt eine ausgeprägtere *Permissivität* gegenüber dem Neurodermitiskind und eine schwächere *Forderung nach häuslicher Entlastung* gegenüber dem neurodermitiskranken Sohn. Dieses Ergebnis unterstützt in der Tat die Annahme eines zurückhaltenden, dem Kind Raum lassenden Vaters, steht aber im Widerspruch zum wenig nachsichtigen Vater aus der Sicht des Kindes. Vielleicht drückt die aus der Sicht des Kindes beiden Elternpersonen zugeschriebene mangelnde Nachsicht die Intensität des Wunsches des Kindes nach mehr Nachsicht und Gelassenheit aus. Die für die Mütter konstatierte mangelnde Nachsicht könnte ferner ein Indiz für deren hintergründige (feindselig-) zurückweisende Haltung sein. Auszuschließen ist aber freilich auch nicht, daß die hier an der Mutter anklingende Kritik aus einer Projektion aggressiver Gefühle auf seiten des Kindes resultiert, dessen Ansprüche kaum zu befriedigen sind und das Grenzen nicht zu akzeptieren vermag, oder dessen Abhängigkeitswünsche einerseits durch die behütende Mutter befriedigt werden, das sich aber andererseits gegen die Einengung auflehnt (Rechenberger 1983).

Persönlichkeitsmerkmale

Für die Neurodermitiskinder unserer Untersuchung ließ sich im Vergleich mit den neurotisch gestörten Kindern ihrer Kontrollgruppe kein Unterschied hinsichtlich der *Aggressivität*, des *Selbstwertgefühls* und der *Verhaltenskonformität* ermitteln.

Eine unmittelbar vergleichbare Untersuchung ist uns aus der Literatur nicht bekannt. Greifen wir die zitierte Aussage Williams' (1951) auf, so entwickelt das von der Mutter in seinen Bedürfnissen nicht befriedigte Kind ein Gefühl der Feindseligkeit, das sich in einem eigenwilligen, widerstrebenden Verhalten gegenüber der Mutter ausdrückt. Der Ekzempatient, schreibt Rechenberger (1983, S. 239), ist ambivalent:

Er will versorgt werden und lehnt sich dagegen auf. Die Autorin berichtet, daß beim jungen Ekzemkind oft eine Riesengefräßigkeit auffällt, die es dem Objekt unmöglich macht, alle Wünsche restlos zu befriedigen. Neben der Befriedigung, die es gibt, ist es für das Kind immer noch böse, unbefriedigend. Werden nahezu alle Wünsche befriedigt (vgl. auch Pürschel 1976; Rechenberger 1976), so bleibt dann für ein ad-gredi keine Notwendigkeit und kein Raum. Aggressive und expansive Impulse können sich stauen, das Objekt wird dann projektiv wiederum als böse erlebt. Ekzemkinder werden zwar oft von der Mutter mit allem versorgt, sind aber mißmutig, gelangweilt, und es kommt häufig zum Streit. Die nicht adäquat gelebte Aggression – so Rechenberger (1983) – äußert sich gelegentlich als Destruktion. Pürschel (1976) spricht von einem oft gestörten Spieltrieb. Geschenktes kann zerstört werden, um Neues zu erhalten.

Läßt sich nach diesen Angaben bei Ekzempatienten im Kindesalter vielleicht noch von einer mehr oder minder *verdeckten Feindseligkeit* sprechen, so scheint der erwachsene Patient sich noch offenkundiger durch eine verdeckte, innengerichtete oder jedenfalls gehemmte Aggressivität auszuzeichnen (Avissar-Suhami 1974; Greenhill u. Finesinger 1942; Kepecs et al. 1951; Klaber 1960; Murray 1977; Pürschel 1976; Rechenberger 1983; Robbins 1969; Rostenberg 1959). Pürschel (1976), der wie Borelli (1950) von einer introvertierten Gefühlsstruktur spricht, betont den masochistischen Charakter von Juck-Kratz-Abreaktionen in Konfliktsituationen, beispielsweise bei Nichterfüllung eines Wunsches (vgl. Alexander 1971, S. 125; Alexander et al. 1968, S. 15; Miller 1948; Schur 1955; Thomä 1980).

Hinzuweisen ist aber auch auf einen von Gieler et al. (1985) durchgeführten empirisch-psychologischen Vergleich zwischen 34 Patienten mit endogenem Ekzem im Erwachsenenalter und 29 Patienten einer HNO-Klinik, bei denen psychosomatische Störungen weitgehend ausgeschlossen waren. Es ergab sich u. a. kein Unterschied hinsichtlich der Aggressionsunfähigkeit. Und Haynes et al. (1979) wenden bei 8 erwachsenen Dermatitispatienten den MMPI-Persönlichkeitsfragebogen an und gelangen zu im Normbereich liegenden Profilen.

Wenn aber dennoch die Literaturangaben über das Aggressionsverhalten von Ekzempatienten im Kindesalter die Annahme einer verdeckten Feindseligkeit nahelegen, so ist bei dem fehlenden Unterschied zwischen den Neurodermitiskindern unserer Untersuchung und ihren Kontrollpersonen wiederum zu berücksichtigen, daß sich die neurotisch gestörten Kinder dieser Kontrollgruppe vornehmlich durch depressive, schizoide und zwanghafte Persönlichkeitsmerkmale auszeichnen. Ein Unterschied hinsichtlich der Aggressivität, aber auch des Selbstwertgefühls und der Verhaltenskonformität, war also nicht unbedingt zu erwarten. Anzufügen ist an dieser Stelle noch einmal, daß nach unserer *Überprüfung* die *Dauer der Neurodermitis* keinen signifikanten Einfluß auf den Ausprägungsgrad dieser Merkmale hat.

10.4 Gesamtgruppe der psychosomatischen Erkrankungen

10.4.1 Zur Typik psychosomatischer Familien

Im folgenden werden auch für die Gesamtgruppe der psychosomatischen Kinder die signifikanten Ergebnisse aus dem Vergleich mit den neurotischen Kindern noch einmal tabellarisch dargeboten. Der Darstellung und Erörterung dieser Ergebnisse stellen wir die Ausführungen Wirschings (1986) zur Typik psychosomatischer Familien voran, der als Merkmale krankheitsanfälliger Familien – wie sie sich in der Literatur abzeichnen und aus seiner eigenen klinischen Arbeit ergeben – Eingeengtheit, konfliktvermeidende Harmonisierung und verschmelzende Bindung nennt. Teilweise haben wir in den Unterkapiteln schon die entsprechenden Literaturhinweise gegeben.

Zur *Eingeengtheit* gehört in den Ausführungen Wirschings die qualitativ und quantitativ eingeschränkte Kommunikation. Untersuchungen haben gezeigt, daß in den Familien weniger gesprochen wird; das wenige erscheint zwar logisch und klar, jedoch gefühlsärmer und mehr sach- als personenbezogen. In bestimmten Testsituationen ließ sich bei Familien mit einem psychosomatisch kranken Kind ein Höchstmaß an spontaner Übereinstimmung in den Äußerungen feststellen, allerdings nur auf dem Niveau undifferenzierter vager Beschreibungen. Von Scheinlösungen durch Verallgemeinerungen und einem gespannten Zusammenhalt wird gesprochen. Die auch in ihren sozialen Kontakten eingeengte Familie ist darauf bedacht, sich gegen unvorhergesehene Ereignisse abzusichern und an einem Verhaltensmuster festzuhalten, wie immer sich auch die äußere Situation ändert. Leicht vorhersagbare Regeln scheinen die Kommunikation innerhalb der Familie zu bestimmen, die strikt von allen Mitgliedern eingehalten werden. Die homöostatische Wirkung der einengenden Starrheit wird jedoch um den Preis reduzierter Entwicklungs- und Konfliktverarbeitungsmöglichkeiten erzielt.

Als Ausdrucksweise einer *konfliktvermeidenden Harmonisierung* kann eine unverbindliche Form der Kommunikation verstanden werden, die es erlaubt, Stellungnahmen und Aussagen jederzeit beliebig abzuändern, wenn Konflikte drohen. Stärkere Gefühlsäußerungen, insbesondere von Ärger und Wut, werden vermieden. Konflikte werden nicht mit den anderen Familienmitgliedern und schon gar nicht mit Außenstehenden besprochen, wie auch offene Äußerungen und Beziehungen der Familienmitglieder vermieden werden. Das Ideal einer Generationen-, Geschlechter- oder Altersunterschiede negierenden Gleichheit wird angestrebt. Der jeweilige Patient der Familie übt oft auch eine konfliktvermeidende Funktion aus; Kinder können beispielsweise eine neutralisierende Vermittlerposition zwischen konfliktbelasteten Eltern einnehmen. Zum Umfeld strebt die Familie eine größtmögliche Anpassung an, und meist vermittelt über Generationen ein strenger religiöser oder ethischer Kodex die Leitlinien der Konfliktvermeidung. In Krisenzeiten unweigerlich auftretende körperliche Krankheiten nötigen zu einem verzweifelten Rückgriff auf die immer gleichen untauglichen Bewältigungsversuche und haben weitere Einengungen und Belastungen zur Folge.

Zu den Hauptmerkmalen psychosomatischer Familien zählt nach Wirsching das starke Überwiegen zentripetaler, die Familie zusammenhaltender Kräfte und die Aufhebung bzw. Verwischung der Grenzen in der Familie, ein Höchstmaß an Integration bei einem sehr niedrigen Grad an psychologischer Differenzierung (s. auch Wirschung u. Stierlin 1982). Jeder ist in die Angelegenheiten der anderen verwickelt und erlebt selbst, daß die anderen sich einmischen. Folge der *verschmelzenden Bindung* im Inneren bei gleichzeitiger Isolation nach außen ist eine wechselseitige Abhängigkeit und ein ständiges Überschreiten individueller Abgrenzungen. Nach den eigenen Untersuchungen des Autors (Wirsching u. Stierlin 1982) erstreckt sich

aber eine solche Fusion nur selten auf die gesamte Familie. Weitaus häufiger ist die Verschmelzung zwischen Müttern und Kindern bei tiefer Entfremdung (Isolation) der Ehepartner. Ein ausgewogenes Verhältnis von Nähe und Distanz fehlt jedoch immer. Vor allem Bindungen auf der Über-Ich-Ebene erweisen sich als Klammer, welche die Familie über Generationen zusammenhalten kann. Ein starres Familiengewissen wacht über die Einhaltung oft anachronistisch anmutender Ideale. Als Bindungsprozeß auf der Es-Ebene wird die "overprotectiveness" verstanden, die übermäßige Besorgtheit jedes Familienmitgliedes um das Wohlergehen des anderen, wobei die Familie in der Gegenwart versucht, das, was die Eltern selbst einmal vermißten, einander zu geben. Auf der Ich-Ebene werden Bindungsprozesse beschrieben, die den Austausch von Wahrnehmungen, Gedanken oder Gefühlen beinhalten. Im Extremfall gilt die Formel, daß alle die Welt durch die gleichen Augen sehen, das Gleiche denken, fühlen und empfinden.
Für die Merkmale, wie sie unter diesen 3 Oberbegriffen von Wirsching beschrieben und hier etwas verkürzt wiedergegeben werden, läßt sich aufgrund unterschiedlicher Untersuchungen ein Zusammenhang mit einer erhöhten Anfälligkeit für körperliche Krankheiten als gesichert annehmen (Lit. s. Wirsching 1986).
Wenden wir uns nun unseren Ergebnissen für die Gesamtgruppe der psychosomatisch kranken Kinder zu.

10.4.2 Tabellarische Ergebniszusammenfassung

In Tabelle 58 sind die signifikanten Ergebnisse wiedergegeben.

10.4.3 Diskussion

Zusammenfassende Interpretation

Wie Tabelle 58 zeigt, erzielen die psychosomatisch erkrankten Kinder auch als Gesamtgruppe signifikant höhere Werte auf der Skala *Kontakt,* mit der die Dichte der Eltern–Kind-Beziehung unter dem Gesichtspunkt zeitlicher und räumlicher Nähe erfaßt wird. Sowohl die Mütter als auch die Väter beteiligen ihr Kind in stärkerem Maße an eigenen Unternehmungen als die Eltern der neurotischen Kinder, und das psychosomatische Kind hat eher den Eindruck, daß sich seine Eltern nicht oder nur sehr ungern von ihm entfernen. Dieser kindseits perzipierten elterlichen Erziehungseinstellung kommt inhaltlich das Ergebnis auf der Dimension *Behütung* der von den Müttern perzipierten Erziehungseinstellungen nahe. Die Mütter der psychosomatischen Kinder, nicht jedoch die Väter, erreichen höhere Meßwerte auf dieser Skala als die Mütter der Kontrollgruppe. Sie geben somit eher an, zärtlich an ihrem Kind zu hängen, es aus Angst und Sorge, ihm könnte etwas zustoßen, zu schützen und es zu entlasten.
Interpretiert als Ausdruck einer engeren Eltern- bzw. Mutter–Kind-Bindung läßt sich das Ergebnis auf diesen beiden Dimensionen mit dem von den psychosomatischen Kindern den Müttern und Vätern stärker zugesprochenen *Einfühlungsvermögen* verbinden. Die Fähigkeit, die aktuellen Gefühle, Gedanken und Befindlichkeiten des Kindes zu erfassen, sich mit Überlegung auf die Gefühle und Wünsche des Kindes

Tabelle 58. Ergebnisse für die Gesamtpatientengruppe

Beurteiler	Beurteilter	Fragebogen	Dimension	Mittel-wert-vergleich
Kind	Mutter	PEE/PME	Nachsicht	P < K
Kind	Mutter	PEE/PME	Kontakt	P > K
Kind	Mutter	PEE/PME	Einfühlungsvermögen	P ≫ K
Kind	Vater	PEE/PVE	Kontakt	P > K
Kind	Vater	PEE/PVE	Einfühlungsvermögen	P ≫ K
Kind	Vater	PEBT/PVBT	Belohnung durch liebevolle Zuwendung	P > K
Kind	Vater	PEZ/PVZ	Schulbildungsanspruch	P ≫ K
Mutter	Kind	SEE/M–S	Selbstkritik	P ≪ K
Mutter	Kind	und	Behütung	P ≫ K
Mutter	Kind	SEE/M–T	Experimentieren	P ≪ K
Mutter	Kind	EBT-MBT	Bestrafung durch Liebesentzug	P ≪ K
Mutter	Kind	EBT-MBT	Körperliche Bestrafung	P < K
Mutter	Tochter	SEZ/M–T	Orientierung an religiösen Normen	P > K
Mutter	Tochter	SEZ/M–T	Soziale Selbständigkeit	P ≪ K
Mutter	Tochter	SEZ/M–T	Bravheitsforderungen	P > K
Mutter	Sohn	SEZ/M–S	Orientierung an religiösen Normen	P > K
Mutter	Sohn	SEZ/M–S	Anpassung und Konfliktvermeidung	P > K
Mutter	Sohn	SEZ/M–S	Konservatives Männlichkeitsideal	P > K
Mutter	Sohn	SEZ/M–S	Sozialer Ehrgeiz und Geltungsstreben	P > K
Vater	Kind	SEE/V–S und	Selbstkritik	P ≪ K
Vater	Kind	SEE/V–T	Experimentieren	P ≪ K
Vater	Kind	EBT-VBT	Bestrafung durch Entzug materieller Verstärker	P ≪ K
Vater	Kind	EBT-VBT	Geringschätzung und verbaler Ärgerausdruck	P < K
Vater	Kind	EBT-VBT	Körperliche Bestrafung	P < K
Vater	Tochter	SEZ/V–T	Kameradschaftlichkeit	P ≪ K
Vater	Tochter	SET/V–T	Soziale Selbständigkeit und Kontaktsuche	P < K
Vater	Sohn	SEZ/V–S	Häusliche Entlastungsforderungen	P ≪ K
Kind	Kind	P-F	Intropunitivität	P > K

einzustellen und diese im eigenen Verhalten zu berücksichtigen, kennzeichnet diese Skala. Die sich in diesem Resultat ausdrückende elterliche Rücksichtnahme gegenüber dem Kind kann als bindungsfördernd und -verstärkend verstanden werden und kann den Eindruck einer harmonischen Eltern–Kind-Beziehung erwecken, der allerdings für die Beziehung zur Mutter durch ein anderes Ergebnis relativiert wird. Die psychosomatischen Kinder charakterisieren ihre Mütter als weniger *nachsichtig* und gelassen auf kindliche Verfehlungen reagierend als die Kontrollkinder, was auf eine gewisse Konfliktspannung schließen läßt. Auffälligerweise resultiert aber für die Skala *Verständnislosigkeit,* die den Gegenpol der Skala *Nachsicht* darstellt, kein signifikanter Unterschied, der im positiven Fall einem offenen Vorwurf an die Eltern gleichkäme. Unser Resultat, daß die psychosomatischen Kinder ihre Mütter lediglich als weniger nachsichtig bezeichnen, kann so gesehen eine harmonisierende Neigung darstellen. An Wahrscheinlichkeit gewinnt diese Annahme, wenn das Ergebnis des Rosenzweig-P-F-Tests einbezogen wird, nach dem sich die psychosomatischen Kin-

der intropunitiver als die neurotischen Kinder erweisen, also aggressive Impulse eher nach innen richten.
Als Konsequenz einer von den Eltern der psychosomatischen Kinder angestrebten familiären Bindung können auch die Skalenergebnisse verstanden werden, nach denen in der Erziehung der Töchter *soziale Selbständigkeit und Aufgeschlossenheit* von den Müttern als weniger erstrebenswert erachtet und von den Vätern *Kameradschaftlichkeit* im Sinne eines altruistischen Verhaltens sowie ebenfalls *soziale Selbständigkeit und Kontaktsuche* für weniger wichtig gehalten werden. Gleichzeitig deutet sich in diesen Resultaten ein konservativeres Frauenbild der Eltern an.
Die Mütter und Väter der psychosomatischen Kinder geben bei der Beantwortung der Items der Skala *Selbstkritik* nicht in dem Maße wie die Eltern der neurotischen Kinder an, in der Beziehung zum Kind Schwierigkeiten zu haben und sich gelegentlich überfordert zu fühlen, inkonsequent und auch unbeherrscht zu sein. Schon aufgrund der sich aus der körperlichen Symptomatik der psychosomatischen Kinder ergebenden psychosozialen Belastungen der Eltern ist kaum vorstellbar, daß diese tatsächlich weniger Schwierigkeiten im Umgang mit ihren Kindern haben oder gar seltener überfordert sind, so daß das Skalenergebnis definitionsgemäß als geringere Bereitschaft zur Selbstkritik gewertet werden kann. Es drückt möglicherweise die Absicht der Eltern aus, als Familie normal im Sinne von problemlos zu erscheinen. Der Eindruck der Problemlosigkeit soll vermutlich nicht nur in der Fremdwahrnehmung hervorgerufen werden, sondern dürfte auch in der Eigenwahrnehmung vorherrschen. Das Ergebnis auf der Dimension *Experimentieren* legt diesen Gedanken nahe. Sowohl die Mütter als auch die Väter der Familien mit psychosomatisch kranken Kindern erweisen sich in der Selbsteinschätzung als weniger experimentierfreudig. Experimentieren beinhaltet für die Mütter die Bereitschaft, sich über Erziehungsfragen zu informieren und das Kind nach zeitgemäßen Prinzipien zu erziehen, wobei auch einmal probiert wird, um bestimmte Vorstellungen beim Kind durchzusetzen. Bei den Vätern handelt es sich vornehmlich um ein mehr oder weniger in Richtung Manipulation des Kindes (durch Versprechungen, Notlügen) gehendes Experimentieren. Besteht aufgrund der Eigenwahrnehmung die Einschätzung, wenig oder keine Schwierigkeiten im Umgang mit dem Kind zu haben und sich kaum oder nicht überfordert zu fühlen, so ergibt sich auch nicht die Notwendigkeit, sich über Erziehungsfragen zu informieren, Rat zu holen bzw. das Erziehungsverhalten zu ändern. Eine gewisse *Starrheit* in den Familien mit psychosomatisch kranken Kindern wird hier erkennbar, die sich auch in den Ergebnissen der Skalen andeutet, in denen es um *Bravheitsforderungen, Anpassung und Konfliktvermeidung, Orientierung an Normen* sowie ein *konservatives Männlichkeitsideal* in der mütterlichen Erziehung geht bzw. die wie ausgeführt auf ein konservatives Frauenideal der Eltern schließen lassen.
Das Resultat auf der Skala *Orientierung an religiösen Normen* drückt aus, daß die Mütter der psychosomatischen Kinder bei der Erziehung ihrer Töchter und ihrer Söhne eher traditionelle religiöse Sollvorstellungen vermitteln. Dieses Skalenergebnis läßt sich zusammen mit den Ergebnissen der ersten beiden vorstehend genannten Skalen nicht nur unter dem Gesichtspunkt einer ausgeprägteren intrafamiliären Starrheit betrachten, sondern auch unter den Aspekten *Anpassung* und *Konfliktvermeidung*. Eine der beiden Erziehungszielskalen trägt diese Bezeichnung; die Mütter der psychosomatisch kranken Kinder wünschen sich im stärkeren Maße als die Mütter

der neurotisch gestörten Kinder, daß ihre Söhne sich sozial unauffällig und angepaßt verhalten. Auch von ihren Töchtern erwarten sie im Sinne von *Bravheitsforderungen* eher ein erwachsenorientiert angepaßtes und konfliktvermeidendes Verhalten. Im Vergleich der Kinder der G–P-Gruppe mit den Kindern der G–K-Gruppe kann zwar kein signifikanter Unterschied mit dem Fragebogen zur *Verhaltenskonformität* ermittelt werden, was zunächst einmal gegen eine stärkere Anpassungsneigung oder Überangepaßtheit der psychosomatisch kranken Kinder spricht. Es läßt sich aber im Rosenzweig-P-F-Test eine ausgeprägtere *innengerichtete Aggressivität* der psychosomatisch kranken Kinder feststellen, die als Niederschlag einer zur Normorientierung, Anpassung und Konfliktvermeidung auffordernden Erziehung gewertet werden kann.

Diesen Erziehungszielen der Mütter ist ein anderes Erziehungsziel gegenüberzustellen, das gewöhnlich Konflikte ein- und nicht ausschließt. Die Mütter der psychosomatischen Kinder erwarten von ihren Söhnen eher als die Mütter der Kontrollkinder, daß sie sich im Umgang mit anderen durch Dominanzstreben und Prestigedenken leiten lassen, wie es das Ergebnis der Skala *sozialer Ehrgeiz und Geltungsstreben* ausdrückt. Ein inhaltlich benachbartes Erziehungsziel läßt sich aus der Sicht der psychosomatischen Kinder ermitteln, die ihren Vätern einen signifikant ausgeprägteren *Schulbildungsanspruch* (Wunsch nach höherer Schulbildung des Kindes) zusprechen, der zwar bezogen auf die Mütter kein Signifikanzniveau erreicht, aber doch zu einer gleichgerichteten Tendenz führte. Diese letztgenannten Skalenresultate lassen sich als über das Kind vermittelter Ausdruck des Bedürfnisses der Eltern nach *Durchsetzung* und *Geltung* verstehen.

Werten wir diese sich widersprechenden Teilergebnisse als Hinweis auf eine ambivalente Haltung der Eltern, denen neben Anpassung und Konfliktvermeidung auch Dominanz und Geltung wichtig zu sein scheinen, so rücken die Ergebnisse der *Belohnungs-* und *Bestrafungsskalen* wieder die Konfliktvermeidung ins Blickfeld. Zunächst einmal ist hervorzuheben, daß im Falle eines signifikanten Unterschiedes die Tendenz zur Bestrafung durchgehend auf seiten der Eltern der neurotischen Kinder ausgeprägter ist. Bei den Belohnungsskalen gibt es nur auf einer Dimension ein signifikantes Ergebnis, wobei hier einem Elternteil (dem Vater) der psychosomatischen Kinder die größere Bereitschaft zur Belohnung zugewiesen wird. Es kann zwar davon ausgegangen werden, daß Eltern mit einer Bestrafung des Kindes oft die Beendigung einer Meinungsverschiedenheit oder eines Streites beabsichtigen, aber eine Bestrafung kann freilich auch erst einen Streit herbeiführen. Kurzfristig jedenfalls wirkt sie wohl eher konfliktverstärkend als -vermeidend, da sie mit Unlust für das Kind verbunden ist. So gesehen rückt die geringere Neigung zur Bestrafung auf seiten der Eltern der psychosomatischen Kinder die Konfliktvermeidung wieder in den Vordergrund. Vor allem in Verbindung mit den Ergebnissen auf den Skalen *Behütung, Einfühlungsvermögen* und *Kontakt* erlauben die Resultate der Bestrafungs- und Belohnungsskalen auch die Annahme einer mehr durch *Verwöhnung* oder *Milde* als durch Strenge geprägten Eltern–Kind-Beziehung in den psychosomatischen Familien, worauf nachstehend noch eingegangen werden soll.

Zunächst sind die Ergebnisse zum elterlichen Belohnungs- und Bestrafungsverhalten genauer zu betrachten. Aus der Sicht unserer psychosomatischen Kinder belohnen ihre Väter eher durch liebevolle Zuwendung, die v.a. durch einen nonverbalen Ausdruck von Freude und zärtlicher Zuneigung gekennzeichnet ist. Aus der Selbstwahrnehmung der Eltern der psychosomatischen Kinder geht hervor, daß sowohl die Väter als auch die Mütter in geringerem Maße körperlich züchtigen (Schreien, Schlagen), die Mütter weniger durch Liebesentzug (emotionale Abwendung, Umkehrung der Zuneigung) bestrafen, die Väter weniger durch Entzug materieller Verstärker und Privilegien sowie Anordnung unangenehmer Aktivitäten und weniger durch Geringschätzung sowie verbalen Ärger strafen.

Wird die tabellarische Zusammenstellung der Ergebnisse noch einmal im Hinblick auf wesentliche *Unterschiede zwischen mütterlichem und väterlichem Erziehungsstil* durchgesehen, so ist einmal das Ergebnis auf der Dimension *Behütung* hervorzuheben. Behütender erweisen sich als Resultat der Selbsteinschätzung lediglich die Mütter der psychosomatischen Kinder, nicht die Väter, was wir als gewichtiges Indiz für eine mütterliche "overprotectiveness" werten. Diese ist nach Auffassung verschiedener Autoren wie ausgeführt nicht allein als Reaktion auf die Erkrankung des Kindes zu begreifen oder auf die bloße Tatsache zurückzuführen, daß die Mutter durch die berufsbedingte Abwesenheit des Vaters die Haupterziehungs- bzw. -betreuungsperson ist. In letzterer Hinsicht unterscheiden sich unsere Untersuchungs- und Kontrollgruppe nicht, und auch der Kontrollgruppe kann ja eine Störung mit „Krankheitswert“ nicht abgesprochen werden. Die schließlich vornehmlich als neurotisch bezeichnete Störung war Anlaß für die Kinder und die Eltern der Kontrollgruppe, eine ärztliche psychotherapeutische Institution zu konsultieren.

Weiter unter den Aspekten Bindung, der ja die behütende Einstellung der Mütter der psychosomatischen Kinder subsumiert wurde und Starrheit, Anpassung und Konfliktvermeidung sowie Verwöhnung – und auch ihren Gegensätzen Lösung, Anpassungsfähigkeit, Durchsetzungsforderung, Strenge – betrachtet, fällt auf, daß direkte Anpassungsforderungen eher von der Mutter an das psychosomatisch kranke Kind gerichtet werden. Beiden Elternpersonen scheint jedoch die Eigenständigkeit des Kindes nicht so wichtig zu sein, wobei mit dieser und ähnlich lautenden Formulierungen eine Wechselbeziehung zwischen Eltern und Kind, Erziehern und Erzogenen nicht in Abrede gestellt wird. Beispielsweise können und sollen bindungsfördernde Anklammerungstendenzen des Kindes durch unsere Untersuchung nicht ausgeschlossen werden. Wird ferner die Aufforderung der Mütter der psychosomatischen Kinder zur Normorientierung und ihre geringere Bereitschaft zur Nachsicht hinzugenommen, so entsteht der Eindruck, daß die Mütter Erziehungsziele mit größerem Nachdruck als die Väter verfolgen. Lediglich im Schulbildungsanspruch wird eine Forderung des Vaters erkennbar, die auf eine gewisse Strenge schließen läßt, welche wiederum im Ergebnis der Skala *Häusliche Entlastungsforderungen* gegenüber dem Sohn gerade nicht enthalten ist. Auszuschließen ist aber auch nicht, daß die psychosomatischen Kinder den Schulbildungsanspruch bei ihren Vätern mehr erwarten als tatsächlich wahrnehmen, um mit dem Vater der Mutter eine weitere Autorität, auf die gegebenenfalls ausgewichen werden kann, zur Seite zu stellen. Zusammenfassend jedenfalls erscheint die Mutter fordernder und strenger als der Vater, was eine gewisse Bestätigung des in der psychosomatischen Literatur eher als weich beschriebenen Vaters darstellt. Beide Elternpersonen jedoch suchen stärker die Nähe zum Kind, verhalten sich einfühlender, scheinen sich ungern selbstkritisch infrage zu stellen oder stellen zu wollen und wirken in der Erziehung weniger außenorientiert oder flexibel. Sie neigen offenbar weniger zu Bestrafungen, und insgesamt scheint die Erziehung des Kindes mehr durch Verwöhnung als durch Strenge geprägt zu sein.

Unsere aus einem Vergleich mit neurotischen Kindern bzw. deren Eltern gewonnenen Erkenntnisse über die Eltern–Kind-Beziehung lassen sich mit den Merkmalen *Eingeengtheit, konfliktvermeidende Harmonisierung* und *verschmelzende Bindung* verbinden, wie Wirsching (1986) sie als Charakteristika psychosomatischer bzw. krankheitsanfälliger Familien herausstellt. Zwar läßt sich mit unseren Ergebnissen schon aus methodischen Gründen bei weitem nicht jedes Teilelement dieser Merkmale bzw. jeder aufgezeigte Teilaspekt der Eltern–Kind-Beziehung nachvollziehen, die wesentlichen übergeordneten Bereiche finden jedoch eine Bestätigung. Auf die keineswegs wenigen Untersuchungen, deren Ergebnisse diese Merkmale nicht oder nur teilweise bestätigen können oder zu anderen Aussagen führen, wird an dieser Stelle nicht noch einmal eingegangen.

Aber einige unserer Resultate mit nicht signifikanten Unterschieden sollen noch einbezogen werden. Wenn auch die Annahme berechtigt ist, daß die Eltern der psychosomatischen Kinder weniger zu Bestrafungen neigen, so können sie nach dem Ergebnis auf der Dimension *Konsequenz* des PEE-Fragebogens nicht als inkonsequenter und nach dem Ergebnis auf der Dimension *Inkonsistenz* des SEE-Fragebogens nicht als inkonsistenter eingestuft werden. Die Skala *Konsequenz vs. Nachgiebigkeit,* auf der sich kein signifikanter Unterschied ergibt, kennzeichnet das elterliche Festhalten an Absichten, die mit kindlichen Wünschen kollidieren. Die Skala *Inkonsistenz,* die ebenfalls ohne signifikante Differenz bleibt, kennzeichnet das Ausmaß, in dem Eltern in sich wiederholenden positiven oder negativen Sanktionierungssituationen gleich oder sehr verschieden reagieren. Aus der Selbsteinschätzung der Väter geht ferner hervor, daß die der psychosomatischen Kinder sich kein *geringeres Engagement in der Erzieherrolle* (Skala 13, SEE/V–S und SEE/V–T) zusprechen, was gegen einen in peripherer Position stehenden Vater spricht. Vielleicht geht aber gerade aus diesem Skalenergebnis hervor, daß elterliche Selbsteinschätzungen mit Tendenzen zur sozial erwünschten Antwort behaftet sein können.

Es wurde vorstehend gesagt, daß in den psychosomatischen Familien beiden Elternpersonen die Eigenständigkeit des Kindes nicht so wichtig zu sein scheint. Für die vom Kind perzipierten elterlichen Erziehungsziele (PEZ-Fragebogen) resultieren keine signifikanten Unterschiede auf den Skalen *Förderung kindlicher Interessen* (aktive und selbstbestimmte Freizeitgestaltung), *Konformität* (Befolgen von vorgegebenen Regeln) und *Kindbezogene Selbständigkeit* (eigenständige Entscheidungen), was die Frage nahelegt, ob das Kind sich gar nicht so in seinen Entfaltungsmöglichkeiten eingeschränkt sieht. Möglicherweise drücken diese Teilergebnisse den Wunsch des psychosomatisch erkrankenden Kindes nach einer engen Bindung an die Eltern aus. Auszuschließen ist aber auch nicht, daß fehlende signifikante Unterschiede in den Fragebogen zur Erfassung des kindperzipierten Erziehungsstiles auch methodisch begründet sind. Die nur zweidimensionalen Antwortkategorien des PEE- und PEZ-Fragebogens erlauben keine feinere Differenzierung, vorhandene Unterschiede können möglicherweise nicht abgebildet werden.

Wirsching faßt die zitierten Merkmale krankheitsanfälliger Familien zu folgender *Hypothese* zusammen:

> In einem System, das seine Stabilität aus der rigiden Einhaltung vorgegebener Regeln, dem engen Zusammenschluß seiner Mitglieder und einer grenzenverwischenden Verschmelzung zu gewinnen sucht, kommt es schnell zu einer Häufung vielfältiger ungelöster Fragen und Konflikte, zu einer Ausbreitung familiärer Tabuzonen und Verkrustung der Entwicklungs-Anpas-

> sungs-Möglichkeiten des einzelnen wie der Familie als Ganzes. Werden Veränderungen aufgezwungen, etwa wenn Kinder im adoleszenten Reifungs-Ablösungs-Prozeß voranschreiten, oder wenn gar ein Mitglied der Familie stirbt..., so liegt es nahe zu versuchen, durch eine Verstärkung der vertrauten Abwehrmechanismen das seelische oder körperliche Überleben der Familie zu retten. Verstärkte Konfliktvermeidung, engeres Zusammenrücken, noch rigideres Festhalten am Status quo versprechen zwar eine kurzfristige Erleichterung, machen aber auf mittlere Sicht die Beteiligten noch verwundbarer. Die nächste Krankheitskrise erscheint vorprogrammiert. Alltägliche unvermeidbare Ereignisse werden zu unerträglichen Krisenauslösern. Die Problemlösungsversuche sind in diesem Teufelskreis selbst zum Hauptproblem der Familie geworden. (Wirsching 1986, S. 308).

In dem mit Stierlin verfaßten Buch *Krankheit und Familie* (Wirsching u. Stierlin 1982) geht der Autor ausführlicher auf die familiendynamische Perspektive und auch auf die soziokulturelle Dimension sowie die Entwicklung psychosomatischer Erkrankungen im lebensgeschichtlichen Kontext ein, im letzteren Bezugsrahmen sie gemäß psychoanalytischem Verständnis auf Störungen der Individuation und Ablösung in der frühen Kindheit zurückführend.

Nach Wirsching (1986) kann, wie schon ausgeführt, als gesichert angenommen werden, daß die beschriebenen Merkmale mit einer erhöhten Anfälligkeit für körperliche Krankheiten einhergehen. Andererseits sind die meisten Arbeiten, welche die psychische Dimension der Krankheitsanfälligkeit zu erfassen suchen, keine Prospektivstudien (Florin 1985). Gegenwärtig kann also auf die Frage, ob es sich bei einer festgestellten Auffälligkeit eher um ein *pathogenetisch relevantes Merkmal* oder eine *Folgeerscheinung der Erkrankung* handelt, überwiegend nur auf der Grundlage der Ergebnisse retrospektiver Untersuchungen eingegangen werden. Auch in unserer Untersuchung werden retrospektive Schlüsse gezogen, und die bei den 3 psychosomatischen Erkrankungen vorgenommene Überprüfung der Dependenz der untersuchten Variablen von der Krankheitsdauer mit dem Resultat einer weitgehenden Independenz läßt sich nur begrenzt gegen die Annahme krankheitsbedingter Unterschiede zwischen den Untersuchungs- und Kontrollgruppen wenden.

Selbstverständlich aber kann zunächst einmal z.B. die behütendere Erziehungseinstellung der Mütter der psychosomatischen Kinder unserer Befragung als Folgeerscheinung der Erkrankung angesehen werden (vgl. z.B. A. Freud 1952; Eiser 1985, S. 61f.). Es sind Mütter von Kindern mit schwerwiegenden, teilweise lebensbedrohlichen Erkrankungen, die allerdings zu einem nicht geringen Teil in den letzten 6 Monaten vor unserer Untersuchung frei von gravierenden körperlichen Symptomen waren, wie den klinischen Daten entnommen werden kann. Diese Einschränkung leitet über zur Frage der Krankheitsbewältigung (s. z.B. Florin 1985; Gaus u. Köhle 1986), aber ist die behütendere Einstellung der Mütter und sind die übrigen Beziehungscharakteristika allenfalls als Ausdruck einer nicht vollständig gelungenen Krankheitsbewältigung zu verstehen? Gewiß nicht, denn nicht zuletzt klinische Untersuchungen und Erfahrungen sprechen oft genug dagegen, daß die elterlichen Verhaltensweisen gegenüber ihrem Kind im Gefolge einer Erkrankung als bloße Reaktion auf die veränderte Situation zu begreifen sind. Schon eine biographische Anamnese oder ein Familieninterview kann v.a. bei kurzer Krankheitsdauer mit einiger Verläßlichkeit Auskunft über die prämorbide Eltern–Kind-Beziehung geben, auch wenn die subjektive Wahrnehmung der Realität der betreffenden Personen in Rechnung zu stellen ist. Overbeck (1985) stellt beispielsweise fest, daß der mit dem Begriff "overprotectiveness" umschriebene Umgangsstil in Asthmafamilien sich in

Familien mit Bluterkrankheiten keineswegs immer finden ließ, obwohl das Kind in einer vergleichbaren lebensbedrohlichen Situation ist und noch strengere Vorschriften zu beachten hat. Die Eltern gingen erstaunlich realitätsgerecht mit ihrer Angst um, die Kinder wurden nicht erheblich in ihrer Mobilität eingeschränkt und – im Gegensatz zu den Autonomiebehinderungen bei den asthmakranken Kindern – vorsichtig in die Eigenverantwortlichkeit geführt. Die Bindung aneinander war auch nicht so eng wie in den Kolitisfamilien.

> Die Generationsschranken zwischen Eltern und Kindern waren recht deutlich, ödipale Themen und Rivalitäten setzten entwicklungsgerecht ein. Dies ist u. E. einer der überzeugendsten Hinweise dafür, daß die klassischen Merkmale „psychosomatischer" Familien nicht durch die chronische und schwere Krankheit eines Familienmitgliedes entstehen, sondern durch die primäre narzißtische Bedürftigkeit der Eltern. Das heißt, Overprotectiveness, Konfliktvermeidung, Bindung, Verstrickung, Restriktivität, Rigidität u.a. entstehen dann, wenn die Kinder als Selbstobjekte benötigt werden. (Overbeck 1985, S. 393; vgl. Garner u. Wenar 1959).

Hinsichtlich der angewendeten *Methoden* zur Erfassung des elterlichen Erziehungsstils ist generell noch anzumerken, daß die Familie bzw. die Eltern–Kind-Beziehung zwar sowohl aus der Sicht der Eltern als auch aus der Sicht der Kinder beurteilt wird, aber bei fehlendem Außenkriterium die Aussagekraft der Ergebnisse dieser familiären Selbsteinschätzung begrenzt ist. Einerseits gewinnen unsere Ergebnisse durch das aus Eltern- und aus Kindersicht übereinstimmend eher positiv als negativ getönte Bild der Eltern–Kind-Beziehung in den Familien mit psychosomatisch kranken Kindern an Plausibilität, andererseits ist nicht auszuschließen, daß diese Entsprechung auch Ausdruck einer Harmonisierungstendenz ist. Loyalitätsgründe können die psychosomatisch kranken Kinder bewogen haben, negativ erscheinende Antworten zu unterdrücken, zumal die Kinder ihre Antworten dem Untersucher mündlich zu geben hatten. Darüber hinaus ist zu berücksichtigen, daß die über Signifikanztests ermittelten Ergebnisse Wahrscheinlichkeitscharakter haben. Ob die Eltern–Kind-Beziehung in Familien mit psychosomatisch kranken Kindern wirklich beispielsweise durch elterliches Einfühlungsvermögen oder elterliche Verwöhnung bzw. Milde gekennzeichnet ist, kann also durch unsere Untersuchung nicht endgültig entschieden werden. Unsere Befunde sprechen zwar für eine Differenzierungsfähigkeit der angewendeten Fragebogen zwischen pathologischen Gruppen und erlauben verschiedene Folgerungen, bedürfen aber weiterer Verifizierungen mit anderen Methoden und anderen Untersuchungsgruppen (wie psychosomatische Patienten mit kurzer Krankheitsdauer und als Vergleichsgruppe körperlich Kranke ohne Verdacht auf eine Psychosomatose).

Geschlechtsdifferenzen

Die vollständigen Ergebnisse der Überprüfung des Unterschiedes zwischen Mädchen und Jungen in der Gesamtgruppe der psychosomatischen Kinder sind im Ergebnisteil auf den Seiten 52f. und 62 angeführt. Die Überprüfung des *perzipierten Erziehungsstils* ergab folgende Unterschiede:
Die psychosomatischen Jungen schreiben ihren Vätern stärker als die psychosomatischen Mädchen eine konsequente Erziehungshaltung zu (Skala 6, PEE/PVE). Die Jungen gaben häufiger als die Mädchen eine Orientierung an religiösen Normen als

Erziehungsziel der Mutter an (Skala 1, PEZ/PMZ). Den Müttern und Vätern war es aus der Sicht der Söhne wichtiger, daß sie ihre Freizeit aktiv und selbstbestimmt gestalten (Skala 3, PEZ/PMZ und PEZ/PVZ) und in Schule und Freizeit optimale Leistungen erzielen (Skala 6, PEZ/PMZ und PEZ/PVZ).
Aus der Sicht der Kinder werden demnach verschiedene Sollforderungen der Eltern stärker an die Jungen gerichtet, welche die Väter konsequenter als die Mädchen erleben.

Aus der Überprüfung des *selbstperzipierten Erziehungsstils* ergaben sich folgende Unterschiede:
Die Mütter bestrafen die Söhne eher als die Töchter durch Entzug materieller Verstärker und Privilegien sowie durch Anordnung unangenehmer Aktivitäten (Skala 5, EBT-MBT). Für die Mütter und Väter gilt, daß Söhne eher als Töchter körperlich bestraft werden (Skala 8, EBT-MBT und EBT-VBT). Der entsprechende Vergleich für den Fragebogen der selbstperzipierten Erziehungsziele (SEZ) erübrigte sich bzw. war nicht möglich, da dessen Auswertung entsprechend den 4 Versionen Mutter–Tochter, Mutter–Sohn, Vater–Tochter und Vater–Sohn die Überprüfung der Geschlechtsdifferenzen in gewissem Umfang bereits einschloß und wegen der inhaltlichen Unterschiede zwischen den Versionen nicht weitergeführt werden konnte. Aus vorstehender Tabelle 58 ist zu entnehmen, daß die Mütter an die Töchter Sollforderungen (Orientierung an religiösen Normen, Bravheitsforderungen) richten, die inhaltlich in gleicher oder ähnlicher Weise auch für die Söhne gelten (Orientierung an religiösen Normen, Anpassung und Konfliktvermeidung, konservatives Männlichkeitsideal). Darüber hinaus ist den Müttern die soziale Selbständigkeit und Aufgeschlossenheit der Töchter weniger wichtig, aber der Ehrgeiz und das Geltungsstreben ihrer Söhne wichtiger. Den Vätern bedeutet ebenfalls die soziale Selbständigkeit der Töchter wie auch deren Kameradschaftlichkeit nicht so viel. Gegenüber den Söhnen scheinen Entlastungsforderungen nicht so wichtig zu sein.
Zusammengefaßt spiegeln die Geschlechtsdifferenzen ein eher traditionelles Rollenverständnis wider, nach dem Jungen stärker als Mädchen gefordert und härter angefaßt werden können und mehr Ehrgeiz als Mädchen entwickeln sollen, deren Selbständigkeit weniger (oder noch weniger) wichtig ist.

Exkurs über Versagung und Strafen in der Erziehung

Das auffällige Ergebnis aus dem Vergleich der selbstperzipierten Belohnungs- und Bestrafungstechniken (s. Tabellen 45, 46 und 58), daß die Mütter der psychosomatisch kranken Kinder auf 2 und die Väter auf 3 der 4 Bestrafungsskalen niedrigere Werte als die Mütter bzw. Väter der neurotischen Kinder erzielen, also sich als weniger bestrafend erweisen, soll aus psychoanalytischem Gesichtswinkel genauer betrachtet werden. Dieses Indiz für eine geringere Strenge in der Erziehung der Eltern der psychosomatischen Kinder wird gestützt durch ein Resultat, das sich aus dem Vergleich der von den Kindern perzipierten elterlichen Belohnungs- bzw. Bestrafungspraktiken ergibt. Die Väter der psychosomatischen Kinder belohnen aus der Sicht des Kindes in stärkerem Maße durch liebevolle Zuwendung als die der neurotischen Kinder (s. Tabellen 39 und 58).
Freud formuliert 1933:

> Das Kind soll Triebbeherrschung lernen. Ihm die Freiheit geben, daß es uneingeschränkt allen seinen Impulsen folgt, ist unmöglich ... Die Erziehung muß also hemmen, verbieten, unterdrücken und hat dies auch zu allen Zeiten reichlich besorgt. Aber aus der Analyse haben wir erfahren, daß gerade diese Triebunterdrückung die Gefahr der neurotischen Erkrankung mit sich bringt ... Die Erziehung hat also ihren Weg zu suchen zwischen der Scylla des Gewährenlassens und Charybdis des Versagens. Wenn die Aufgabe nicht überhaupt unlösbar ist, muß ein Optimum für die Erziehung aufzufinden sein, wie sie am meisten leisten und am wenigsten schaden kann (Freud 1933, S. 160).

Das ursprüngliche Verlangen des Kindes nach sofortiger, umfassender Triebbefriedigung soll schrittweise aufgegeben, das primäre Luststreben dem Realitätsprinzip untergeordnet werden, so die Ausgangsposition früher psychoanalytischer Überlegungen zur Pädagogik (Schmideberg 1931; Sterba 1932; Weiss 1931; Bittner u. Ertle 1985; Trescher 1985). Eine durch Befriedigung und narzißtische Zufuhr entstandene tragfähige Objektbeziehung vorausgesetzt werden Versagungen, nicht traumatisierende Mangelsituationen zum Motor der psychischen Entwicklung (Bornstein-Windholz 1937; Füchtner 1979). Die aus der Versagung und dem Mangel erwachsenen Frustrationen müssen vom Kind verarbeitet werden und regen zur Differenzierung der Objektbeziehung und damit der psychischen Struktur an. Erziehung kann „als Anregung zur Überwindung des Lustprinzips, zur Ersetzung desselben durch das Realitätsprinzip beschrieben werden", schreibt auch Freud (1911, S. 236) der aber ja gleichzeitig die Bedeutung der Versagung – der „Tatsache, daß ein Trieb nicht befriedigt werden kann" (Freud 1927, S. 331) – für die Entstehung der Neurose hervorhebt. Das Moment der Versagung war in allen untersuchten Fällen von Neurose nachweisbar (Freud 1916/17, S. 357). Verständlich also, daß Freud von der Charybdis des Versagens spricht, und verständlich, daß Fenichel, für den eine gewisse Triebunterdrückung notwendiger Bestandteil einer jeden Gesellschaft ist, schreibt:

> Es kann sein, daß der äußere Erfolg (der Erziehung, Liedtke) eintritt: der Trieb ist weg; das Kind aber verarmt an Interessen und irgendwie kommt der verdrängte Trieb aus der Verdrängung wieder. Wo also ist die Grenze zwischen Notwendigem und Schädlichem? Wie weit muß man die Auffassung „Trieb ist Gefahr" setzen, um das Kind dazu zu bringen, Spannung zu ertragen, gesellschaftsfähig zu werden? (Fenichel 1935, S. 128).

A. Freuds folgende Bemerkung enthält eine Antwort, deutet aber ebenfalls die Schwierigkeit an, konkrete allgemeingültige Erziehungsempfehlungen zu geben.

> Das zur Gesundheit Verhelfende liegt hier in der Mitte. Es handelt sich offenbar darum, den Trieb weder in die Verdrängung zu treiben, von der Sublimierung, das heißt von der Ablenkung zu anders gearteter Verwendung auszuschließen, noch ihn zur vollen Befriedigung durchzulassen, sondern einen Mittelweg zu finden. Wie macht man das aber? (A. Freud 1934, S. 109).

A. Balint (1932) geht in ihrer Arbeit über Versagen und Gewähren in der Erziehung auch auf die Schwierigkeit einer Antwort auf die Frage ein, wie erzogen werden soll, und fügt als erschwerendes Moment noch hinzu, daß es schon unter den Vertretern der Psychoanalyse verschiedene Auffassungen und nicht nur eine einzige Anschauung oder Forderung in elementaren Erziehungsfragen gibt. Nach Füchtner (1978) gibt es in unserer Zeit so etwas wie eine psychoanalytische Pädagogik nicht mehr, was allerdings nicht unwidersprochen geblieben ist (Bittner u. Ertle 1979). Im Zuge der Medizinalisierung der Psychoanalyse hat die psychoanalytische Pädagogik der psychoanalytischen Sozialisationsforschung und der Kinderanalyse das Feld geräumt (Füchtner 1978). Ohne weiter auf die historische Entwicklung der Beziehung zwischen Psychoanalyse und Pädagogik eingehen zu wollen (s. auch Ekstein u. Motto 1963), ist anzumerken, daß sich diese Entwicklung auch in einem Mangel an neueren Publikationen äußerte, was neben der aktuellen inhaltlichen Aussagekraft den Rückgriff auf ältere Arbeiten erklärt.

Nach Aichhorn läßt sich die Entwicklung des Kindes in 2 nebeneinander und ineinander verlaufende Phasen gliedern. Einerseits gelangt das Kind zwangsläufig zu einer primitiven Realitätsfähigkeit, wenn es beispielsweise aus Lust am Feuer an den heißen Ofen greift und sich die Hände verbrennt. Durch die mit dem Schmerz verbundene Unlust wird das Kind ohne jede Einflußnahme der Erwachsenen vorsichtiger. Andererseits – so Aichhorn – „zwingt der Erwachsene dem Kind seine eigenen Wertungen auf, um es zum Leben in einer ganz besonders strukturierten Realität zu befähigen. Erziehen heißt in diesem Zusammenhang also, die primitive Realitätsfähigkeit in eine besonders strukturierte Realitätsfähigkeit umzugestalten" (Aichhorn 1931, S. 276). Der Vorgang des Strafens gründet auf Unlustsetzung bzw. Lustentzug (Versagung; s. Sterba 1932; Redl 1935), aber Strafen im pädagogischen Sinn soll nach Meng Ausdruck eines erzieherischen Willens sein, wobei er wie andere auch nicht jene Eingriffe als Strafe anerkennt, „die offenkundig aus Rache, Laune oder Überreiztheit stattfinden" (Meng 1935, S. 297).

Redl (1978) definiert als Bestrafung den bewußten Versuch eines Erwachsenen, das Verhalten von Kindern dadurch zu steuern, daß er sie einem Unlusterlebnis oder einer unangenehmen Erfahrung aussetzt. Vorausgesetzt wird auch von diesem Autor, daß das unangenehme Erlebnis im Falle einer Bestrafung dem Kind hilft, also Mittel und nicht Zweck des Strafaktes ist (s. auch Redl u. Wineman 1982). Der oft verwendete Begriff der Grenzziehung schließt nach Redl (1978) 3 verschiedene Bedeutungen und Zielvorstellungen ein. Zum einen ist damit die Aufgabe gemeint, Grenzen des Verhaltens zu definieren. Zum anderen geht es darum, sie so zu setzen, daß sie ihre Funktion erfüllen und wirklich eingehalten werden, was u.a. die Frage einschließt, wie den Kindern ermöglicht werden kann, die Grenzen zu internalisieren. Ferner ergibt sich die Aufgabe zu entscheiden, was zu tun ist, falls die Kinder die Grenzen überschreiten.

Ausgehend von einem vereinfachten Beispiel gibt Redl (1978, S. 210f.) zur Erläuterung einer pädagogisch „richtigen" Strafwirkung eine subtile Analyse des Straferlebnisses eines Kindes, die wir hier nur in einigen Zügen nachzeichnen wollen. Ein Kind ist mit einer schlechten Note und einer ernsten Mahnung seines Lehrers aus der Schule nach Hause gekommen. Das mit der Strafe verbundene, im Beispiel über den Vater vermittelte unangenehme Erlebnis (Zurechtweisung, Aufforderung zum Arbeiten, Verbot des Fahrradfahrens) empfindet das Kind als eine Frustration und wird wütend (vgl. Schmideberg 1931; Weiss 1931). Sein Ärger und seine Frustration sollen sich nun nicht allein gegen seinen Vater richten, sein Ich muß ihm helfen, den Unterschied zwischen Ursache und Anlaß seines Mißgeschickes wahrzunehmen. Anlaß ist der Vater, Ursache sein eigenes unangemessenes Betragen, auf die sich sein Ärger lenken soll. Die direkte Wut auf den Vater im Augenblick der Bestrafung soll nach gewisser Zeit abklingen, das Kind muß auch auf sich selbst wütend werden, allerdings nicht auf seine gesamte Persönlichkeit, sondern nur auf seine (im Beispiel angenommene) Faulheit. Auch Wut und Ärger auf sich selbst sollen nicht länger andauern, sondern in neutralisierte Energie umgewandelt werden, der ein sinnvolles Ziel gesetzt wird (Vertiefung der Einsicht, Vorsatz zur Besserung, gesteigerte Triebkontrolle).

Wir können die Analyse Redls (1978) der (erhofften) Wirkung eines Straferlebnisses an dieser Stelle abbrechen. Der Autor läßt im übrigen keinen Zweifel daran, daß sogar die scheinbar einfache Steuerung äußerer Verhaltensweisen ein Problem darstellt, das ebenso komplex und vielschichtig wie einige der kompliziertesten Phasen der Kindertherapie ist. Aus seiner und den aufgeführten Arbeiten kann entnommen werden (s. auch Trescher 1985, S. 26 f.), daß die Strafe als Vergeltungs-, Dressur- und Machtmittel eindeutig zurückgewiesen, aber im Sinne einer Grenzziehung doch weitgehend akzeptiert wird. Diese Begrenzung des kindlichen Trieblebens muß dem Entwicklungsstand des Kindes und den sozialen Erfordernissen angemessen sein (s. besonders Redl 1935, 1978); sie verfolgt die erzieherische Absicht der Ich-Stützung gegenüber dem Es des Kindes und unterstützt die Verarbeitungsmöglichkeiten des Kindes in seiner Auseinandersetzung mit den Anforderungen seiner Umwelt in bezug zu seinen Bedürfnissen, da diese unmittelbar über die Instanz des Ichs die Herrschaft des Realitätsprinzips über das Lustprinzip fördert, wie Trescher (1985) in Aufarbeitung der angegebenen und einiger weiterer älterer Arbeiten zum Thema Strafe in der psychoanalytischen Pädagogik resümiert.

Unser Befragungsergebnis, die geringere Neigung zur Bestrafung auf seiten der Eltern der psychosomatischen Kinder, läßt sich vor dem Hintergrund dieser Literatur besser verstehen. Dieses Teilergebnis kann als indirekte Bestätigung einer engen Eltern–Kind-Bindung gewertet werden, wenn es im Zusammenhang mit einer schwachen Subjekt–Objekt-Abgrenzung gesehen wird. Wie ausgeführt betont Redl (1978), daß die mit dem Straferlebnis verbundene Unlust als Frustration empfunden wird und Wut hervorruft. Die Aggression des Kindes soll sich nicht (allein) gegen den Strafenden, sondern gegen die eigene Person als Verursacher der Strafmaßnahme richten. Diese Wendung nach innen ist entscheidend für die gewünschte Über-Ich-Bildung und Differenzierung der Ich-Funktionen und setzt die Mobilisierung von Angst sowie Schuldeinsicht voraus (Redl 1935). Ein weitgehender Verzicht auf Versagungen im Sinne grenzziehender Strafmaßnahmen trägt also wenig zu dieser Art der Strukturbildung bei und impliziert, daß nur selten Ärger oder Wut auf den versagenden Erzieher evoziert wird. Die eigentlich erzieherisch auch gar nicht erwünschte Straffolge, die gegen den Strafenden oder die Außenwelt gerichtete Aggression, kann aber andererseits der Beweggrund für eine aktive Durchsetzung eigener Bedürfnisse und Vorstellungen gegenüber der strafenden Person sein. Bezogen auf unser Fragebogenergebnis folgern wir also, daß die geringere Strenge der Eltern der psychosomatischen Kinder bzw. die sich möglicherweise in dem Resultat widerspiegelnde Milde und Verwöhnung die beschriebene Differenzierung der Ich-Funktionen (s. Redl 1978) und eine Über-Ich-Bildung im Sinne einer Selbsterziehung erschwert sowie durch eine bestimmte Art der Konfliktvermeidung seltener Anlässe zum Einüben außengerichteter aggressiver Verhaltensweisen bietet. Reifung und Abgrenzung wird erschwert; im Kontext anderer Befragungsergebnisse gelesen wird die Bindung an die Eltern verstärkt. Setzen die Eltern durch (angemessene) Strafen Grenzen, wie es auf seiten der Eltern der neurotischen Kinder zu sein scheint, so finden die Kinder eher Bedingungen vor, die eine Über-Ich-Entwicklung im Sinne einer Selbsterziehung begünstigen.

Auf eine Besonderheit des Fragebogenergebnisses ist noch einzugehen. Die Väter der psychosomatischen Kinder neigen – wie die Mütter – weniger zu Strafmaßnahmen und belohnen zudem im stärkeren Maße als die Väter der neurotischen Kinder. Wie im vorangehenden Kapitel ausgeführt, erscheinen in der unmittelbaren Gegenüberstellung die Mütter der psychosomatischen Kinder fordernder und strenger als die Väter. Nun gilt der Vater in der normalen Entwicklung eines kleinen, an die Mutter noch symbiotisch gebundenen Kindes als erstes Vorbild einer der Mutter auch verbundenen, aber doch autonomen Person. Er ist damit auch als Vorbild für den Umgang mit aggressiven Regungen geeignet. Greifen wir nun den Gedanken wieder auf, daß ein weitgehender Verzicht auf Versagungen zur Folge hat, daß nur selten Ärger, Wut oder Haß auf die versagende Person evoziert wird, so gilt das nach unserer Befragung mit einiger Wahrscheinlichkeit noch mehr für den Vater als für die Mutter. Anders ausgedrückt ist zu vermuten, daß gerade auch der weiche Vater der psychosomatischen Kinder das Erlernen aggressiven Verhaltens und somit die Lösung von der Mutter bzw. den Eltern erschwert. Auf letzteren Aspekt wird im anschließenden Kapitel noch ausführlicher eingegangen.

Die Schwierigkeit des Umgangs mit aggressiven Regungen drückt sich auch im Ergebnis des Rosenzweig-P-F-Tests aus, nach dem die psychosomatischen Kinder als intropunitiver anzusehen sind. Definitionsgemäß richtet bei einer „intropunitiven" Reaktion in diesem projektiven Testverfahren die Person ihre Aggression nach innen, auf sich selbst (Hiltmann 1964). Diese Wendung gegen die eigene Person ist in ihrer Ausprägung und Funktion nicht gleichzusetzen mit der Art der strukturbildenden Wendung nach innen, wie Redl (1935, 1978) sie als erwünschte Straffolge versteht, die nicht nur an die Mobilisierung von Angst, sondern auch an Schuldeinsicht gebunden ist.

Die Folgerungen aus der geringeren Strenge der Eltern der psychosomatischen Kinder sollen nicht als Votum für eine Erziehung mißverstanden werden, die vornehmlich die Triebzähmung zum Ziel hat und mit mehr Härte verbunden sein muß. Der Einsatz der Strafe als Erziehungsmittel war, ist und bleibt gewiß problematisch, und Redl vermerkt zu Recht, daß fast jeder Bewährungshelfer oder Sozialarbeiter mit etwas Erfahrung wahrscheinlich detaillierte Bücher darüber schreiben könnte, „was die Menschen unter dem Vorwand der Bestrafung einander antun" (Redl 1978, S. 208). Dennoch sind m. E. in der Erziehung Grenzziehungen notwendig, nicht nur unvermeidar. Es ist zweifellos sinnvoller, offen die Probleme und Gefahren (s. z. B. Schmideberg 1931), aber auch die Möglichkeiten grenzziehender erzieherischer Maßnahmen zu diskutieren, als mit festgelegter Blickrichtung auf den emanzipativen Anspruch der Psychoanalyse das Thema auszusparen. Übergriffe der Kinder auf die Eltern, beispielsweise das Eindringen kleinerer Kinder in elterliche Lebensbereiche, können gestattet, geduldet oder ertragen, aber auch zurückgewiesen werden, wenn sie sich nicht mit den Vorstellungen und Bedürfnissen der Eltern vereinbaren lassen. Wird grundsätzlich oder überwiegend auf diese Zurückweisung verzichtet, so prägt eine für die Entwicklung der Kinder ungünstige Permissivität die Erziehung. Permissiv in diesem negativen Sinn können Eltern auch sein, wenn sie in Situationen, in denen sich das Kind zwar nicht wie oben eindeutig grenzüberschreitend verhält, aber sie sich doch durch sein Verhalten stärker beeinträchtigt fühlen, weitgehend davon absehen, Einfluß auf das Kind im Sinne ihrer Vorstellungen, aber freilich auch mit dem Ziel einer Einigung zu nehmen.

Die Problematik einer durch Verwöhnung geprägten Erziehung hat nicht nur Freud (1933) mit seinem Verweis auf die Scylla des Gewährenlassens vor Augen führen wollen (s. auch Freud 1911, S. 236, 1926, S. 200), sondern ist auch von anderen Autoren aufgegriffen worden. So schreibt Aichhorn (1931), daß ein ausschließlich durch Milde und Güte erzogenes Kind während seines Heranwachsens keine Aggressionen gegen den Erzieher erlebt und daher später auch zu Aggressionen unfähig sein wird (s. auch Weiss 1931). Die Erfahrung, so Bornstein-Windholz, daß die Erzieher nie selbst aggressiv werden, wirkt im Sinne eines Aggressionsverbotes. Die „verwöhnten Kinder zeigen der Realität gegenüber ein besonders schwaches Ich" (Bornstein-Windholz 1937, S. 77). „Ein Liebesobjekt, um dessen Liebe man nie werben muß, ist kein genügender Motor für Identifizierungen" (S. 79), formuliert die Autorin weiter (vgl. Wolffheim 1926/27). In seiner Arbeit *Die Entstehung der ersten Objektbeziehungen* unterstreicht Spitz die Bedeutung von Unlust- und Lustaffekten für die normale Entwicklung von Wahrnehmung, Denken und Handeln.

> Es ist ebenso schädlich, das Kind während des ersten Lebensjahres von den unlustbetonten Affekten fernzuhalten, wie ihm die lustbetonten Affekte zu entziehen. ... Inaktivierung des einen oder anderen dieser beiden Affekte kann nur zu einer seelischen Gleichgewichtsstörung führen. Dies zeigt den Irrtum derjenigen Erzieher, die absolute Nachgiebigkeit gegenüber dem Kind empfehlen (Spitz 1973, S. 50).

Von den psychoanalytischen Autoren unserer Tage weist beispielsweise Kernberg (1978, S. 46) darauf hin, daß neben der Befriedigung die maßvolle Frustration von Triebbedürfnissen die Differenzierung von Selbst- und Objektimagines fördert. Der wichtigste Aspekt der frühesten Mutter–Kind-Beziehung ist für Kohut „das Prinzip der optimalen Versagung, was entsprechend auch für die spätere Umwelt des Kindes gilt" (Kohut 1973, S. 86), und unlängst hat Brunner (1985) Überlegungen zum Verhältnis von Versagung, optimaler Versagung im Sinne Kohuts und Erziehung mitgeteilt. Miller kann dem Wort „Erziehung" keinerlei positive Bedeutung abgewinnen. Sie sieht in ihr die Notwehr des Erwachsenen, die Manipulation aus der eigenen Unfreiheit und Unsicherheit. Das bedeutet aber nicht, daß nach ihrer Auffassung das Kind „ganz wild aufwachsen" soll:

> Was es für seine Entfaltung braucht, ist der Respekt seiner Bezugspersonen, die Toleranz für seine Gefühle, die Sensibilität für seine Bedürfnisse und Kränkungen, die Echtheit seiner Eltern, *deren eigene Freiheit – und nicht erzieherische Überlegungen – dem Kind natürliche Grenzen setzt* (Miller 1983, S. 119 f.).

Ich möchte eine Formulierung von Bornstein-Windholz anfügen, in der auch für „Natürlichkeit" plädiert wird:

> Wenn die Aggressionen des Kindes auf eine Außenwelt stoßen, die verzeiht, irgendwie „versteht" und vor lauter Verstehenmüssen alles natürliche Benehmen verloren hat, lernt das Kind nicht, seine Aggressionen dem Widerstand anzupassen (Bornstein-Windholz 1937, S. 84),

schreibt die Autorin, die keineswegs zur Ohrfeigenpädagogik zurück will, aber sich mit mißverstandener analytischer Pädagogik auseinandersetzt. Die gegensätzlichen Positionen zeigen, daß Scylla und Charybdis auch – und zwar beide – das Gewand der Natürlichkeit tragen können. In ihrem Buch *Das Drama des begabten Kindes* meint Miller (1979, S. 9), daß ein Kind, das lange genug „egoistisch", „habgierig", „asozial" sein durfte, von selbst einmal spontane Freude am Teilen und Geben bekommt. Modena kritisiert das Buch als frauenfeindliche Schrift und kommt zu der knappen Feststellung: „Alle Empathie gehört dem Kind, kein Quentchen der Mutter" (Modena 1981, S. 152). Ich möchte den Exkurs über Versagung und Strafen mit der partiellen Vervollständigung des eingangs dieses Kapitels gegebenen Freud-Zitates schließen.

> Das Kind soll Triebbeherrschung lernen. Ihm die Freiheit geben, daß es uneingeschränkt allen seinen Impulsen folgt, ist unmöglich. Es wäre ein sehr lehrreiches Experiment für Kinderpsychologen, *aber die Eltern könnten dabei nicht leben*... (Freud 1933, S. 160, Hervorhebung von Liedtke).

Zur Bedeutung des Vaters

Nach unseren Befragungsergebnissen suchen auch die Väter der psychosomatischen Kinder die Nähe zum Kind und scheinen die Eigenständigkeit des Kindes nicht so wichtig zu nehmen. Sie wirken im Vergleich zu den Müttern (noch) weniger streng und fordernd. Im Abschnitt über Versagung und Strafen in der Erziehung ist schon vermutet worden, daß gerade der weiche Vater der psychosomatischen Kindern die Lösung von der Mutter erschwert. Auf diesen Aspekt soll noch etwas ausführlicher eingegangen werden.

Der Begriff der Symbiose in der frühkindlichen Entwicklung meint jenen Zustand der Undifferenziertheit, der Fusion des Säuglings mit der Mutter, in welchem das „Ich" noch nicht vom „Nicht-Ich" unterschieden ist und Innen und Außen erst allmählich als verschieden empfunden werden können (Mahler et al. 1978). Obwohl der Vater nicht gänzlich außerhalb der symbiotischen Verbindung steht, ist er doch niemals in vollem Umfang ihr Bestandteil. Die normale Symbiose ist – so Mahler et al. – eine Vorbedingung für den Beginn des normalen Loslösungs- und Individuationsprozesses. Sie ist durch die phylogenetische Fähigkeit des Menschen gekennzeichnet, die Mutter innerhalb einer vagen Zweieinheit libidinös zu besetzen, die den Urgrund für alle späteren menschlichen Beziehungen darstellt. Für die Loslösungs- und Individuationsphase ist kennzeichnend, „daß das Gewahrwerden der Trennung von Selbst und „anderem" ständig zunimmt, was mit den Ursprüngen eines Selbstgefühls, echter Objektbeziehungen und dem Erkennen der Realität einer Außenwelt zusammenfällt" (Mahler et al. 1978, S. 68). Im Alter von etwa 4 – 5 Monaten deuten auf dem Höhepunkt der Symbiose Verhaltensweisen auf den Beginn der 1. Subphase von Loslösung und Individuation hin: die Differenzierung. Nach Abelin (1971, 1975) verstärkt sich das Interesse des Kindes am Vater während der Differenzierungsphase und noch auffälliger in der anschließenden Übungsphase. "A special quality of exitement is linked with him by the child, who seems by this time to take the mother for granted as a 'home base' for occasional 'refueling'" (Abelin 1975, S. 294).

Abelin (1971) bezeichnet den intrapsychischen Niederschlag der präödipalen Beziehungen des Kindes zur Mutter und zum Vater als „frühe Triangulierung". Rotmann (1978) hat sich insbesondere mit der Bedeutung des Vaters in der Wiederannäherungsphase (Mahler et al. 1978) im 2. Lebensjahr auseinandergesetzt, die „durch die symbolische Repräsentanz des Selbst in seiner schmerzlichen Getrenntheit vom mütterlichen Primärobjekt gekennzeichnet" ist (Rotmann 1978, S. 1125). Der Autor teilt die Auffassung Abelins und anderer Autoren, daß die intrapsychische Triangulierung, zu deren Bildung das Kind die Vaterimago im Sinne einer Kontrastrepräsentanz benötigt, „die Voraussetzung für solche Entwicklungsvorgänge ist, die als Objektgebrauch, Kreuzidentifikation, Loslösung von der Mutter, Autonomie, Individuation und ähnliches beschrieben werden. Insbesondere wird in der Wiederannäherungsphase mit ihrer Hilfe die Loslösung von der Mutter erleichtert oder gar ermöglicht, die Loslösung aus der symbiotischen Beziehung hin zu einer höheren, differenzierteren und damit reiferen Beziehung zur „Mutter nach der Trennung" (Rotmann 1978, S. 1128f.).

Es erscheint fraglich, ob der gegenüber der Mutter eher schwächer konturierte Vater unserer Untersuchung bzw. der in der Literatur nicht selten als schwach und passiv beschriebene Vater psychosomatisch Erkrankender ein geeignetes 3. Objekt darstellt, dessen Kontrastrepräsentanz es dem Kind ermöglicht, sich in seiner Selbstvorstellung aus der Verschmelzung mit der Mutterimago zu lösen (vgl. Ermann 1985). Ermann (1986) betont, daß die Loslösung aus einer allzu engen Bindung zur Mutter auch eine Umwelt erfordert, die dazu reizt, zu ihr Kontakt aufzunehmen, und hilft, die Spannungen mit der Mutter zu ertragen. Ermann geht auf den interesselosen Vater ein, der dem Kind nicht die wichtige Erfahrung der Triangulierung vermitteln kann, die Erfahrung, im Schutz einer alternativen Beziehung mit dem Vater der Mutter den Schmerz der Trennung zufügen zu können, ohne die Beziehung zu ihr endgültig aufgeben und zerstören zu müssen (vgl. Rotmann 1978). Und Ermann nennt eine andere Konstellation, welche die Fixierung an Zweierbeziehungen fördert: Wenn der Kontakt zum Vater entsteht, aber nicht wieder gelöst werden kann, fehlt die Erfahrung der Triangulierung ebenso. Der Vater wird dann zur zweiten, manchmal auch zur scheinbar besseren Mutter, aber nicht zum alternativen hilfreichen Dritten. Die Väter der psychosomatischen Kinder unserer Untersuchung suchen den Kontakt zum Kind, möchten ihren Kindern näher sein als die Väter der neurotischen Kinder, sie sind weniger bestrafend als die Kontrollväter, belohnen aber im stärkeren Maße, was vorstehend schon unter dem Aspekt eines Verzichtes auf grenzziehende Maßnahmen diskutiert wurde. Es kann vermutet werden, daß die Bindung an den schwach konturierten Vater – die freilich auch auf Wünsche des Kindes nach Nähe zurückgeführt werden kann – die Lösung von der Mutter erschwert und die Dyade festigt bzw. sie letztlich nur weiter ausformt.

Der Abschluß der Niederschrift meiner Arbeit fällt mit dem Erscheinen eines Buches von Herrmann (1986) zusammen, der das Vaterbild psychosomatisch Kranker im mittleren Erwachsenenalter mit dem Gießen-Test sowie mit Hilfe zusätzlicher Fragen untersucht und mit dem gesunder Kontrollpersonen vergleicht. Die psychosomatisch Kranken hatten häufiger als die Gesunden Väter, die während ihrer Kindheit abwesend gewesen waren. Die meisten Kranken fühlten sich gemäß dem wirklichen Vaterbild im Test ihrem Vater sehr nahe, ein weiterer großer Teil fühlte sich dem Vater fern oder sehr fern, während sich der überwiegende Teil der Gesunden sich dem Vater lediglich nahe fühlte. Die Schwierigkeit der psychosomatisch Kranken, zu ihrem Vater eine ausgewogene Distanz einzunehmen, wird vom Autor als ein Grundcharakteristikum angesehen. Herrmann resümiert, daß die äußere Abwesenheit des Vaters, die Schwierigkeit, zum Vater eine ausgewogene Distanz einzunehmen, die eher negative Charakteristik des Vaterbildes sowie der „Durst nach dem Vater" es wahrscheinlich machen, daß bei psychosomatisch Kranken der Entwicklungsschritt der Triangulierung nicht ohne Behinderung stattgefunden hat bzw. gescheitert ist.

Bei übereinstimmender Schlußfolgerung soll dennoch eine Diskrepanz zu unseren Befunden nicht unerwähnt bleiben, auch wenn die angewendeten Methoden und untersuchten Probanden sich unterscheiden. Dem eher negativen Vaterbild der erwachsenen psychosomatisch Kranken Herrmanns steht unser Ergebnis gegenüber, nach dem die psychosomatisch kranken Kinder ihren Vater als kontaktsuchender, einfühlender und belohnender (durch liebevolle Zuwendung) wahrnehmen als die neurotischen Kinder, also die Beziehung eher positiv darstellen. Lediglich der höhere Schulbildungsanspruch ihrer Väter läßt den Gedanken an eine negative Charakterisierung aufkommen. Werten wir diese Diskrepanz zunächst einmal als Hinweis dafür, daß verschiedene Konstellationen zu einer Erschwerung der präödipalen Triangulierung führen können (vgl. Ermann 1985). Weitere Untersuchungen sind hier notwendig. Abschließend ist jedoch eine Besonderheit der Untersuchung Herrmanns zu problematisieren. Der Autor untersucht Patienten einer bestimmten Fachklinik für Psychosomatik mit dem Gießen-Test, über deren Diagnosen er aus verschiedenen Gründen nicht verfügt. Er geht davon aus, daß es sich um psychosomatisch Kranke im weiteren Sinne handelt. Es bleibt offen, ob Kranke mit sog. klassischen Psychosomatosen (Alexander et al. 1968) gar nicht im Untersuchungskollektiv waren. Es ist anzunehmen, daß wir in unserer Klinik in Abgrenzung zur psychosomatischen Struktur im internen Sprachgebrauch häufig die diagnostische Bezeichnung „neurotische Entwicklung mit psychosomatischen Symptomen" für diese Patienten vorgezogen hätten. Das Problem der „Mischstrukturen" (s. v. Rad u. Zepf 1986) kommt hier ins Spiel, das sich durch die Angabe von Diagnosen (auch ursprünglich internistischen bzw. dermatologischen wie in unserer Untersuchung) zwar nicht auflöst, aber sich im Hinblick auf praktische Forschungsfragen relativiert, indem die Vergleichbarkeit mit anderen Untersuchungen entscheidend erleichtert wird.

Zum Konzept der restriktiven Sozialisation

Konnte eine grundsätzliche Übereinstimmung unserer Ergebnisse mit den von Wirsching (1986) angegebenen Merkmalen psychosomatischer Familien notiert werden, so ist nun noch der Frage nachzugehen, ob sich die Resultate mit der Annahme einer restriktiven Sozialisation (Zepf 1976a) vereinbaren lassen. Zentrale Bedingung einer psychosomatogenen Entwicklung ist im Konzept des Autors, wie schon in der Einleitung skizziert, eine überfürsorgliche und/oder offen zurückweisende Mutter, die ihre eigene ungelöste narzißtische Problematik mit dem Kind austrägt (s. auch Zepf 1986b). Diese Mütter erleben das Kind unbewußt als Teil von sich selbst, als jenen Teil, den sie bei sich aus verschiedenen Gründen nicht akzeptieren können und der deshalb abgewehrt wird. Ihre Sorge um das Kind ist daher ebenso irrational überzogen und zwiespältig, wie es die Betonung seiner Existenz ist. Im Kontext des psychoanalytischen Konfliktmodells gelesen – so Zepf – wird einsichtig, daß sich „überfürsorglich" und „offen zurückweisend" nicht auf 2 sich ausschließende Aspekte des mütterlichen Verhaltens beziehen, sondern auf 2 Seiten eines widersprüchlichen Verhaltens. Einmal kann sich die eine, ein andermal die andere Seite des Konflikts offener darstellen, und die jeweils gegenläufige, dem Bewußtsein der Mutter entzogene Tendenz wirkt unterschwellig.

> Hinter dem Rücken der Betroffenen setzt sich die mütterliche Problematik durch, die hier zu einer fatalen Konsequenz führt. Welche Seite des Konfliktes auch dominieren mag, immer wird das mütterliche Interaktionsangebot eingeschränkt sein und/oder inkonstant ausfallen. Überfürsorge heißt ja u. a., daß vor allem Interaktionen mit anderen Objekten unterbunden werden; offene Zurückweisung akzentuiert die Nichteinigung von Mutter und Kind, die für die Herstellung von Interaktionsformen notwendig wäre. Das Alternieren der beiden Seiten schließt konstante Interaktionsformen weitgehend aus (Zepf 1986b, S. 141).

Eine mangelnde Differenzierung des Triebbereichs mit verschiedenen ableitbaren Konsequenzen ist nach Zepf Folge des überfürsorglichen und/oder offen zurückweisenden mütterlichen Verhaltens in der Primärsozialisation, in der dem Kind nicht wie notwendig ein weitgefächertes Interaktionsangebot unterbreitet wird und die einzelnen Angebote nicht in selektiver und relativ konstanter Weise wiederholt werden. Unsere Befunde können in erster Linie als Bestätigung eines an dem Pol angesiedelten mütterlichen bzw. elterlichen Verhaltens gewertet werden, der durch Überfürsorglichkeit gekennzeichnet ist. Aus den Resultaten lassen sich wenig Hinweise für ein zurückweisendes bzw. offen zurückweisendes Verhalten herauslesen, was freilich eine hintergründige ablehnende Haltung der Mütter bzw. der Eltern nicht ausschließt (Garner u. Wenar 1959, S. 156 f.). Unsere vornehmlich unter die Aspekte Bindung, Starrheit, Anpassung und Konfliktvermeidung, Verwöhnung und Milde subsumierten Einzelergebnisse erlauben die Annahme, daß eine aktive Auseinandersetzung des Kindes mit der intra- und extrafamiliären Umwelt, eine individuelle Entwicklung wenig begünstigt wird und daß letztlich Interaktionen des Kindes mit anderen Personen durch diesen Erziehungsstil eher erschwert als gefördert werden. Wird ferner herausgestellt, daß die Mütter der psychosomatischen Kinder sich als behütender als die Mütter der neurotischen Kinder erweisen, so scheint der Wunsch nach einer engen Bindung noch stärker von ihnen als von den Vätern auszugehen. Das elterliche Belohnungs- und Bestrafungsverhalten verstärkt eher die Bindung an die Eltern, als daß es eine Entwicklung im Sinne einer Selbsterziehung bzw. Abgrenzung begünstigt. Verkürzt zusammengefaßt lassen sich die Befunde dahingehend interpretieren, daß die Eltern–Kind-Beziehungen in unseren psychosomatischen Familien durch eine signifikant stärkere elterliche Hinwendung zum Kind bis zur Einengung gekennzeichnet sind, was in der möglichen Konsequenz mit dem von Zepf (1976a) aus der Literatur herausgearbeiteten und idealtypisch herausgehobenen Charakteristikum der Mutter–Kind-Dyade psychosomatischer Patienten, nämlich einem eingeschränkten (und/oder inkonstanten) Interaktionsangebot bzw. einem Unterbinden von Beziehungen, prinzipiell vereinbar ist. Ergänzend ist anzufügen, daß sich jedoch ein labiles Selbstwertgefühl und eine Verhaltenskonformität, wie von Zepf (1976a, s. Einleitung) aus einer restriktiven Sozialisationspraxis hergeleitet und in einer empirischen Untersuchung erwachsener psychosomatischer Patienten und gesunder Kontrollpersonen bestätigt, bei den psychosomatischen Kindern unserer Studie nicht als Unterscheidungsmerkmal gegenüber den neurotischen Kindern belegen ließen. Hingegen läßt sich die Intropunitivität unserer psychosomatischen Kinder im Rosenzweig-P-F-Test als Ausdruck einer mangelnden Aggressivität interpretieren.
Wegen der Gefahr einer Trennung von der Mutter bzw. den entsprechenden Ersatzpersonen vermeiden psychosomatisch Kranke aggressive Verhaltensweisen in diesen Objektbeziehungen. Die Auflösung der Beziehung zur Mutter oder zum mütterlichen Ersatzobjekt bedeutet für den psychosomatisch Erkrankenden – so Zepf – eine

Wiederbelebung jener früheren Situationen, in denen im Gefolge einer Trennung unlustvolle Spannungszustände aufgetreten waren. Die pathogene Valenz des Objektverlusts, der als reale, drohende oder phantasierte Auflösung dieser narzißtischen Beziehung der Erstmanifestation oder Rezidiven psychosomatischer Erkrankungen oft vorausgeht, wird so verständlich. Das psychosomatische Symptom kann als Resultat des erneuten Versuchs verstanden werden, die reaktualisierten, undifferenzierten Körperspannungen zu bewältigen (Zepf 1976a).

11 Zusammenfassung

Kontroverse Standpunkte kennzeichnen die Diskussion um die klinische und ätiologische Bedeutung der Alexithymie bzw. psychosomatischer Strukturmerkmale. Auch für Detailaspekte der Thematik liegen, wie die Literaturangaben in dieser Schrift zeigen, teilweise recht konträre Resultate und Einschätzungen vor. Die vorliegende Arbeit ist ein Beitrag zum Verständnis der familiären Sozialisation psychosomatisch Kranker. Ausgehend von der Annahme, daß eine sich auf eine umschriebene Sozialisation gründende Persönlichkeitsstruktur mit einer Neigung zu psychosomatischen Symptombildungen verbunden ist, wurde der elterliche Erziehungsstil bei psychosomatisch kranken Kindern untersucht. Diese Annahme stellt die verbreitete These einer multifaktoriellen Determiniertheit psychosomatischen Geschehens nicht infrage, schließt keineswegs eine somatische Prädisposition aus, impliziert aber, daß sich auch der Körper in Interaktion mit der Umwelt entwickelt (Zepf 1976a, 1986a).
Untersucht wurden 79 Kinder zwischen 9 und 14 Jahren mit Asthma bronchiale, Colitis ulcerosa oder Neurodermitis constitutionalis, die nicht Patienten einer psychosomatisch/psychotherapeutischen Institution waren, sondern lediglich auf der Grundlage einiger Sozialdaten aus den Archiven verschiedener Kinder- und Hautkliniken ausgewählt wurden. Kontrollpersonen waren neurotisch gestörte, nicht psychotherapierte Kinder eines Psychotherapeutischen Instituts. Die Eltern wurden in die Fragebogenuntersuchung einbezogen. Erfaßt wurde der Erziehungsstil – Erziehungseinstellungen, Erziehungspraktiken, Erziehungsziele – aus der Sicht der Kinder und aus der Sicht der Eltern. Darüber hinaus wurden die Kinder hinsichtlich einiger Persönlichkeitsmerkmale mit Fragebogen bzw. einem Test untersucht.
Stichwortartig lassen sich die Ergebnisse unserer Erziehungsstiluntersuchung für die Eltern–Kind-Beziehungen in den psychosomatischen Familien folgendermaßen zusammenfassen, wobei hier nur auf den Vergleich der Gesamtuntersuchungs- mit der Gesamtkontrollgruppe Bezug genommen wird. Eine starke Eltern- bzw. Mutter –Kind-Bindung mit überbehütender mütterlicher Erziehungseinstellung ist anzunehmen. Eine im Vergleich mit den Kontrolleltern geringere Bereitschaft zur Selbstkritik und zum Experimentieren in der Erziehung und Forderungen nach Bravheit und Normorientierung lassen auf eine Starrheit in den Familien mit psychosomatisch kranken Kindern schließen. Lediglich in einzelnen Skalenergebnissen wird ein über das Kind vermittelter Wunsch der Eltern nach Dominanz und Geltung erkennbar, sonst scheinen Anpassung und Konfliktvermeidung wichtiger zu sein. Auch das elterliche Belohnungs- und Bestrafungsverhalten weist auf Konfliktvermeidung hin, deutet die Schwierigkeit der Eltern an, den Kindern im direkten Umgang Grenzen zu

setzen. Nähe, Fürsorge, Verwöhnung und Milde kennzeichnen eher als ihre Gegensätze die Erziehung. Es wird vermutet, daß der schwächer als die Mutter konturierte, selbst die Nähe zum Kind suchende Vater die Lösung des Kindes von der Mutter erschwert.

Verkürzt zusammengefaßt lassen sich die Befunde im Sinne einer signifikant fürsorglicheren Hinwendung der Eltern zum Kind bis zur Einengung interpretieren. Eine aktive Auseinandersetzung des Kindes mit seiner intra- und extrafamiliären Umwelt, eine eigenständige Entwicklung wird nach unserer Befragung wenig begünstigt. Letztlich werden Interaktionen des Kindes mit anderen Personen durch diesen Erziehungsstil eher erschwert als gefördert. Die Befunde stehen in prinzipieller Übereinstimmung mit einer als restriktiv zu bezeichnenden Sozialisation (Zepf 1976a), wobei sich aber als Resultat einer solchen Sozialisation in unserer Untersuchung nur eine mangelnde Aggressivität im Sinne eines psychosomatischen Strukturmerkmals bestätigen ließ.

Fraglos lassen sich einzelne der ermittelten Beziehungscharakteristika wie die behütende mütterliche Einstellung auch als Reaktion auf die körperliche Erkrankung des Kindes verstehen. Die Erfahrung aus der klinischen Arbeit mit Patienten und ihren Eltern spricht aber oft genug überzeugend dafür, daß schon vor der Erstmanifestation der Erkrankung, auch einer „nur" funktionellen psychosomatischen Störung, ein fürsorglich-einengendes mütterliches Verhalten die Beziehung prägte. Um mehr Klarheit darüber zu gewinnen, auf welche Weise und in welchem Ausmaß die Krankheitsverarbeitung die Eltern–Kind-Beziehung mitbestimmt, wäre es sinnvoll, verstärkt Patienten mit kurzer Krankheitsdauer und in längeren symptomfreien Intervallen zu untersuchen. An Prospektivstudien wird es gewiß weiterhin mangeln.

Die Ergebnisse unserer Untersuchung stützen die Annahme, daß Psychosomatose und Neurose hinsichtlich der Sozialisationsbedingungen voneinander abgegrenzt werden können. Der ermittelte Erziehungsstil kann v. a. als Bestätigung dafür gelten, daß bei psychosomatisch Erkrankenden die Entwicklung zur Autonomie – stärker als bei neurotisch Gestörten – behindert wird.

Anhang

A. Fragebogen mit Instruktionen und vollständigem Itemsatz

PEE-Fragebogen

PME-Fragebogen

Instruktion für den Einstellungsfragebogen

Wir möchten Dich jetzt fragen, was Deine Mutter so im allgemeinen macht, wie sie zu Dir ist. Ich sage jetzt immer einen Satz, und Du sollst entscheiden, ob das für Deine Mutter stimmt oder nicht.

Zum Beispiel:
„Meine Mutter achtet darauf, daß ich pünktlich zu Bett gehe."
Wenn Deine Mutter darauf achtet, daß Du pünktlich zu Bett gehst, dann sagst Du „ja, das stimmt". Wenn Deine Mutter nicht nachsieht, ob Du pünktlich zu Bett gehst, antwortest Du mit „nein". So, jetzt sage ich den Satz noch einmal:
„Meine Mutter achtet darauf, daß ich pünktlich zu Bett gehe."
Ist Deine Mutter so? (Antwort)

Gut. Und nun noch ein anderes Beispiel:
„Meine Mutter sieht meine Hausaufgaben nicht nach."
Ist Deine Mutter so?
(Falls das Kind mit der Verneinung nicht zurecht kommt, den Satz noch einmal wiederholen und nachfragen, ob sie die Aufgaben nachsieht oder nicht. Dann dem Kind die entsprechende Beantwortung vormachen und kurz erklären.)

Für den Fall, daß das Kind noch unsicher in der Handhabung der Antwortkategorien ist, *weitere Beispiele* anbieten, und zwar:
„Meine Mutter mag es nicht, wenn ich nasche."
Ist Deine Mutter so?
„Meine Mutter hilft mir bei den Schulaufgaben."
Ist Deine Mutter so?

So, nun kommen andere Fragen, die Du genauso beantworten sollst. Du kannst dabei gar nichts falsch machen, weil Mütter ja ganz verschieden sind: die einen helfen bei den Schulaufgaben, die anderen tun das nicht: die einen schauen jeden Tag die Schulaufgaben nach, die anderen tun das nicht. Also kann man diese Frage ganz verschieden beantworten, und es gibt keine richtigen oder falschen Antworten. Du brauchst auch nicht so furchtbar lange zu überlegen. Sage mir das, was Dir gleich als Antwort in den Sinn kommt.

Und noch eins: Antworte mir wirklich so, wie Du es für richtig hältst, also ganz ehrlich. Das, was Du mir hier sagst, werde ich für mich behalten und keinem weitersagen. Auch Deine Mutter und Dein Vater erfahren nicht, wie Du mir antwortest.

Merke: Falls ein Kind einen Satz nicht versteht:
1. den Satz noch einmal vorlesen,
2. für ein unverstandenes Wort ein Synonym angeben, z.B. für „eingeschnappt“ = „beleidigt“,
3. nur im Notfall den Sinn des Satzes für das Kind paraphrasieren oder in Beispielen erklären; Gefahr des Versuchsleitereinflusses.

1. Meine Mutter wird nicht gleich böse, wenn ich einmal vergesse, was sie mir aufgetragen hat.
2. Meine Mutter läßt mich selbst entscheiden, was ich lesen oder spielen möchte.
3. Wenn mir meine Mutter etwas verbietet, kann ich machen, was ich will, sie bleibt dabei.
4. Wenn meine Mutter merkt, daß ich zu einer Sache überhaupt keine Lust habe, verspricht sie mir etwas Schönes, damit ich es doch mache.
5. Meine Mutter merkt es mir gleich an, wenn ich traurig bin.
6. Wenn ich vor etwas Angst habe, tröstet mich meine Mutter und macht mir Mut.
7. Meine Mutter nimmt mich gern mit, wenn sie etwas vorhat.
8. Was ich mir von meinem Geld kaufe, darf ich behalten, auch wenn es meiner Mutter nicht gefällt.
9. Meine Mutter läßt mich selbst entscheiden, wann ich meine Schularbeiten machen will.
10. Wenn ich mich vor einer Arbeit drücken will, läßt meine Mutter nicht locker, bis ich es gemacht habe.
11. Wenn meine Mutter mal allein sein möchte, erfindet sie etwas, damit ich aus dem Zimmer gehe.
12. Meine Mutter merkt es mir sofort an, wenn ich vor irgend etwas Angst habe.
13. Bei Dingen, die ich nicht gern tue, hilft mir meine Mutter, damit es schneller geht.
14. Meine Mutter läßt manchmal eine Arbeit liegen, damit sie etwas mit mir zusammen tun kann.
15. Wenn ich meiner Mutter helfe, sagt sie oft, daß ich es nicht richtig mache.
16. Meine Mutter ist immer hinter mir her, damit ich auch ja nichts Verbotenes tue.
17. Wenn meine Mutter mir etwas nicht erlauben will, läßt sie sich auch von mir nicht herumkriegen.
18. Wenn mir meine Mutter eine Frage nicht beantworten will, redet sie schnell von etwas anderem, damit ich auf andere Gedanken komme.
19. Meine Mutter braucht mich nur anzuschauen, und schon weiß sie, daß etwas mit mir nicht stimmt.
20. Wenn ich in der Schule etwas nicht verstanden habe und meine Mutter frage, sagt sie nur, ich soll das nächste Mal besser aufpassen.
21. Auch wenn ich genau weiß, daß ich im Recht bin, darf ich meiner Mutter nicht widersprechen.
22. Meine Mutter sagt mir, daß ich mit bestimmten Kindern nicht spielen darf.
23. Wenn meine Mutter von mir etwas will, wozu ich keine Lust habe, muß ich es doch machen.

24. Wenn mir meine Mutter plötzlich etwas schenkt, was ich schon immer haben wollte, will sie meistens etwas Besonderes von mir.
25. Meine Mutter sieht es mir gleich an, wenn mir etwas besonders gut gefällt.
26. Wenn ich etwas ausgefressen habe, sagt meine Mutter, es ist meine Sache, das wieder in Ordnung zu bringen.
27. Wenn meine Mutter Besuch hat, darf ich nicht dabei sein.
28. Meine Mutter ist schnell ärgerlich und sauer, wenn ich mal nicht so nett zu ihr bin.
29. Wenn ich mal unpünktlich bin, ist meine Mutter nicht gleich böse.
30. Wenn mir meine Mutter etwas verbietet, und ich bettele eine Weile, erlaubt sie es schließlich doch.
31. Manchmal beschwindelt mich meine Mutter, damit ich das tue, was sie will.
32. Wenn ich von der Schule heimkomme, merkt meine Mutter schon an meinem Gesicht, was für eine Note ich bekommen habe.
33. Meine Mutter vergißt nie, mich zu loben, wenn ich eine gute Note nach Hause bringe.
34. Meine Mutter hat immer etwas anderes zu tun, wenn ich mal mit ihr spielen möchte.
35. Meine Mutter ist nicht gleich eingeschnappt, wenn ich zuhause mal gegen sie bin.
36. Meine Mutter schimpft nicht gleich, wenn ich meine Schulaufgaben mal nicht ganz so ordentlich mache.
37. Wenn meine Mutter sagt, daß ich ins Bett gehen muß, bringe ich sie leicht dazu, daß ich noch länger aufbleiben darf.
38. Wenn ich meiner Mutter nicht mehr helfen mag, tut sie so, als ob wir bald fertig sind.
39. Meine Mutter spürt gar nicht, wenn ich mich vor etwas fürchte.
40. Wenn ich mir besonders Mühe gebe, kann ich ganz sicher sein, daß sich meine Mutter auch darüber freut.
41. Meine Mutter möchte, daß ich möglichst viel bei ihr zuhause bin.
42. Wenn ich meine Mutter mal geärgert habe, kann sie es schnell wieder vergessen.
43. Wenn ich meiner Mutter etwas nicht sagen möchte, fragt sie so lange, bis sie es weiß.
44. Wenn ich meiner Mutter nur lange genug etwas vorjammere, gibt sie schließlich nach.
45. Meine Mutter sagt, ich soll doch mehr Rücksicht auf sie nehmen und sie nicht aufregen.
46. Meine Mutter merkt es mir nicht an, wenn ich sie mal beschwindele.
47. Bei meiner Mutter kommt es nicht vor, daß sie mich das eine Mal für etwas lobt und das andere Mal dafür ausschimpft.
48. Meine Mutter geht abends kaum weg, sie bleibt lieber bei mir.
49. Meine Mutter regt sich furchtbar auf, wenn ich ihr etwas sage, was ihr nicht gefällt.
50. Meine Mutter bleibt immer im Zimmer, wenn ich mal mit meinen Freunden allein sein will.
51. Wenn meine Mutter etwas von mir will, wozu ich keine Lust habe, brauche ich es nicht zu machen.
52. Meine Mutter hält mir vor, wie sehr sie um mich Angst hat, wenn ich nicht rechtzeitig heimkomme.
53. Meine Mutter merkt häufig gar nicht, wenn ich mich auf etwas sehr freue.
54. Manchmal freut sich meine Mutter, wenn ich ihr helfe, manchmal hat sie aber auch etwas dagegen, ohne daß ich weiß warum.
55. Meine Mutter hat keine Lust zu verreisen, wenn sie mich nicht mitnehmen kann.
56. Wenn ich etwas nicht sofort richtig mache, wird meine Mutter gleich ganz ärgerlich.
57. Meine Mutter nimmt es mir gleich übel, wenn ich mal etwas nicht so mache, wie sie es will.
58. Wenn ich mein Essen nicht mag, macht mir meine Mutter etwas anderes.
59. Wenn ich mein Essen nicht mag, sagt meine Mutter, daß sie sich doch solche Mühe gegeben hat.
60. Wenn mir meine Mutter etwas verbietet, hat sie es sich vorher ganz genau überlegt.
61. Wenn ich gute Noten heimbringe, lobt mich meine Mutter manchmal dafür, manchmal sagt sie aber auch gar nichts.
62. Meine Mutter ist traurig, wenn wir mal für längere Zeit nicht zusammen sind.
63. Wenn sich meine Mutter nur ein bißchen über mich ärgert, schreit sie gleich los.
64. Meine Mutter nimmt es mir lange übel, wenn ich mal nicht nett zu ihr war.

65. Wenn meine Mutter mir einmal etwas verbietet, bleibt sie dabei und erlaubt es mir auch später nicht.
66. Manchmal fragt mich meine Mutter, ob ich denn nicht sehe, wie weh ich ihr tue.
67. Wenn meine Mutter mit mir etwas vorhat, überlegt sie vorher ganz genau, wie sie es am besten macht.
68. Bei meiner Mutter weiß ich überhaupt nicht, wie ich es ich recht machen soll: immer will sie etwas anderes von mir.
69. Weil mich meine Mutter immer dabeihaben will, nimmt sie mich auch überall mit hin.
70. Meine Mutter hat mich noch nie geschlagen, nur weil sie wütend war.
71. Meine Mutter ist nicht gleich beleidigt, wenn ich ihr mal widerspreche.
72. Wenn mir meine Mutter einmal was verbietet, kann es sein, daß sie es ein anderes Mal doch erlaubt.
73. Meine Mutter sagt mir, wie sehr sie sich schämt, wenn ich mich nicht ordentlich benehme.
74. Meine Mutter weiß immer ganz genau, was sie von mir will.
75. Mal lobt mich meine Mutter, wenn ich mich gut benehme, mal beachtet sie es gar nicht.
76. Meiner Mutter ist es gleich, wenn ich mal längere Zeit nicht bei ihr bin.
77. Meine Mutter bleibt ruhig, auch wenn ich wütend bin.
78. Wenn ich etwas wirklich bereue, ist meine Mutter sofort wieder lieb zu mir.
79. Meine Mutter bestraft mich für Dinge, die ich nicht tun darf, und macht dabei auch keine Ausnahme.
80. Manchmal beklagt sich meine Mutter, daß ich es ihr so schwer mache.
81. Wenn mir meine Mutter etwas verbietet, weiß sie oft selbst nicht warum.
82. Einmal freut sich meine Mutter, wenn ich lieb zu ihr bin, ein anderes Mal kann sie es nicht leiden.
83. Wenn meine Mutter versprochen hat, mit mir zu spielen, tut sie es, auch wenn sie noch so müde ist.
84. Meine Mutter nimmt mich manchmal auch dahin mit, wo sonst nur Erwachsene sind.

Skalenzugehörigkeit der Items in der Auswertungsendfassung:

Skala 1. Nachsicht (Item-Nr. 1, 29, 33, 35, 36, 47, 70, 71),
Skala 2. Manipulation und Appell (Item-Nr. 4, 11, 18, 20, 21, 22, 24, 31, 43),
Skala 3. Kontakt vs. Distanz (Item-Nr. 7, 41, 48, 55, 62, 69, 76, 83),
Skala 4. Verständnislosigkeit (Item-Nr. 28, 49, 56, 57, 63, 64),
Skala 5. Einfühlungsvermögen (Item-Nr. 5, 6, 12, 13, 19, 25, 32),
Skala 6. Konsequenz vs. Nachgiebigkeit (Item-Nr. 3, 10, 17, 30, 37, 44, 65, 72),
Skala 7. Unterstützung und Vorhersagbarkeit (Item-Nr. 53, 54, 61, 75, 81, 82).

PVE-Fragebogen

Instruktion wie bei PME-Fragebogen

1. Mein Vater wird nicht gleich böse, wenn ich einmal vergesse, was er mir aufgetragen hat.
2. Mein Vater läßt mich selbst entscheiden, was ich lesen oder spielen möchte.
3. Wenn mir mein Vater etwas verbietet, kann ich machen, was ich will, er bleibt dabei.
4. Wenn mein Vater merkt, daß ich zu einer Sache überhaupt keine Lust habe, verspricht er mir etwas Schönes, damit ich es doch mache.
5. Mein Vater merkt mir gleich an, wenn ich traurig bin.

6. Wenn ich vor etwas Angst habe, tröstet mich mein Vater und macht mir Mut.
7. Mein Vater nimmt mich gern mit, wenn sie etwas vorhat.
8. Was ich von meinem Geld kaufe, darf ich behalten, auch wenn es meinem Vater nicht gefällt.
9. Mein Vater läßt mich selbst entscheiden, wann ich meine Schularbeiten machen will.
10. Wenn ich mich vor einer Arbeit drücken will, läßt mein Vater nicht locker, bis ich es gemacht habe.
11. Wenn mein Vater mal allein sein möchte, erfindet er etwas, damit ich aus dem Zimmer gehe.
12. Mein Vater merkt es mir sofort an, wenn ich vor irgend etwas Angst habe.
13. Bei Dingen, die ich nicht gern tue, hilft mir mein Vater, damit es schneller geht.
14. Mein Vater läßt manchmal eine Arbeit liegen, damit er etwas mit mir zusammen tun kann.
15. Wenn ich meinem Vater helfe, sagt er oft, daß ich es nicht richtig mache.
16. Mein Vater ist immer hinter mir her, damit ich auch ja nichts Verbotenes tue.
17. Wenn mein Vater mir etwas nicht erlauben will, läßt er sich von mir auch nicht herumkriegen.
18. Wenn mir mein Vater eine Frage nicht beantworten will, redet er schnell von etwas anderem, damit ich auf andere Gedanken komme.
19. Mein Vater braucht mich nur anzuschauen, und schon weiß er, daß etwas mit mir nicht stimmt.
20. Wenn ich in der Schule etwas nicht verstanden habe und meinen Vater frage, sagt er nur, ich soll das nächste Mal besser aufpassen.
21. Auch wenn ich genau weiß, daß ich im Recht bin, darf ich meinem Vater nicht widersprechen.
22. Mein Vater sagt mir, daß ich mit bestimmten Kindern nicht spielen darf.
23. Wenn mein Vater von mir etwas will, wozu ich keine Lust habe, muß ich es doch machen.
24. Wenn mir mein Vater plötzlich etwas schenkt, was ich schon immer haben wollte, will er meistens etwas Besonderes von mir.
25. Mein Vater sieht es mir gleich an, wenn mir etwas besonders gut gefällt.
26. Wenn ich etwas ausgefressen habe, sagt mein Vater, es ist meine Sache, das wieder in Ordnung zu bringen.
27. Wenn mein Vater Besuch hat, darf ich nicht dabei sein.
28. Mein Vater ist schnell ärgerlich und sauer, wenn ich mal nicht so nett zu ihm bin.
29. Wenn ich mal unpünktlich bin, ist mein Vater nicht gleich böse.
30. Wenn mir mein Vater etwas verbietet, und ich bettele eine Weile, erlaubt er es schließlich doch.
31. Manchmal beschwindelt mich mein Vater, damit ich das tue, was er will.
32. Wenn ich von der Schule heimkomme, merkt mein Vater schon an meinem Gesicht, was für eine Note ich bekommen habe.
33. Mein Vater vergißt nie, mich zu loben, wenn ich eine gute Note nach Hause bringe.
34. Mein Vater hat immer etwas anderes zu tun, wenn ich mal mit ihm spielen möchte.
35. Mein Vater ist nicht gleich eingeschnappt, wenn ich zuhause mal gegen ihn bin.
36. Mein Vater schimpft nicht gleich, wenn ich meine Schulaufgaben mal nicht ganz so ordentlich mache.
37. Wenn mein Vater sagt, daß ich ins Bett gehen muß, bringe ich ihn leicht dazu, daß ich doch noch länger aufbleiben darf.
38. Wenn ich meinem Vater nicht mehr helfen mag, tut er so, als ob wir bald fertig sind.
39. Mein Vater spürt gar nicht, wenn ich mich vor etwas fürchte.
40. Wenn ich mir besondere Mühe gebe, kann ich ganz sicher sein, daß sich mein Vater auch darüber freut.
41. Mein Vater möchte, daß ich möglichst viel bei ihm zuhause bin.
42. Wenn ich meinen Vater mal geärgert habe, kann er es schnell wieder vergessen.
43. Wenn ich meinem Vater etwas nicht sagen möchte, fragt er so lange, bis er es weiß.
44. Wenn ich meinem Vater nur lange genug etwas vorjammere, gibt er schließlich nach.

45. Mein Vater sagt, ich soll doch mehr Rücksicht auf ihn nehmen und ihn nicht aufregen.
46. Mein Vater merkt es mir nicht an, wenn ich ihn mal beschwindele.
47. Bei meinem Vater kommt es nicht vor, daß er mich das eine Mal für etwas lobt und das andere Mal dafür ausschimpft.
48. Mein Vater geht abends kaum weg, er bleibt lieber bei mir.
49. Mein Vater regt sich furchtbar auf, wenn ich ihm etwas sage, was ihm nicht gefällt.
50. Mein Vater bleibt immer im Zimmer, wenn ich mal mit meinen Freunden allein sein will.
51. Wenn mein Vater etwas von mir will, wozu ich keine Lust habe, brauche ich es nicht zu machen.
52. Mein Vater hält mir vor, wie sehr er um mich Angst hat, wenn ich nicht rechtzeitig heimkomme.
53. Mein Vater merkt häufig gar nicht, wenn ich mich auf etwas sehr freue.
54. Manchmal freut sich mein Vater, wenn ich ihm helfe, manchmal hat er aber auch etwas dagegen, ohne daß ich weiß warum.
55. Mein Vater hat keine Lust zu verreisen, wenn er mich nicht mitnehmen kann.
56. Wenn ich etwas nicht sofort richtig mache, wird mein Vater gleich ganz ärgerlich.
57. Mein Vater nimmt es mir gleich übel, wenn ich mal etwas nicht so mache, wie er es will.
58. Wenn ich mein Essen nicht mag, erlaubt mir mein Vater, daß ich etwas anderes esse.
59. Wenn ich mal nicht möchte, was mein Vater will, sagt er, wie sehr er deswegen enttäuscht ist.
60. Wenn mir mein Vater etwas verbietet, hat er es sich vorher genau überlegt.
61. Wenn ich gute Noten heimbringe, lobt mich mein Vater manchmal dafür, manchmal sagt er aber auch gar nichts.
62. Mein Vater ist traurig, wenn wir mal für längere Zeit nicht zusammen sind.
63. Wenn sich mein Vater nur ein bißchen über mich ärgert, schreit er gleich los.
64. Mein Vater nimmt es mir lange übel, wenn ich mal nicht nett zu ihm war.
65. Wenn mein Vater mir einmal etwas verbietet, bleibt er dabei und erlaubt es mir auch später nicht.
66. Manchmal fragt mich mein Vater, ob ich denn nicht sehe, wie weh ich ihm tue.
67. Wenn mein Vater mit mir etwas vorhat, überlegt er vorher ganz genau, wie er es am besten macht.
68. Bei meinem Vater weiß ich überhaupt nicht, wie ich es ihm recht machen soll: immer will er etwas anderes von mir.
69. Weil mich mein Vater immer dabei haben will, nimmt er mich auch überall mit hin.
70. Mein Vater hat mich noch nie geschlagen, nur weil er wütend war.
71. Mein Vater ist nicht gleich beleidigt, wenn ich ihm mal widerspreche.
72. Wenn mir mein Vater einmal was verbietet, kann es sein, daß er es ein anderes Mal doch erlaubt.
73. Mein Vater sagt mir, wie sehr er sich schämt, wenn ich mich nicht ordentlich benehme.
74. Mein Vater weiß immer ganz genau, was er von mir will.
75. Mal lobt mich mein Vater, wenn ich mich gut benehme, mal beachtet er es gar nicht.
76. Meinem Vater ist es gleich, wenn ich mal längere Zeit nicht bei ihm bin.
77. Mein Vater bleibt ruhig, auch wenn ich wütend bin.
78. Wenn ich etwas wirklich bereue, ist mein Vater sofort wieder lieb zu mir.
79. Mein Vater bestraft mich für Dinge, die ich nicht tun darf, und macht dabei auch keine Ausnahme.
80. Manchmal beklagt sich mein Vater, daß ich es ihm so schwer mache.
81. Wenn mir mein Vater etwas verbietet, weiß er oft selbst nicht warum.
82. Einmal freut sich mein Vater, wenn ich lieb zu ihm bin, ein anderes Mal kann er es nicht leiden.
83. Wenn mein Vater versprochen hat, mit mir zu spielen, tut er es, auch wenn er noch so müde ist.
84. Mein Vater nimmt mich manchmal auch dahin mit, wo sonst nur Erwachsene sind.

Skalenzugehörigkeit der Items in der Auswertungsendfassung:

Skala 1. Nachsicht (Item-Nr. 1, 29, 33, 35, 36, 47, 70, 71),
Skala 2. Manipulation und Appell (Item-Nr. 4, 11, 18, 20, 21, 22, 24, 31, 43),
Skala 3. Kontakt vs. Distanz (Item-Nr. 7, 41, 48, 55, 62, 69, 76, 83),
Skala 4. Verständnislosigkeit (Item-Nr. 28, 49, 56, 57, 63, 64),
Skala 5. Einfühlungsvermögen (Item-Nr. 5, 6, 12, 13, 19, 25, 32),
Skala 6. Konsequenz vs. Nachgiebigkeit (Item-Nr. 3, 10, 17, 30, 37, 44, 65, 72),
Skala 7. Unterstützung und Vorhersagbarkeit (Item-Nr. 53, 54, 61, 75, 81, 82).

PEBT-Fragebogen

PMBT-Fragebogen

Es kommt sicher vor, daß sich Deine Mutter über irgend etwas, was Du getan hast, sehr freut; manchmal kommt es aber auch vor, daß sie sich über Dich sehr ärgert. Wir möchten jetzt gern von Dir wissen, was Deine Mutter dann sagt oder tut, und wie oft das vorkommt. Du sollst dabei ganz ehrlich sein; wir sagen Deiner Mutter nicht, was Du hier antwortest.
Wenn meine Mutter findet, daß ich etwas besonders gut gemacht habe, dann ...

sehr oft	oft	manchmal	selten	nie

1. erlaubt sie mir etwas, was ich sonst nicht darf.
2. streichelt oder küßt sie mich.
3. tut sie nichts und findet das selbstverständlich.
4. zeigt sie mir, wie stolz sie auf mich ist.
5. darf ich länger aufbleiben als sonst.
6. bringt sie mir etwas Schönes mit.
7. lächelt sie und nickt mir freundlich zu.
8. sagt sie, daß ich das schon viel besser gemacht habe als früher.
9. denkt sie sich etwas Besonderes aus, womit sie mir eine Freude macht.
10. nimmt sie mich in den Arm.
11. sagt sie, daß ich mich ordentlich anstrengen muß, damit ich es beim nächsten Mal genauso gut mache.
12. gibt sie mir zur Belohnung Geld.
13. strahlt sie vor Freude.
14. erzählt sie es meinem Vater.
15. nimmt sie sich extra Zeit für mich.
16. verspricht sie mir etwas Schönes, wenn ich es beim nächsten Mal genauso gut mache.
17. zeigt sie mir, wie stolz sie ist, daß ich es besser gemacht habe als andere Kinder.
18. erlaubt sie mir, länger fernzusehen.
19. lobt sie mich, wenn andere dabei sind.
20. schenkt sie mir etwas, was ich mir schon lange gewünscht habe.
21. macht sie den ganzen Tag ein fröhliches Gesicht.
22. sagt sie: „Siehst Du, wenn Du Dich nur ein bißchen anstrengst, dann klappt es auch.“

23. fragt sie mich, ob andere Kinder noch besser waren als ich.
24. erzählt sie anderen Leuten, wie gut ich das gemacht habe.
25. darf ich mir etwas kaufen, was ich gern haben möchte.
26. spricht sie noch lange davon.
27. sagt sie: „Ich habe schon immer gewußt, daß Du das kannst!"

Wenn ich etwas gemacht habe, womit meine Mutter ganz und gar nicht einverstanden ist, weil sie es ganz schlecht findet, dann ...

28. schimpft sie mit mir.
29. kürzt sie mir das Taschengeld.
30. redet sie so mit mir, daß ich mich schäme.
31. beachtet sie mich für eine ganze Weile nicht.
32. gibt sie mir keinen Gutenachtkuß.
33. sagt sie: „Das mußt Du alleine ausbaden!"
34. erzählt sie es meinem Vater.
35. droht sie mir mit einer schlimmen Strafe, falls das noch einmal passiert.
36. gibt sie mir aus Zorn eine Ohrfeige.
37. muß ich meine Strafe selber bestimmen.
38. nimmt sie mir etwas weg, was ich besonders gern mag.
39. sagt sie: „Mit Dir wird es noch schlimm enden, wenn Du so weitermachst!"
40. gibt sie mir Hausarrest, und ich darf nicht nach draußen.
41. gibt sie mir eine ordentliche Tracht Prügel.
42. redet sie längere Zeit nicht mit mir.
43. ist sie nur ganz traurig.
44. schickt sie mich früher ins Bett als sonst.
45. schreit sie mich an.
46. verbeitet sie mir etwas, was mir besonderen Spaß macht.
47. tut sie so, als merkt sie nichts, wenn ich sie wieder versöhnen will.
48. hält sie mir andere Kinder als Beispiel vor, die so etwas nicht tun.
49. verbietet sie mir fernzusehen.
50. sagt sie: „Du machst mir immer solchen Kummer."
51. erzählt sie anderen Leuten, was ich gemacht habe.
52. muß ich zur Strafe im Haushalt helfen.
53. läßt sie etwas, was sie mir versprochen hat, bleiben.
54. schlägt sie mich zur Strafe mit einem Stock, Gürtel oder so etwas.
55. ist sie mir den ganzen Tag lang böse.
56. muß ich zur Strafe zusätzlich etwas für die Schule tun.
57. fängt sie immer wieder davon an.
58. muß ich zur Strafe etwas tun, was ich gar nicht gern tue.
59. sagt sie: „Das hast Du mal wieder ganz großartig gemacht", und meint, wie dumm ich mich angestellt habe.
60. schimpft sie mit mir und sagt „Dummkopf", „Idiot" oder so etwas zu mir.
61. erklärt sie mir ganz genau, was ich falsch gemacht habe.
62. sagt sie: „Du machst ja immer alles falsch."
63. bestraft sie mich, wenn andere dabei sind.

Skalenzugehörigkeit der Items in der Auswertungsendfassung:

Skala 1. Belohnung durch liebevolle Zuwendung (Item-Nr. 2, 7, 10, 13, 14, 15, 21, 26),
Skala 2. Belohnung durch offen gezeigten Stolz (Item-Nr. 4, 17, 19, 24),
Skala 3. Materielle Belohnung und Privilegien (Item-Nr. 1, 5, 6, 9, 12, 18, 20, 25),
Skala 4. Eingeschränktes Lob (Item-Nr. 8, 11, 16, 22, 23, 27),

Skala 5. Bestrafung durch Entzug materieller Verstärker (Item-Nr. 29, 38, 40, 44, 46, 49, 52, 56, 58),
Skala 6. Bestrafung durch Liebesentzug (Item-Nr. 31, 42, 47, 55),
Skala 7. Geringschätzung und verbaler Ärgerausdruck (Item-Nr. 28, 30, 33, 39, 48, 50, 57, 59, 60, 62),
Skala 8. Körperliche Bestrafung (Item-Nr. 36, 41, 45).

PVBT-Fragebogen

Instruktion und Items auf den Vater bezogen, sonst identisch mit PMBT-Fragebogen;
Reihenfolge identisch;
Skalenzugehörigkeit der Items in der Auswertungsendfassung identisch.

PEZ-Fragebogen

PMZ-Fragebogen

Instruktion für den Zielfragebogen

Eltern haben sehr verschiedene Ansichten darüber, was Kinder machen sollten und was sie nicht tun sollten.
Wir möchten nun von Dir gern wissen, was Deine Mutter von Dir möchte und was sie bei Dir nicht möchte. Ich sage Dir jetzt immer einen Satz, und Du sollst entscheiden, ob Deine Mutter das auch meint oder ob sie etwas anderes richtig findet.
Zum Beispiel: „Meine Mutter möchte, daß ich meine Schuhe selber putze."
Stimmt das?

Wenn Deine Mutter möchte, daß Du Dir Deine Schuhe selber putzt, dann stimmt der Satz für Deine Mutter, und Du antwortest dann mit „ja". Wenn Du aber meinst, daß Deine Mutter das nicht unbedingt möchte (z. B. weil Du dann immer so viel Dreck machst oder aus irgendeinem anderen Grund), trifft der Satz für Deine Mutter ja nicht zu und deshalb antwortest Du mit „nein".

Jetzt sage ich den Satz noch einmal:
„Meine Mutter möchte, daß ich meine Schuhe selber putze."
Stimmt das?
(Antwort abwarten) Gut!

Und noch ein anderes Beispiel:
„Meine Mutter möchte nicht, daß ich sie beschwindele."
Stimmt das?
(Antwort abwarten)
Du antwortest hier also mit „ja", wenn Dir Deine Mutter das Schwindeln verbietet.

Wenn sie aber nichts dagegen hat, daß Du schwindelst, mußt Du mit „nein“ antworten; denn der Satz, „Meine Mutter möchte nicht, daß ich sie beschwindele“, ist dann falsch.

Genauso machen wir nun die folgenden Beispiele.
Ich sage Dir immer einen Satz, und Du entscheidest, ob der Satz für Deine Mutter stimmt oder nicht.
Du kannst dabei gar nichts falsch machen, weil Mütter von ihren Kindern ja oft ganz Verschiedenes wollen: manche Kinder sollen ihre Schuhe selber putzen, andere Kinder brauchen es nicht.
Du sollst nun immer nur sagen, was bei Deiner Mutter stimmt.
Antworte ganz ehrlich. Ich erzähle niemandem weiter, was Du hier sagst. Auch Deine Mutter erfährt es nicht.

1. Meine Mutter möchte, daß ich mich an das halte, was in der Bibel steht.
2. Meine Mutter möchte, daß ich ihr beim Putzen helfe.
3. Meine Mutter möchte, daß ich etwas habe, womit ich mich in meiner Freizeit beschäftigen kann.
4. Meine Mutter möchte, daß ich alles esse, was auf den Tisch kommt.
5. Meine Mutter möchte, daß ich möglichst schon in der ersten Klasse weiß, was ich später werden will.
6. Meine Mutter möchte, daß ich Sport treibe, weil ich dabei lerne, mich anzustrengen.
7. Meine Mutter möchte, daß ich mein Fahrrad selbst in Ordnung bringen kann, wenn es mal kaputt gegangen ist.
8. Meine Mutter möchte, daß ich später studiere.
9. Meine Mutter möchte, daß ich mir am Sonntag die Zeit nehme, über Gott und meinen Glauben nachzudenken.
10. Meine Mutter möchte, daß ich abwasche.
11. Meine Mutter möchte, daß ich mich allein beschäftigen kann.
12. Meine Mutter möchte, daß ich ordentlich schreibe.
13. Meine Mutter möchte, daß ich vor meinen Freunden ruhig ein bißchen angebe.
14. Meine Mutter möchte, daß ich mich beim Sport anstrenge, damit ich gewinne.
15. Meine Mutter möchte, daß ich ihr sage, wenn sie etwas falsch gemacht hat.
16. Meine Mutter möchte, daß ich auf die Oberschule (Gymnasium) gehe.
17. Meine Mutter möchte, daß ich schon jetzt viel über die Kirche und den Glauben erfahre.
18. Meine Mutter möchte, daß ich den Mülleimer ausleere.
19. Meine Mutter möchte, daß ich viel schwimme.
20. Meine Mutter möchte, daß ich immer das tue, was ein Polizist sagt.
21. Meine Mutter möchte, daß ich zum Lehrer ruhig das sagen soll, was er gern hört, wenn ich dafür eine bessere Note kriege.
22. Meine Mutter möchte, daß ich es zeige, wenn ich auf gute Schulleistungen stolz bin.
23. Meine Mutter meint, daß ich mir einen Ehestreit ruhig mit anhören soll.
24. Meine Mutter möchte, daß ich auf jeden Fall das Abitur mache.
25. Meine Mutter möchte, daß ich regelmäßig in die Kirche gehe.
26. Meine Mutter möchte, daß ich ihr immer sage, wo sie mich finden kann.
27. Meine Mutter möchte, daß ich neben der Schule genügend Zeit zum Basteln, Spielen und zu anderen Dingen habe, die mir Spaß machen.
28. Meine Mutter möchte, daß ich in der Schule gute Noten habe.
29. Meine Mutter möchte, daß ich später unseren Nachbarn zeige, wie erfolgreich ich im Beruf bin.
30. Meine Mutter möchte, daß ich Sport treibe, weil sie denkt, daß ich dadurch klüger werde.
31. Meine Mutter möchte, daß ich mir beim Kleiderkaufen meine Sachen selbst aussuche.

32. Meine Mutter möchte, daß ich auf alle Fälle das Gymnasium zu Ende mache, auch wenn ich mehrmals sitzenbleibe.
33. Meine Mutter möchte, daß ich die Zehn Gebote unbedingt einhalte.
34. Meine Mutter möchte, daß ich meine Spielsachen immer selbst aufräume.
35. Meine Mutter möchte, daß ich regelmäßig Zeitung lese.
36. Meine Mutter möchte, daß ich meine Hausaufgaben immer sorgfältig mache.
37. Meine Mutter möchte, daß ich beim Spielen etwas lerne, was ich später brauchen kann.
38. Meine Mutter möchte, daß ich Klassensprecher werde.
39. Meine Mutter meint, daß ich ruhig kleine Geheimnisse haben darf.
40. Meine Mutter möchte, daß ich wenigstens die mittlere Reife mache.
41. Meine Mutter möchte, daß ich in einen Verein oder in eine Jugendgruppe der Kirche eintrete (z.B. Kirchenchor, CVJM).
42. Meine Mutter möchte, daß ich am Abend mein Zimmer aufräume.
43. Meine Mutter möchte, daß ich viel an der Luft bin.
44. Meine Mutter möchte, daß ich stets den Anordnungen des Lehrers folge.
45. Meine Mutter möchte, daß ich beim Spielen mit anderen Kindern den Ton angebe.
46. Meine Mutter möchte, daß ich beim Spielen Mannschaftsführer bin.
47. Meine Mutter möchte, daß ich auch einmal allein zu Verwandten reise.
48. Meine Mutter möchte, daß ich auf jeden Fall die mittlere Reife mache, auch wenn meine Eltern viel Geld für Nachhilfestunden ausgeben müssen.
49. Meine Mutter möchte, daß ich mich bei allem, was ich tue, nach der Kirche richte.
50. Meine Mutter möchte, daß ich ihr auch einmal die Hausschuhe bringe.
51. Meine Mutter möchte, daß ich außer Deutsch wenigstens noch eine andere Sprache spreche (z.B. Englisch oder Französisch).
52. Meine Mutter möchte, daß ich immer gehorche, wenn sie oder mein Vater mir etwas sagt.
53. Meine Mutter möchte, daß ich später im Beruf von jedem geachtet und anerkannt werde.
54. Meine Mutter möchte, daß ich beim Sport mutig bin.
55. Meine Mutter möchte, daß ich allein ins Schwimmbad oder in die Stadt gehe.
56. Meine Mutter möchte, daß ich später mein Studium unter allen Umständen zu Ende mache.
57. Meine Mutter möchte, daß ich an Gott glaube.
58. Meine Mutter möchte, daß ich täglich einkaufen gehe.
59. Meine Mutter möchte, daß ich kleinere Dinge selbst basteln kann.
60. Meine Mutter möchte, daß ich zum Essen ganz pünktlich bin.
61. Meine Mutter möchte, daß ich später im Beruf immer gut Bescheid weiß.
62. Meine Mutter möchte, daß ich in den Fächern, in denen ich nicht gut bin, zusätzlich übe.
63. Meine Mutter möchte, daß ich ganz allein entscheide, wofür ich mein Taschengeld ausgebe.
64. Meine Mutter möchte, daß ich auf alle Fälle studiere, auch wenn es lange dauert und viel Geld kostet.
65. Meine Mutter möchte, daß ich mit der ganzen Familie in die Kirche gehe.
66. Meine Mutter möchte, daß ich regelmäßig im Haushalt helfe.
67. Meine Mutter möchte, daß ich regelmäßig ins Theater oder ins Konzert gehe.
68. Meine Mutter möchte, daß ich aufs Wort gehorche, wenn sie oder mein Vater mir etwas verbietet, weil es gefährlich ist.
69. Meine Mutter möchte, daß ich später genauso viele Sachen kaufen kann, wie unsere Nachbarskinder.
70. Meine Mutter möchte, daß ich mich ständig bemühe, meine Schulnoten zu verbessern.
71. Meine Mutter möchte, daß ich ganz allein entscheide, was ich im Fernsehen anschauen will.
72. Meine Mutter möchte, daß ich weiß, daß es nur einen wahren Glauben gibt.
73. Meine Mutter möchte, daß ich ihr helfe, wo es nur geht.
74. Meine Mutter möchte, daß ich ein Musikinstrument spielen kann.
75. Meine Mutter möchte, daß ich die Bekannten meiner Eltern grüße.

76. Meine Mutter möchte, daß ich später viele Bekannte habe.
77. Meine Mutter möchte, daß ich alles daran setze, zu den Besten in der Klasse zu gehören.
78. Meine Mutter möchte, daß ich selbst entscheide, wohin ich in den Ferien fahre.
79. Meine Mutter möchte, daß ich meine Sachen immer selbst in Ordnung halte.
80. Meine Mutter möchte, daß ich mir selbst neue Spiele ausdenke.
81. Meine Mutter möchte, daß ich beim Essen stillsitze.
82. Meine Mutter möchte, daß ich immer mit dabei bin, wenn meine Freunde und Freundinnen etwas unternehmen.
83. Meine Mutter möchte, daß ich mich immer anstrenge, wenigstens ebenso gut wie die anderen zu sein.
84. Meine Mutter möchte, daß ich ihr viele Besorgungen abnehme.
85. Meine Mutter möchte, daß ich mir oft die Zeit nehme, ein gutes Buch zu lesen.
86. Meine Mutter möchte, daß ich stets frage, ob ich auch etwas sagen darf, wenn sich die Erwachsenen unterhalten.
87. Meine Mutter möchte, daß ich mit Kindern spiele, die aus einer ordentlichen Familie kommen.
88. Meine Mutter möchte, daß ich fit bin, damit ich immer mein Bestes geben kann.

Skalenzugehörigkeit der Items in der Auswertungsendfassung:

Skala 1. Orientierung an religiösen Normen (Item-Nr. 1, 9, 17, 25, 33, 41, 49, 57, 65, 72),
Skala 2. Elterliche Entlastungsforderungen (Item-Nr. 2, 10, 18, 50, 58, 66, 73, 84),
Skala 3. Förderung kindlicher Interessen (Item-Nr. 7, 19, 35, 59, 74, 80, 85),
Skala 4. Konformität (Item-Nr. 4, 12, 52, 60, 68, 81),
Skala 5. Demonstrative Statusorientiertheit (Item-Nr. 29, 38, 53, 69, 76, 82, 87),
Skala 6. Leistungsstreben (Item-Nr. 6, 14, 21, 37, 54, 70, 77, 83, 88),
Skala 7. Kindbezogene Selbständigkeit (Item-Nr. 15, 31, 47, 55, 63, 71, 78),
Skala 8. Schulbildungsanspruch (Item-Nr. 8, 16, 24, 32, 40, 48, 56, 64).

PVZ-Fragebogen

Instruktion wie bei PMZ-Fragebogen

1. Mein Vater möchte, daß ich mich an das halte, was in der Bibel steht.
2. Mein Vater möchte, daß ich meiner Mutter beim Putzen helfe.
3. Mein Vater möchte, daß ich etwas habe, womit ich mich in meiner Freizeit beschäftigen kann.
4. Mein Vater möchte, daß ich alles esse, was auf den Tisch kommt.
5. Mein Vater möchte, daß ich möglichst schon in der ersten Klasse weiß, was ich später werden will.
6. Mein Vater möchte, daß ich Sport treibe, weil ich dabei lerne, mich anzustrengen.
7. Mein Vater möchte, daß ich mein Fahrrad selbst in Ordnung bringen kann, wenn es mal kaputt gegangen ist.
8. Mein Vater möchte, daß ich später studiere.
9. Mein Vater möchte, daß ich mir am Sonntag die Zeit nehme, über Gott und meinen Glauben nachzudenken.
10. Mein Vater möchte, daß ich abwasche.
11. Mein Vater möchte, daß ich mich allein beschäftigen kann.
12. Mein Vater möchte, daß ich ordentlich schreibe.

13. Mein Vater möchte, daß ich vor meinen Freunden ruhig ein bißchen angebe.
14. Mein Vater möchte, daß ich mich beim Sport anstrenge, damit ich gewinne.
15. Mein Vater möchte, daß ich ihm sage, wenn er etwas falsch gemacht hat.
16. Mein Vater möchte, daß ich auf die Oberschule (Gymnasium) gehe.
17. Mein Vater möchte, daß ich schon jetzt viel über die Kirche und den Glauben erfahre.
18. Mein Vater möchte, daß ich den Mülleimer ausleere.
19. Mein Vater möchte, daß ich viel schwimme.
20. Mein Vater möchte, daß ich immer das tue, was ein Polizist sagt.
21. Mein Vater möchte, daß ich zum Lehrer ruhig das sagen soll, was er gern hört, wenn ich dafür eine bessere Note kriege.
22. Mein Vater möchte, daß ich es zeige, wenn ich auf gute Schulleistungen stolz bin.
23. Mein Vater meint, daß ich mir einen Ehestreit ruhig mit anhören soll.
24. Mein Vater möchte, daß ich auf jeden Fall das Abitur mache.
25. Mein Vater möchte, daß ich regelmäßig in die Kirche gehe.
26. Mein Vater möchte, daß ich ihm immer sage, wo er mich finden kann.
27. Mein Vater möchte, daß ich neben der Schule genügend Zeit zum Basteln, Spielen und zu anderen Dingen habe, die mir Spaß machen.
28. Mein Vater möchte, daß ich in der Schule gute Noten habe.
29. Mein Vater möchte, daß ich später unseren Nachbarn zeige, wie erfolgreich ich im Beruf bin.
30. Mein Vater möchte, daß ich Sport treibe, weil er denkt, daß ich dadurch klüger werde.
31. Mein Vater möchte, daß ich beim Kleiderkaufen meine Sachen selbst aussuche.
32. Meine Vater möchte, daß ich auf alle Fälle das Gymnasium zu Ende mache, auch wenn ich mehrmals sitzenbleibe.
33. Mein Vater möchte, daß ich die Zehn Gebote einhalte.
34. Mein Vater möchte, daß ich meine Spielsachen immer selbst aufräume.
35. Mein Vater möchte, daß ich regelmäßig Zeitung lese.
36. Mein Vater möchte, daß ich meine Hausaufgaben immer sorgfältig mache.
37. Mein Vater möchte, daß ich beim Spielen etwas lerne, was ich später brauchen kann.
38. Mein Vater möchte, daß ich Klassensprecher werde.
39. Mein Vater meint, daß ich ruhig kleine Geheimnisse haben darf.
40. Mein Vater möchte, daß ich wenigstens die mittlere Reife mache.
41. Mein Vater möchte, daß ich in einen Verein oder in eine Jugendgruppe der Kirche eintrete (z.B. Kirchenchor, CVJM).
42. Mein Vater möchte, daß ich am Abend mein Zimmer aufräume.
43. Mein Vater möchte, daß ich viel an der Luft bin.
44. Mein Vater möchte, daß ich stets den Anordnungen des Lehrers folge.
45. Mein Vater möchte, daß ich beim Spielen mit anderen Kindern den Ton angebe.
46. Mein Vater möchte, daß ich beim Spielen Mannschaftsführer bin.
47. Mein Vater möchte, daß ich auch einmal allein zu Verwandten reise.
48. Mein Vater möchte, daß ich auf jeden Fall die mittlere Reife mache, auch wenn meine Eltern viel Geld für Nachhilfestunden ausgeben müssen.
49. Mein Vater möchte, daß ich mich bei allem, was ich tue, nach der Kirche richte.
50. Mein Vater möchte, daß ich ihm auch einmal die Hausschuhe bringe.
51. Mein Vater möchte, daß ich außer Deutsch wenigstens noch eine andere Sprache spreche (z.B. Englisch oder Französisch).
52. Mein Vater möchte, daß ich immer gehorche, wenn er oder meine Mutter mir etwas sagt.
53. Mein Vater möchte, daß ich später im Beruf von jedem geachtet und anerkannt werde.
54. Mein Vater möchte, daß ich beim Sport mutig bin.
55. Mein Vater möchte, daß ich allein ins Schwimmbad oder in die Stadt gehe.
56. Mein Vaterr möchte, daß ich später mein Studium unter allen Umständen zu Ende mache.
57. Mein Vater möchte, daß ich an Gott glaube.
58. Mein Vater möchte, daß ich täglich einkaufen gehe.
59. Mein Vater möchte, daß ich kleinere Dinge selbst basteln kann.

60. Mein Vater möchte, daß ich zum Essen pünktlich bin.
61. Mein Vater möchte, daß ich später im Beruf immer gut Bescheid weiß.
62. Mein Vater möchte, daß ich in den Fächern, in denen ich nicht gut bin, zusätzlich übe.
63. Mein Vater möchte, daß ich ganz allein entscheide, wofür ich mein Taschengeld ausgebe.
64. Mein Vater möchte, daß ich auf alle Fälle studiere, auch wenn es lange dauert und viel Geld kostet.
65. Mein Vater möchte, daß ich mit der ganzen Familie in die Kirche gehe.
66. Mein Vater möchte, daß ich regelmäßig im Haushalt helfe.
67. Mein Vater möchte, daß ich regelmäßig ins Theater oder ins Konzert gehe.
68. Mein Vater möchte, daß ich aufs Wort gehorche, wenn er oder meine Mutter mir etwas verbietet, weil es gefährlich ist.
69. Mein Vater möchte, daß ich später genauso viele Sachen kaufen kann, wie unsere Nachbarskinder.
70. Mein Vater möchte, daß ich mich ständig bemühe, meine Schulnoten zu verbessern.
71. Mein Vater möchte, daß ich ganz allein entscheide, was ich im Fernsehen anschauen will.
72. Mein Vater möchte, daß ich weiß, daß es nur einen wahren Glauben gibt.
73. Mein Vater möchte, daß ich ihm helfe, wo es nur geht.
74. Mein Vater möchte, daß ich ein Musikinstrument spielen kann.
75. Mein Vater möchte, daß ich die Bekannten meiner Eltern grüße.
76. Mein Vater möchte, daß ich später viele Bekannte habe.
77. Mein Vater möchte, daß ich alles daran setze, zu den Besten in der Klasse zu gehören.
78. Mein Vater möchte, daß ich selbst entscheide, wohin ich in den Ferien fahre.
79. Mein Vater möchte, daß ich meine Sachen immer selbst in Ordnung halte.
80. Mein Vater möchte, daß ich mir selbst neue Spiele ausdenke.
81. Mein Vater möchte, daß ich beim Essen stillsitze.
82. Mein Vater möchte, daß ich immer mit dabei bin, wenn meine Freunde und Freundinnen etwas unternehmen.
83. Mein Vater möchte, daß ich mich immer anstrenge, wenigstens ebenso gut wie die anderen zu sein.
84. Mein Vater möchte, daß ich meiner Mutter viele Besorgungen abnehme.
85. Mein Vater möchte, daß ich mir oft die Zeit nehme, ein gutes Buch zu lesen.
86. Mein Vater möchte, daß ich stets frage, ob ich auch etwas sagen darf, wenn sich die Erwachsenen unterhalten.
87. Mein Vater möchte, daß ich mit Kindern spiele, die aus einer ordentlichen Familie kommen.
88. Mein Vater möchte, daß ich fit bin, damit ich immer mein Bestes geben kann.

Skalenzugehörigkeit der Items in der Auswertungsendfassung:

Skala 1. Orientierung an religiösen Normen (Item-Nr. 1, 9, 17, 25, 33, 41, 49, 57, 65, 72),
Skala 2. Elterliche Entlastungsforderungen (Item-Nr. 2, 10, 18, 50, 58, 66, 73, 84),
Skala 3. Förderung kindlicher Interessen (Item-Nr. 7, 19, 35, 59, 74, 80, 85),
Skala 4. Konformität (Item-Nr. 4, 12, 52, 60, 68, 81),
Skala 5. Demonstrative Statusorientiertheit (Item-Nr. 29, 38, 53, 69, 76, 82, 87),
Skala 6. Leistungsstreben (Item-Nr. 6, 14, 21, 37, 54, 70, 77, 83, 88),
Skala 7. Kindbezogene Selbständigkeit (Item-Nr. 15, 31, 47, 55, 63, 71, 78),
Skala 8. Schulbildungsanspruch (Item-Nr. 8, 16, 24, 32, 40, 48, 56, 64).

SEE-Fragebogen

M–T-Fragebogen

Dieser Fragebogen ist von der *Mutter* auszufüllen.

Bitte beantworten Sie diesen Fragebogen für

Ihre .... jährige Tochter

mit dem Vornamen ....

Auf den folgenden Seiten finden Sie eine Reihe von Aussagen und Meinungen, die sich auf die Erziehung Ihrer Tochter beziehen. Bitte geben Sie jedesmal an, ob und in welchem Maße diese Aussagen für Sie zutreffen. Sie haben *vier* verschiedene Möglichkeiten, zu den einzelnen Aussagen Stellung zu nehmen.

Wenn Sie zum Beispiel der Meinung sind, daß die Aussage:
„Ich bin gegenüber meiner Tochter zu nachsichtig."
☐ trifft für mich voll und ganz zu
☐ trifft für mich zum Teil zu
☒ trifft für mich eher nicht zu
☐ trifft für mich ganz und gar nicht zu
eher nicht für Sie zutrifft, müßten Sie wie oben ankreuzen.

Bitte kreuzen Sie also von den vier Antwortmöglichkeiten diejenige an, die Ihre eigene Meinung am besten wiedergibt.

Bitte denken Sie daran, Ihre Antworten *nur auf die Tochter zu beziehen, deren Vornamen wir oben angegeben haben.*

Achten Sie bitte auch darauf, daß Sie *keine der Aussagen auslassen!*

1. Es macht mir wenig aus, wenn sich meine Tochter anders verhält, als ich mir das vorstelle.
2. Meine Tochter ist völlig anders geartet als ich.
3. Bei meiner Tochter handelt es sich um ein ausgesprochenes Wunschkind, und sie hat auch alle Erwartungen erfüllt.
4. Wenn ich meine Tochter für ein bestimmtes Vergehen das eine Mal hart bestrafe, kann es sein, daß ich das nächste Mal nichts unternehme und nur darüber lächele.
5. Wie meine Eltern mich erzogen haben, spielt auch gelegentlich in die Erziehung meiner Tochter hinein.
6. Wenn ich einmal einen Entschluß gefaßt habe, setze ich ihn auch unter allen Umständen meiner Tochter gegenüber durch.
7. Auch wenn ich manchmal das Gefühl habe, daß mir die Probleme mit meiner Tochter über den Kopf wachsen, ist das für mich kein Grund, aufzugeben.
8. Es gibt bei mir Gefühle und Regungen, die ich auf jeden Fall vor meiner Tochter verberge.
9. Ich behandele meine Tochter stets so, wie ich das schon immer getan habe, und lasse mich auch durch neue Ideen zur Erziehung nicht davon abbringen.
10. Ich berücksichtige erst dann die Ansprüche meiner Tochter, wenn sie ihre Pflichten voll erfüllt hat.

11. Wir haben uns unsere Tochter erst angeschafft, als wir uns dieses Kind wirklich leisten konnten.
12. Wenn ich meine Tochter für etwas Bestimmtes besonders belohnt habe, kann es sein, daß ich es beim nächsten Mal nur einfach zur Kenntnis nehme.
13. Es passiert mir immer wieder, daß ich bei meiner Tochter die Geduld verliere.
14. Meine Tochter fühlt, denkt und handelt genau wie ich.
15. In Gesprächen mit anderen nehme ich manches auf, was ich dann später bei der Erziehung meiner Tochter ausprobiere.
16. Ich lasse meiner Tochter zuhause und auch sonst jede erdenkliche Freiheit.
17. Bei allem, was meine Tochter tut, greife ich sofort helfend ein.
18. Ich mache keinen Versuch, meine Gedanken und Gefühle vor meiner Tochter zu verbergen.
19. Wenn ich bedenke, wie meine Eltern mich erzogen haben, so mache ich bei meiner Tochter alles ganz anders.
20. Ich habe mir meine Tochter zwar nicht gerade gewünscht, aber enttäuscht hat sie mich auch nicht.
21. Wenn ich meine Tochter für etwas Bestimmtes besonders belohnt habe, belohne ich sie im Wiederholungsfall genauso.
22. Um meine Tochter dahin zu bekommen, wo ich sie haben will, verwende ich schon mal einen kleinen Trick.
23. Es bedrückt mich, daß mir in der Erziehung meiner Tochter nur wenig von dem gelingt, was ich mir eigentlich vorgenommen habe.
24. Meine Tochter und ich sind vom Wesen her recht verschieden.
25. Was es so an neuen Ideen im Bereich der Erziehung gibt, übernehme ich nicht ohne weiteres für meine Tochter.
26. Im allgemeinen versuche ich, meiner Tochter gegenüber meine eigenen Stimmungen so weit wie möglich zu unterdrücken.
27. Auch in den Fällen, wo es mir schwerfällt, unternehme ich nichts, um meine Tochter von ihrem Tun abzubringen.
28. Der Zeitpunkt, zu dem sich meine Tochter ankündigte, paßte mir sehr gut.
29. Es geht mir gegen den Strich, wenn meine Tochter ihre Pflichten nicht peinlich genau erfüllt.
30. Im Grunde erziehe ich meine Tochter doch wesentlich anders, als meine Eltern mich erzogen haben.
31. Meine Tochter reagiert in allem genauso wie ich.
32. Wenn ich meine Tochter für ein bestimmtes Vergehen das eine Mal hart bestrafe, kann es sein, daß ich es beim nächsten Mal durchgehen lasse.
33. Zwischen meinem Mann und mir gibt es manchmal Meinungsverschiedenheiten über die Erziehung unserer Tochter.
34. Bei meiner Tochter brauchen nur ein paar Dinge zusammenzukommen, und schon könnte ich manchmal aus der Haut fahren.
35. Nur wenn es in der Erziehung meiner Tochter um bedeutsame Entscheidungen geht, hole ich den Rat anderer Leute ein.
36. Ich entscheide von Fall zu Fall, ob ich meine Tochter nach festen Regeln erziehe oder so, wie es die Situation erfordert.
37. Ich dulde es unter keinen Umständen, daß meine Tochter nur geringfügig von meinen Anordnungen abweicht.
38. Ich freute mich sehr, als unsere Tochter unterwegs war, weil ich mir gerade dieses Kind besonders gewünscht hatte.
39. Ich erziehe meine Tochter genauso, wie ich selbst erzogen wurde.
40. Ich bleibe gegenüber den Forderungen meiner Tochter grundsätzlich hart.
41. Es gibt nichts, was mich so sehr beschäftigt und bewegt, wie die Erziehung meiner Tochter.

42. Es passiert mir hin und wieder, daß ich mich durch die Probleme mit meiner Tochter entmutigen lasse.
43. Meine Tochter und ich haben vieles gemeinsam.
44. Wenn ich meine Tochter für etwas Bestimmtes besonders belohnt habe, kann es sein, daß ich das nächste Mal gar kein Aufhebens davon mache.
45. Ich halte nicht viel davon, in der Erziehung meiner Tochter immer wieder etwas Neues auszuprobieren.
46. Nicht in allen Fragen der Erziehung unserer Tochter stimmen mein Mann und ich überein.
47. Obwohl meine Tochter nicht eingeplant war, versuche ich, das Beste daraus zu machen, wo sie nun einmal da ist.
48. Wenn ich mit dem, was meine Tochter tut, nicht einverstanden bin, hat sie sich auf jeden Fall danach zu richten, was ich will.
49. Bei der Erziehung meiner Tochter richte ich mich so gut wie gar nicht danach, wie ich selbst erzogen worden bin.
50. Bei der Erziehung meiner Tochter versuche ich mich an die heute üblichen Grundsätze zu halten.
51. Ich bewahre meine Tochter grundsätzlich vor allen Widrigkeiten des Lebens.
52. Mein Mann und ich stimmen in allen Fragen, die unsere Tochter betreffen, voll überein.
53. Meine Tochter kam zwar ungeplant, aber ich habe mich trotzdem sehr gefreut, als ich merkte, daß sie unterwegs war.
54. Ich setze alles daran, daß meine Tochter niemals erfährt, wie es wirklich in mir aussieht.
55. Auch wenn ich gelegentlich mit meiner Tochter Schwierigkeiten habe, zweifele ich doch nicht an meinen erzieherischen Fähigkeiten.
56. Ich überlasse meiner Tochter weitgehend die Verantwortung für ihr Handeln.
57. Ich höre mir bei bestimmten Fragen zwar an, was meine Tochter dazu zu sagen hat, die Entscheidung treffe ich aber allein.
58. Es liegen Welten zwischen meiner eigenen Erziehung und der Art, wie ich meine Tochter erziehe.
59. Mein Mann und ich können uns schlecht einig werden, wenn es um die Erziehung unserer Tochter geht.
60. Manchmal zweifle ich daran, ob ich die Voraussetzungen habe, um mit meiner Tochter richtig umzugehen.
61. Ich lehne es entschieden ab, meine Tochter mit einer List dahin zu bekommen, wo ich sie haben will.
62. Für mich gibt es keinen Grund, meiner Tochter zu verheimlichen, wie mir zumute ist.
63. Auch wenn es häufig nicht so aussieht, ist mir meine Tochter im Grunde doch ähnlich.
64. Neue Erfahrungen im Bereich der Erziehung vesuche ich auch auf meine Tochter anzuwenden.
65. Es ist für mich unerträglich, wenn ich meine Tochter nicht in meiner Nähe habe.
66. Wenn ich meine Tochter für etwas Bestimmtes besonders belohnt habe, kann es sein, daß ich beim nächsten Mal nur ein kleines Lob ausspreche.
67. Wie ich meine Tochter erziehe, wird durch feste Regeln bestimmt, von denen ich mich durch nichts abbringen lasse.
68. Ich kontrolliere grundsätzlich nicht, ob meine Tochter auch das tut, was ich von ihr verlange.
69. Nicht immer plane ich im voraus, wie ich mich im Einzelfall meiner Tochter gegenüber verhalte.
70. In vielen Bereichen richte ich mich bei meiner Tochter nach meiner eigenen Erziehung.
71. Ich versuche nach Möglichkeit, meine wahren Gefühle und Regungen in Gegenwart meiner Tochter für mich zu behalten.
72. Mein Mann hat häufig andere Ansichten, wie wir unsere Tochter erziehen sollen.
73. Meine Tochter reagiert in allem ganz anders als ich.
74. Meine Tochter kann tun und lassen, was sie will: Es wird nicht dazu kommen, daß ich mich wirklich gekränkt fühle.

75. Ich vermeide es, daß meine Tochter irgend etwas nur deshalb tut, weil sie auf mich Rücksicht nehmen müßte.
76. Ich bin in meine Tochter regelrecht vernarrt.
77. Ich bin sehr damit zufrieden, wie mein Mann und ich uns die Erziehung meiner Tochter teilen.
78. Obwohl ich mich im allgemeinen meiner Tochter gegenüber nicht verstelle, gibt es Gefühle, die ich lieber für mich behalte.
79. Wenn meine Tochter ein Problem hat und sich nicht ausdrücklich an mich wendet, sehe ich auch keinen Grund, einzugreifen.
80. Wir haben so ziemlich genau den Zeitpunkt geplant, zu dem wir uns unsere Tochter angeschafft haben.
81. In den wesentlichen Dingen sind meine Tochter und ich uns sehr ähnlich.
82. Bevor ich meiner Tochter gegenüber irgend etwas unternehme, denke ich lange darüber nach.
83. Ich werde die Angst und Sorge um meine Tochter in keinem Augenblick los.
84. Wenn meine Tochter dabei ist, unterlasse ich manches, was einen schlechten Einfluß auf sie haben könnte.
85. Ich bringe es einfach nicht fertig, meine guten Vorsätze meiner Tochter gegenüber auch durchzuhalten.
86. Wenn ich meine Tochter für ein bestimmtes Vergehen das eine Mal hart bestrafe, kann es sein, daß ich sie das nächste Mal nur ermahne.
87. Nur selten beruht mein Verhalten meiner Tochter gegenüber auf festen Grundsätzen.
88. In vielen Bereichen kümmert sich mein Mann zuwenig um die Erziehung unserer Tochter.
89. Nur in groben Zügen weiß ich bereits heute, was ich für meine Tochter in der Zukunft erwarte.
90. Auch wenn ich gern mit meiner Tochter zusammen bin, macht mir eine vorübergehende Trennung von ihr nichts aus.
91. Hin und wieder ertappe ich mich dabei, daß ich meine Launen an meiner Tochter auslasse.
92. Meine Tochter war zwar nicht direkt eingeplant, aber heute freue ich mich, daß sie da ist.
93. Für die Erziehung meiner Tochter habe ich manches von dem übernommen, wie mich meine Eltern erzogen haben.
94. Ich habe vor meiner Tochter keine Geheimnisse.
95. Ich muß leider ganz ohne die Unterstützung meines Mannes mit der Erziehung unserer Tochter fertig werden.
96. Es fällt mir immer wieder auf, daß meine Tochter und ich wenig gemeinsam haben.
97. Wenn ich meine Tochter für ein bestimmtes Vergehen das eine Mal hart bestrafe, kann es sein, daß ich sie das nächste Mal nur ausschimpfe.
98. Es ist mir am liebsten, wenn meine Tochter immer in meiner Nähe bleibt.
99. Häufig schaffe ich es einfach nicht, mich meiner Tochter gegenüber durchzusetzen.
100. Für die Erziehung meiner Tochter habe ich nur wenig von meinen Eltern übernommen.
101. Als sich meine Tochter anmeldete, war ich voll und ganz auf Nachwuchs eingestellt.

Skalenzugehörigkeit der Items in der Auswertungsendfassung:

Skala 1. Selbstkritik (Item-Nr. 13, 23, 34, 42, 60, 85, 87, 91, 99),
Skala 2. Autoritäre Rigidität (Item-Nr. 6, 10, 29, 37, 40, 48, 57, 67),
Skala 3. Permissivität (Item-Nr. 1, 16, 27, 56, 68, 74, 79),
Skala 4. Behütung (Item-Nr. 17, 41, 51, 65, 76, 83, 84, 90, 98),
Skala 5. Gelassenheit und Souveränität (Item-Nr. 25, 36, 45, 55, 61, 62, 69, 75, 89),
Skala 6. Verschlossenheit (Item-Nr. 8, 18, 26, 54, 71, 78, 82, 94),
Skala 7. Experimentieren (Item-Nr. 9, 15, 35, 50, 64),

Skala 8. Ehekonflikt (Item-Nr. 33, 46, 52, 59, 72, 77, 88, 95),
Skala 9. Ähnlichkeit (Item-Nr. 2, 14, 24, 31, 43, 63, 73, 81, 96),
Skala 10. Orientierung an eigener Erziehung (Item-Nr. 5, 19, 30, 39, 49, 58, 70, 93, 100),
Skala 11. Inkonsistenz (Item-Nr. 4, 12, 21, 32, 44, 66, 86, 97),
Skala 12. Geplantsein des Kindes (Item-Nr. 3, 11, 20, 28, 38, 47, 53, 80, 92, 101).

M–S-Fragebogen

Dieser Fragebogen ist von der *Mutter* auszufüllen.
Bitte beantworten Sie diesen Fragebogen für

Ihren .... jährigen Sohn

mit dem Vornamen ....

Auf den folgenden Seiten finden Sie eine Reihe von Aussagen und Meinungen, die sich auf die Erziehung Ihres Sohnes beziehen. Bitte geben Sie jedesmal an, ob und in welchem Maße diese Aussagen für Sie zutreffen. Sie haben *vier* verschiedene Möglichkeiten, zu den einzelnen Aussagen Stellung zu nehmen.

Wenn Sie zum Beispiel der Meinung sind, daß die Aussage:
„Ich bin gegenüber meinem Sohn zu nachsichtig."
☐ trifft für mich voll und ganz zu
☐ trifft für mich zum Teil zu
☒ trifft für mich eher nicht zu
☐ trifft für mich ganz und gar nicht zu
eher nicht für Sie zutrifft, müßten Sie wie oben ankreuzen.

Bitte kreuzen Sie also von den vier Antwortmöglichkeiten diejenige an, die Ihre eigene Meinung am besten wiedergibt.

Bitte denken Sie daran, Ihre Antworten *nur auf den Sohn zu beziehen, dessen Vornamen wir oben angegeben haben.*

Achten Sie bitte auch darauf, daß Sie *keine der Aussagen auslassen!*

1. Mein Sohn und ich sind vom Wesen her recht verschieden.
2. Mein Sohn kam zwar ungeplant, aber ich habe mich trotzdem gefreut, als ich merkte, daß er unterwegs war.
3. Wenn ich meinen Sohn für ein bestimmtes Vergehen das eine Mal hart bestrafe, kann es sein, daß ich es das nächste Mal durchgehen lasse.
4. Nicht in allen Fragen der Erziehung unseres Sohnes stimmen mein Mann und ich überein.
5. Ich höre mir bei bestimmten Fragen zwar an, was mein Sohn zu sagen hat, die Entscheidung treffe ich aber allein.
6. Bei der Erziehung meines Sohnes richte ich mich so gut wie gar nicht danach, wie ich selbst erzogen wurde.

7. Ich glaube, daß mein Sohn es manchmal darauf anlegt, mich zu ärgern.
8. Ich vertraue meinem Sohn blind.
9. Ich halte nicht viel davon, in der Erziehung meines Sohnes immer wieder etwas Neues auszuprobieren.
10. Ich bewahre meinen Sohn grundsätzlich vor allen Widrigkeiten des Lebens.
11. Bei der Erziehung meines Sohnes probiere ich oft unterschiedliche Möglichkeiten aus.
12. Obwohl mein Sohn nicht eingeplant war, versuche ich das Beste daraus zu machen, wo er nun ja einmal da ist.
13. Mein Sohn denkt, fühlt und handelt genau wie ich.
14. Für die Erziehung meines Sohnes habe ich manches von dem übernommen, wie meine Eltern mich erzogen haben.
15. Auch wenn ich gern mit meinem Sohn zusammen bin, macht mir eine vorübergehende Trennung von ihm nichts aus.
16. Bei meinem Sohn brauchen nur ein paar Dinge zusammenzukommen, und schon könnte ich manchmal aus der Haut fahren.
17. Ich muß leider ganz ohne die Unterstützung meines Mannes mit der Erziehung meines Sohnes fertig werden.
18. Manchmal komme ich meinem Sohn gegenüber um eine kleine Lüge nicht herum.
19. Auch in den Fällen, wo es mir schwerfällt, unternehme ich nichts, um meinen Sohn von seinem Tun abzubringen.
20. Wenn ich meinen Sohn für etwas Bestimmtes besonders belohnt habe, kann es sein, daß ich das nächste Mal vollkommen darüber hinwegsehe.
21. Ich freute mich sehr, als unser Sohn unterwegs war, weil ich mir gerade dieses Kind besonders gewünscht hatte.
22. Bei allen Entscheidungen in der Familie wird ausschließlich das getan, was ich für richtig halte; die Meinung meines Sohnes spielt dabei keine Rolle.
23. Ich versuche nicht, das Wesen meines Sohnes zu ändern.
24. Es liegen Welten zwischen meiner eigenen Erziehung und der Art, wie ich meinen Sohn erziehe.
25. Wie mir gerade zumute ist, wirkt sich nicht auf mein Verhalten meinem Sohn gegenüber aus.
26. Wir haben so ziemlich genau den Zeitpunkt geplant, zu dem wir uns unseren Sohn angeschafft haben.
27. Ich spreche mit anderen häufiger darüber, wie ich meinen Sohn erziehe.
28. Wenn ich meinen Sohn für ein bestimmtes Vergehen das eine Mal hart strafe, kann es sein, daß ich ihn das nächste Mal nur ausschimpfe.
29. Was mein Sohn darf und nicht darf, bestimme ich allein.
30. Mein Sohn reagiert völlig anders als ich.
31. Mein Mann und ich stimmen in allen Fragen, die unseren Sohn betreffen, voll überein.
32. Ich vermeide es, die Schwächen meines Sohnes auszunutzen.
33. In Gesprächen mit anderen nehme ich manches auf, was ich dann später bei der Erziehung meines Sohnes ausprobiere.
34. Es passiert mir immer wieder, daß ich plötzlich Angst um meinen Sohn habe, ohne daß es dafür einen Anlaß gibt.
35. Nur weniges von dem, was es in der Erziehung so an Neuem gibt, wende ich auf meinen Sohn an.
36. In vielen Bereichen richte ich mich bei meinem Sohn nach meiner eigenen Erziehung.
38. Als sich mein Sohn anmeldete, war ich voll und ganz auf Nachwuchs eingestellt.
39. Ich mache keinen Versuch, meine Gedanken und Gefühle vor meinem Sohn zu verbergen.
40. Ich glaube meinem Sohn und prüfe nicht nach, ob er auch die Wahrheit sagt.
41. Wenn ich meinen Sohn für etwas Bestimmtes besonders belohnt habe, kann es sein, daß ich ihm beim nächsten Mal nur ein kleines Lob ausspreche.

42. Was es so an neuen Ideen im Bereich der Erziehung gibt, übernehme ich nicht ohne weiteres für meinen Sohn.
43. Wenn ich mit dem, was mein Sohn tut, nicht einverstanden bin, hat er sich auf jeden Fall danach zu richten, was ich will.
44. Ich bin froh, meinen Sohn zu haben, damit ich all meine Zärtlichkeit loswerden kann.
45. Wie meine Eltern mich erzogen haben, spielt gelegentlich auch in die Erziehung meines eigenen Sohnes hinein.
46. Wir haben uns unseren Sohn erst angeschafft, als wir uns dieses Kind wirklich leisten konnten.
47. In den wesentlichen Dingen sind mein Sohn und ich uns sehr ähnlich.
48. Wenn ich meinen Sohn um etwas bitte, erwarte ich nicht, daß er auf meine Gefühle Rücksicht nimmt.
49. Ich tue eine ganze Menge, um mich darüber zu informieren, was mir für die Erziehung meines Sohnes nützlich sein kann.
50. Zwischen meinem Mann und mir gibt es manchmal Meinungsverschiedenheiten über die Erziehung unseres Sohnes.
51. Mein Sohn kann sich anstellen, wie er will, ich behalte mir die Entscheidung vor, ob ich darauf eingehe oder nicht.
52. Mein Sohn war zwar nicht direkt eingeplant, aber heute freue ich mich, daß er da ist.
53. Wenn ich meinen Sohn für ein bestimmtes Vergehen das eine Mal hart bestrafe, kann es sein, daß ich ihm das nächste Mal nur erkläre, was er falsch gemacht hat.
54. Ich kontrolliere grundsätzlich nicht, ob mein Sohn auch das tut, was ich von ihm verlange.
55. Wenn ich bedenke, wie meine Eltern mich erzogen haben, so mache ich bei meinem Sohn alles ganz anders.
56. Ich überlege mir immer ziemlich genau, wie ich mich meinem Sohn gegenüber verhalte.
57. Es gibt bei mir Gefühle und Regungen, die ich auf jeden Fall vor meinem Sohn verberge.
58. Ich überprüfe regelmäßig, ob mein Sohn auch das tut, was ich von ihm verlange.
59. Neue Erfahrungen im Bereich der Erziehung versuche ich auch auf meinen Sohn anzuwenden.
60. Es fällt mir immer wieder auf, daß mein Sohn und ich wenig gemeinsam haben.
61. Ich versuche nach Möglichkeit, meine wahren Gefühle und Regungen in Gegenwart meines Sohnes für mich zu behalten.
62. Es bedrückt mich, daß mir in der Erziehung meines Sohnes nur wenig von dem gelingt, was ich mir eigentlich vorgenommen habe.
63. Der Zeitpunkt, zu dem sich mein Sohn ankündigte, paßte mir sehr gut.
64. Ich entscheide von Fall zu Fall, ob ich meinen Sohn nach festen Regeln erziehe, oder so, wie es die Situation erfordert.
65. Wenn ich mir in der Erziehung meines Sohnes etwas vornehme, lasse ich mich durch nichts davon abbringen.
66. Wenn ich meinen Sohn für Bestimmtes besonders belohnt habe, kann es sein, daß ich beim nächsten Mal gar kein Aufhebens davon mache.
67. Mein Mann hat häufig andere Ansichten, wie wir unseren Sohn erziehen sollen.
68. Wenn ich etwas Neues über Erziehung erfahre, probiere ich das auch bei meinem Sohn aus.
69. Es ist für mich unerträglich, wenn ich meinen Sohn nicht in der Nähe habe.
70. Nur wenn es in der Erziehung meines Sohnes um bedeutsame Entscheidungen geht, hole ich den Rat anderer Leute ein.
71. Ich erziehe meinen Sohn genauso, wie ich selbst auch erzogen wurde.
72. Mein Sohn und ich haben vieles gemeinsam.
73. Es geht mir gegen den Strich, wenn mein Sohn seine Pflichten nicht peinlich genau erfüllt.
74. Manchmal zweifle ich daran, ob ich die Voraussetzungen habe, um mit meinem Sohn richtig umgehen zu können.
75. Bei der Erziehung unseres Sohnes gibt es zwischen meinem Mann und mir kaum Meinungsverschiedenheiten.

76. Ich lehne es grundsätzlich ab, mich an das Mitgefühl meines Sohnes zu wenden, um bei ihm etwas zu erreichen.
77. Mein Sohn reagiert in allem genauso wie ich.
78. Ab und zu muß ich mir einfach auch mal einen Wunsch erfüllen, selbst wenn mein Sohn dabei zurückstehen muß.
79. Es passiert mir immer wieder, daß ich bei meinem Sohn die Geduld verliere.
80. Auch wenn ich manchmal das Gefühl habe, daß mir die Probleme mit meinem Sohn über den Kopf wachsen, ist das kein Grund für mich, aufzugeben.
81. Im Grunde erziehe ich meinen Sohn doch wesentlich anders, als meine Eltern mich erzogen haben.
82. Ich setze alles daran, daß mein Sohn niemals erfährt, wie es wirklich in mir aussieht.
83. Wenn ich meinen Sohn für ein bestimmtes Vergehen das eine Mal hart bestrafe, kann es sein, daß ich ihn das nächste Mal nur ermahne.
84. Häufig schaffe ich es einfach nicht, mich meinem Sohn gegenüber durchzusetzen.
85. Bei der Erziehung meines Sohnes versuche ich mich darauf einzustellen, was man heute in der Erziehung für richtig hält.
86. Auch wenn es häufig nicht so aussieht, ist mir mein Sohn im Grunde doch ähnlich.
87. In der Regel überlege ich mir schon im voraus, wie ich mich meinem Sohn gegenüber am besten verhalte.
88. Hin und wieder ertappe ich mich dabei, daß ich meine Launen an meinem Sohn auslasse.
89. Ich habe mir zwar meinen Sohn nicht gerade gewünscht, aber enttäuscht hat er mich auch nicht.
90. Es muß schon dick kommen, ehe mich mein Sohn durch sein Verhalten wirklich trifft.
91. Ich verbringe jede freie Minute mit meinem Sohn.
92. Ich bin sehr damit zufrieden, wie mein Mann und ich uns die Erziehung unseres Sohnes teilen.
93. Wenn ich meinen Sohn für etwas Bestimmtes besonders belohnt habe, kann es sein, daß ich es beim nächsten Mal nur einfach zur Kenntnis nehme.
94. Auch wenn mein Sohn mich mit Fragen bedrängt, lege ich ihm gegenüber nicht alle Karten auf den Tisch.
95. Ich finde mich schnell damit ab, wenn ich meinen Sohn mal eine Zeitlang nicht um mich haben kann.
96. Meine eigenen Stärken und Schwächen wirken sich deutlich darauf aus, wie ich mich meinem Sohn gegenüber verhalte.
97. Bei meinem Sohn handelt es sich um ein ausgesprochenes Wunschkind, und er hat auch alle Erwartungen erfüllt.
98. Es macht mir wenig aus, wenn sich mein Sohn anders verhält. als ich mir das vorstelle.
99. Für die Erziehung meines Sohnes habe ich nur wenig von meinen Eltern übernommen.
100. Mein Mann und ich können uns schlecht einig werden, wie wir unseren Sohn erziehen sollen.
101. Obwohl ich mich i. allg. meinem Sohn gegenüber nicht verstelle, gibt es doch Gefühle, die ich lieber für mich behalte.
102. Mein Sohn ist völlig anders geartet als ich.
103. Bei der Erziehung meines Sohnes versuche ich, mich an die heute üblichen Grundsätze zu halten.

Skalenzugehörigkeit der Items in der Auswertungsendfassung:

Skala 1. Selbstkritik (Item-Nr. 7, 16, 62, 74, 79, 84, 88, 96),

Skala 2. Autoritäre Rigidität (Item-Nr. 5, 22, 29, 43, 51, 58, 65, 73),

Skala 3. Permissivität (Item-Nr. 8, 19, 40, 54, 98),

Skala 4. Behütung (Item-Nr. 10, 15, 34, 44, 69, 78, 91, 95),

Skala 5. Gelassenheit und Souveränität (Item-Nr. 9, 23, 25, 32, 35, 42, 64, 76, 80, 90),

Skala 6. Verschlossenheit (Item-Nr. 18, 39, 48, 56, 57, 61, 82, 87, 94, 101),
Skala 7. Experimentieren (Item-Nr. 11, 27, 33, 49, 59, 68, 70, 85, 103),
Skala 8. Ehekonflikt (Item-Nr. 4, 17, 31, 50, 67, 75, 92, 100),
Skala 9. Ähnlichkeit (Item-Nr. 1, 13, 30, 47, 60, 72, 77, 86, 102)
Skala 10. Orientierung an eigener Erziehung (Item-Nr. 6, 14, 24, 36, 45, 55, 71, 81, 99),
Skala 11. Inkonsistenz (Item-Nr. 3, 20, 28, 41, 53, 66, 83, 93),
Skala 12. Geplantsein des Kindes (Item-Nr. 2, 12, 21, 26, 38, 46, 52, 63, 89, 97).

V–T-Fragebogen

Dieser Fragebogen ist von dem *Vater* auszufüllen.
Bitte beantworten Sie diesen Fragebogen für

Ihre .... jährige Tochter

mit dem Vornamen ....

Auf den folgenden Seiten finden Sie eine Reihe von Aussagen und Meinungen, die sich auf die Erziehung Ihrer Tochter beziehen. Bitte geben Sie jedesmal an, ob und in welchem Maße diese Aussagen für Sie zutreffen. Sie haben *vier* verschiedene Möglichkeiten, zu den einzelnen Aussagen Stellung zu nehmen.

Wenn Sie zum Beispiel der Meinung sind, daß die Aussage:
„Ich bin gegenüber meiner Tochter zu nachsichtig."
☐ trifft für mich voll und ganz zu
☐ trifft für mich zum Teil zu
☒ trifft für mich eher nicht zu
☐ trifft für mich ganz und gar nicht zu
eher nicht für Sie zutrifft, müßten Sie wie oben ankreuzen.

Bitte kreuzen Sie also von den vier Antwortmöglichkeiten diejenige an, die Ihre eigene Meinung am besten wiedergibt.

Bitte denken Sie daran, Ihre Antworten *nur auf die Tochter zu beziehen, deren Vornamen wir oben angegeben haben.*

Achten Sie bitte auch darauf, daß Sie *keine der Aussagen auslassen!*

1. Ich schreibe meiner Tochter nichts vor, sondern lasse sie ihre eigenen Erfahrungen machen.
2. Bei der Erziehung meiner Tochter gibt es zwischen meiner Frau und mir kaum Meinungsverschiedenheiten.
3. Hin und wieder ertappe ich mich dabei, daß ich meine Launen an meiner Tochter auslasse.
4. Ich mag es ausgesprochen gern, wenn meine Tochter von sich aus zärtlich zu mir ist.
5. Ich dulde es unter keinen Umständen, daß meine Tochter auch nur geringfügig von meinen Anordnungen abweicht.

6. Was es so an neuen Ideen im Bereich der Erziehung gibt, übernehme ich nicht ohne weiteres für meine Tochter.
7. Für die Erziehung meiner Tochter habe ich manches von dem übernommen, wie meine Eltern mich erzogen haben.
8. Es gibt für mich nichts, was mich so sehr beschäftigt und bewegt, wie die Erziehung meiner Tochter.
9. Wir haben uns unsere Tochter erst angeschafft, als wir uns dieses Kind wirklich leisten konnten.
10. In den wesentlichen Dingen sind meine Tochter und ich einander sehr ähnlich.
11. Wenn ich meine Tochter für etwas Bestimmtes besonders belohnt habe, kann es sein, daß ich sie das nächste Mal dafür nur lobe.
12. Meine eigenen Stärken und Schwächen wirken sich deutlich darauf aus, wie ich mich meiner Tochter gegenüber verhalte.
13. Auch wenn mich manchmal die Neugier plagt, versuche ich nicht, alles zu erfahren, was meine Tochter vor mir verheimlichen möchte.
14. Bei allem, was meine Tochter tut, greife ich sofort helfend ein.
15. Für die Erziehung meiner Tochter habe ich nur wenig von meinen Eltern übernommen.
16. Meine Frau und ich sind immer einer Meinung, was die Erziehung unserer Tochter angeht.
17. Ich bin heilfroh, daß sich ausschließlich meine Frau um die Erziehung unserer Tochter kümmert.
18. Ich habe es gern, wenn die Zärtlichkeiten von meiner Tochter ausgehen, weil ich selbst Schwierigkeiten habe, meine Gefühle so zu äußern.
19. Wenn mir meine Tochter etwas verspricht, kontrolliere ich nicht, ob sie sich auch daran hält.
20. Bei meiner Tochter handelt es sich um ein ausgesprochenes Wunschkind, und sie hat auch alle Erwartungen erfüllt.
21. Wenn meine Tochter sich etwas in den Kopf gesetzt hat, muß ich schon „in die Trickkiste" greifen, um sie davon abzubringen.
22. Meine Tochter und ich sind vom Wesen her recht verschieden.
23. Bei allen Entscheidungen in der Familie wird ausschließlich das getan, was ich für richtig halte; die Meinung meiner Tochter spielt dabei keine Rolle.
24. Es stört mich nicht, daß meine Frau die Erziehung unserer Tochter überwiegend in ihre Hände genommen hat.
25. Es passiert mir immer wieder, daß ich bei meiner Tochter die Geduld verliere.
26. Wie meine Eltern mich erzogen haben, spielt auch gelegentlich in die Erziehung meiner eigenen Tochter hinein.
27. Ich mache mir nicht groß darüber Gedanken, wie ich mich meiner Tochter gegenüber verhalte.
28. Der Zeitpunkt, zu dem sich meine Tochter ankündigte, paßte mir sehr gut.
29. Wenn ich meine Tochter für ein bestimmtes Vergehen das eine Mal hart bestrafe, kann es sein, daß ich sie das nächste Mal nur ermahne.
30. Mein Tochter reagiert in allem genauso wie ich.
31. Zwischen meiner Frau und mir gibt es manchmal Meinungsverschiedenheiten über die Erziehung unserer Tochter.
32. Auch in den Fällen, wo es mir schwerfällt, unternehme ich nichts, um meine Tochter von ihrem Tun abzubringen.
33. Bei Auseinandersetzungen mit meiner Tochter halte ich stets an meinen Vorstellungen fest.
34. Manchmal muß ich meiner Tochter etwas vormachen, um bei ihr etwas zu erreichen.
35. Selbst wenn meine Tochter mir weh tut, geschieht das in der Regel nicht aus bösem Willen.
36. In der Erziehung meiner Tochter mache ich manches anders als andere Eltern.

37. Es passiert immer wieder, daß ich plötzlich Angst um meine Tochter habe, ohne daß es dafür einen Anlaß gibt.
38. Die Erziehung unserer Tochter habe ich weitgehend meiner Frau überlassen.
39. Bei meiner Tochter brauchen nur ein paar Dinge zusammen zu kommen, und schon könnte ich manchmal aus der Haut fahren.
40. Ich habe mir meine Tochter zwar nicht gerade gewünscht, aber enttäuscht hat sie mich auch nicht.
41. Nur selten denke ich im voraus darüber nach, wie ich mich meiner Tochter gegenüber verhalte.
42. Auch wenn es häufig nicht so aussieht, ist mir meine Tochter im Grunde doch ähnlich.
43. Wenn ich meine Tochter für etwas Bestimmtes besonders belohnt habe, kann es sein, daß ich das nächste Mal gar kein Aufhebens davon mache.
44. Wenn ich mir in der Erziehung meiner Tochter etwas vornehme, lasse ich mich durch nichts davon abbringen.
45. Ich überlasse meiner Tochter weitgehend die Verantwortung für ihr Handeln.
46. Um meiner Tochter etwas auszureden, muß ich mir schon allerlei einfallen lassen.
47. Ich gestehe meiner Tochter zu, daß es Dinge gibt, die sie mir nicht sagt.
48. Meine Frau und ich stimmen in allen Fragen, die unsere Tochter betreffen, voll überein.
49. Ich freue mich, wenn meine Tochter sich an mich schmiegt und mit mir schmusen möchte.
50. Um den täglichen Kleinkram in der Erziehung meiner Tochter brauche ich mich nicht zu kümmern; das macht meine Frau.
51. Als sich meine Tochter anmeldete, war ich voll und ganz auf Nachwuchs eingestellt.
52. Meine Tochter fühlt, denkt und handelt genau wie ich.
53. Was meine Tochter nicht auf Anhieb schafft, mache ich für sie.
54. Ich kontrolliere grundsätzlich nicht, ob meine Tochter auch das tut, was ich von ihr verlange.
55. Um meine Tochter dahin zu bekommen, wo ich sie haben will, verwende ich schon mal einen kleinen Trick.
56. In vielen Bereichen richte ich mich bei meiner Tochter nach meiner eigenen Erziehung.
57. Im allgemeinen versuche ich, meiner Tochter gegenüber meine Stimmungen so weit wie möglich zu unterdrücken.
58. Es passiert mir hin und wieder, daß ich mich durch die Probleme mit meiner Tochter entmutigen lasse.
59. Bei der Erziehung unserer Tochter bin ich mit meiner Frau in allen Punkten einig.
60. Wenn ich meine Tochter für ein bestimmtes Vergehen das eine Mal hart bestrafe, kann es sein, daß ich sie das nächste Mal nur ausschimpfe.
61. Ich lasse kleine Gelegenheit aus, um mit meiner Tochter zu schmusen und zärtlich zu sein.
62. Es geht mir gegen den Strich, wenn meine Tochter ihre Pflichten nicht peinlich genau erfüllt.
63. Meine Tochter war zwar nicht direkt eingeplant, aber heute freue ich mich, daß sie da ist.
64. Meine Tochter ist völlig anders geartet als ich.
65. Nur wenn es gar nicht anders geht, versuche ich, meine Tochter zu überlisten.
66. Ich kann mit meiner Tochter ganz unbeschwert zusammen sein; um die täglichen Probleme mit ihr brauche ich mich nicht zu kümmern.
67. Ich halte nicht viel davon, in der Erziehung meiner Tochter immer wieder etwas Neues auszuprobieren.
68. Es liegen Welten zwischen meiner eigenen Erziehung und der Art, wie ich meine Tochter erziehe.
69. Obwohl es mir eigentlich Spaß macht, habe ich manchmal Hemmungen, zu meiner Tochter zärtlich zu sein.
70. Ich bleibe gegenüber den Forderungen meiner Tochter grundsätzlich hart.
71. Meine Frau hat häufig andere Ansichten, wie wir unsere Tochter erziehen sollten.

72. Nur in Ausnahmefällen prüfe ich nach, ob meine Tochter auch meine Anordnungen befolgt.
73. Manchmal nutze ich die Schwäche meiner Tochter bewußt aus.
74. Auch wenn ich gelegentlich mit meiner Tochter Schwierigkeiten habe, zweifle ich doch nicht an meinen erzieherischen Fähigkeiten.
75. Wenn ich meine Tochter für ein bestimmtes Vergehen das eine Mal hart bestrafe, kann es sein, daß ich das nächste Mal nichts unternehme und nur darüber lächele.
76. Meine Tochter und ich haben vieles gemeinsam.
77. Wenn ich mit meiner Tochter zusammen bin, handele ich ganz spontan und gefühlsmäßig.
78. Es fällt mir manchmal schwer, die Zärtlichkeiten meiner Tochter zu erwidern.
79. Ich fühle mich überall und jederzeit verantwortlich für das, was meine Tochter tut und denkt.
80. Wenn wir über die Erziehung unserer Tochter sprechen, ist meine Frau häufig anderer Meinung als ich.
81. Ich glaube, daß ich im Vergleich zu meinen Ansprüchen in der Erziehung meiner Tochter nicht immer erfolgreich bin.
82. Manchmal hilft mir eine Notlüge, um mit meiner Tochter besser klarzukommen.
83. Ich lasse meiner Tochter zu Hause und auch sonst jede erdenkliche Freiheit.
84. Im großen und ganzen ist es mir recht, daß sich vorwiegend meine Frau um die Erziehung unserer Tochter kümmert.
85. Ich mag es nicht, wenn meine Tochter zärtlich zu mir ist.
86. Obwohl meine Tochter nicht eingeplant war, versuche ich, das Beste daraus zu machen, wo sie nun einmal da ist.
87. Meine Tochter reagiert in allem ganz anders als ich.
88. Wenn ich meine Tochter für etwas Bestimmtes besonders belohnt habe, kann es sein, daß ich ihr beim nächsten Mal nur ein kleines Lob ausspreche.
89. Gelegentlich führe ich meine Tochter an der Nase herum, um zum Ziel zu kommen.
90. Ich bin froh, meine Tochter zu haben, damit ich all meine Zärtlichkeiten loswerden kann.
91. Es ist für mich unerträglich, wenn ich meine Tochter nicht in meiner Nähe habe.
92. Um bei meiner Tochter etwas Bestimmtes zu erreichen, probiere ich alles mögliche aus.
93. Nicht in allen Fragen der Erziehung unserer Tochter stimmen meine Frau und ich überein.
94. Ich lehne es grundsätzlich ab, mich an das Mitgefühl meiner Tochter zu wenden, um bei ihr etwas zu erreichen.
95. Wenn ich mit meiner Tochter zusammen bin, denke ich nicht lange nach, sondern verhalte mich so, wie es mir gerade in den Sinn kommt.
96. Meine Tochter kam zwar ungeplant, aber ich habe mich trotzdem sehr gefreut, als ich merkte, daß sie unterwegs war.
97. Auch wenn meine Tochter etwas tut, was mir gegen den Strich geht, unternehme ich nichts.
98. Es passiert mir immer mal, daß ich bei meiner Tochter die Beherrschung verliere.
99. Wenn ich meine Tochter für ein bestimmtes Vergehen das eine Mal hart bestrafe, kann es sein, daß ich es das nächste Mal durchgehen lasse.
100. Manchmal kann ich meine Tochter nur mit kleinen Tricks und Versprechungen hinhalten.
101. Ich zeige meiner Tochter durch Worte und durch Zärtlichkeiten, wie gern ich sie habe.
102. Meine Frau und ich können uns schlecht einig werden, wenn es um die Erziehung unserer Tochter geht.
103. Es fällt mir immer wieder auf, daß meine Tochter und ich wenig gemeinsam haben.
104. Bei der Erziehung meiner Tochter brauche ich keine besonderen Überlegungen anzustellen: das kann ich meiner Frau überlassen.
105. Ich lasse meiner Tochter nichts durchgehen, wenn es gegen meine Überzeugung ist.
106. Im Grunde erziehe ich meine Tochter doch wesentlich anders, als meine Eltern mich erzogen haben.

107. Es macht mir wenig aus, wenn meine Tochter sich anders verhält, als ich mir das vorstelle.
108. Es macht mich verlegen, wenn meine Tochter zu mir zärtlich ist.
109. Ich bringe es einfach nicht fertig, meine guten Vorsätze meiner Tochter gegenüber auch durchzusetzen.
110. Es ist mir am liebsten, wenn meine Tochter immer in meiner Nähe bleibt.
111. Es macht mir absolut nichts aus, meine Tochter zu überlisten, damit sie das tut, was ich will.
112. Ich freute mich sehr, als meine Tochter unterwegs war, weil ich mir gerade dieses Kind besonders gewünscht habe.
113. Wenn ich einmal einen Entschluß gefaßt habe, setze ich ihn auch unter allen Umständen meiner Tochter gegenüber durch.
114. Ich lasse meine Tochter ruhig gewähren, auch wenn sie Dinge tut, die mir mißfallen.
115. Ich erziehe meine Tochter genauso, wie ich auch erzogen wurde.
116. Wenn ich meine Tochter für etwas Bestimmtes besonders belohnt habe, kann es sein, daß ich das nächste Mal vollkommen darüber hinweg sehe.
117. In manchen Punkten können sich meine Frau und ich schlecht einigen, was die Erziehung unserer Tochter angeht.
118. Manchmal komme ich mir ein bißchen komisch vor, wenn ich zu meiner Tochter zärtlich sein soll.
119. Wir haben so ziemlich genau den Zeitpunkt geplant, zu dem wir uns unsere Tochter angeschafft haben.

Skalenzugehörigkeit der Items in der Auswertungsendfassung:

Skala 1. Selbstkritik (Item-Nr. 3, 12, 25, 39, 58, 81, 98, 109),
Skala 2. Autoritäre Rigidität (Item-Nr. 5, 23, 33, 44, 62, 70, 105, 113),
Skala 3. Permissivität (Item-Nr. 1, 19, 32, 45, 54, 83, 97, 107, 114),
Skala 4. Behütung (Item-Nr. 8, 14, 37, 79, 90, 91, 110),
Skala 5. Gelassenheit und Souveränität (Item-Nr. 6, 35, 47, 67, 72, 74),
Skala 6. Zärtlichkeit (Item-Nr. 4, 18, 49, 61, 69, 78, 85, 101, 108, 118),
Skala 7. Experimentieren (Item-Nr. 21, 34, 46, 55, 65, 73, 82, 89, 92, 100, 111),
Skala 8. Ehekonflikt (Item-Nr. 2, 16, 31, 48, 59, 71, 80, 93, 102, 117).
Skala 9. Ähnlichkeit (Item-Nr. 10, 22, 30, 42, 52, 64, 76, 87, 103),
Skala 10. Orientierung an eigener Erziehung (Item-Nr. 7, 15, 26, 36, 56, 68, 106, 115),
Skala 11. Inkonsistenz (Item-Nr. 11, 29, 43, 60, 75, 88, 99, 116),
Skala 12. Geplantsein des Kindes (Item-Nr. 9, 20, 28, 40, 51, 63, 86, 96, 112, 119),
Skala 13. Geringes Engagement in Erzieherrolle (Item-Nr. 17, 24, 27, 38, 41, 50, 66, 84, 104).

V–S-Fragebogen

Dieser Fragebogen ist von dem *Vater* auszufüllen.
Bitte beantworten Sie diesen Fragebogen für

Ihren .... jährigen Sohn

mit dem Vornamen ....

Auf den folgenden Seiten finden Sie eine Reihe von Aussagen und Meinungen, die sich auf die Erziehung Ihres Sohnes beziehen. Bitte geben Sie jedesmal an, ob und in welchem Maße diese Aussagen für Sie zutreffen. Sie haben *vier* verschiedene Möglichkeiten, zu den einzelnen Aussagen Stellung zu nehmen.

Wenn Sie zum Beispiel der Meinung sind, daß die Aussage:
„Ich bin gegenüber meinem Sohn zu nachsichtig."
☐ trifft für mich voll und ganz zu
☐ trifft für mich zum Teil zu
☒ trifft für mich eher nicht zu
☐ trifft für mich ganz und gar nicht zu
eher nicht für Sie zutrifft, müßten Sie wie oben ankreuzen.

Bitte kreuzen Sie also von den vier Antwortmöglichkeiten diejenige an, die Ihre eigene Meinung am besten wiedergibt.

Bitte denken Sie daran, Ihre Antworten *nur auf den Sohn zu beziehen, dessen Vornamen wir oben angegeben haben.*

Achten Sie bitte auch darauf, daß Sie *keine der Aussagen auslassen!*

1. Im Grunde erziehe ich meinen Sohn doch wesentlich anders, als meine Eltern mich erzogen haben.
2. Mein Sohn kam zwar ungeplant, aber ich habe mich trotzdem sehr gefreut, als ich merkte, daß er unterwegs war.
3. Wenn ich meinen Sohn für etwas Bestimmtes besonders belohnt habe, belohne ich ihn im Wiederholungsfalle genauso.
4. In Gesprächen mit anderen nehme ich manches auf, was ich dann später bei der Erziehung meines Sohnes ausprobiere.
5. Ich mag es ausgesprochen gern, wenn mein Sohn von sich aus zärtlich zu mir ist.
6. Ich lege die Zukunft meines Sohnes in keiner Weise fest.
7. Es stört mich nicht, daß meine Frau die Erziehung unseres Sohnes überwiegend in ihre Hände genommen hat.
8. Wenn ich mit meinem Sohn zusammen bin, denke ich nicht lange nach, sondern verhalte mich so, wie es mir gerade in den Sinn kommt.
9. Die Erziehung meines Sohnes spielt für mein tägliches Leben keine Rolle.
10. Meistens kriege ich es heraus, wenn mein Sohn etwas vor mir zu verbergen sucht.
11. Es gibt für mich nichts, was mich so sehr beschäftigt und bewegt, wie die Erziehung meines Sohnes.
12. Es passiert mir immer mal, daß ich bei meinem Sohn die Beherrschung verliere.
13. Nicht in allen Fragen der Erziehung unseres Sohnes stimmen meine Frau und ich überein.
14. In den wesentlichen Dingen sind mein Sohn und ich uns sehr ähnlich.
15. Ich erziehe meinen Sohn genauso, wie ich selbst auch erzogen wurde.
16. Als sich mein Sohn anmeldete, war ich voll und ganz auf Nachwuchs eingestellt.
17. Um meinen Sohn dahin zu bekommen, wo ich ihn haben will, verwende ich schon mal einen kleinen Trick.
18. Manchmal komme ich mir ein bißchen komisch vor, wenn ich zu meinem Sohn zärtlich sein soll.
19. Ich halte es für wenig sinnvoll, bei der Erziehung meines Sohnes den Rat anderer einzuholen.
20. Auch in den Fällen, wo es mir schwerfällt, unternehme ich nichts, um meinen Sohn von seinem Tun abzubringen.

21. Wenn ich meinen Sohn für ein bestimmtes Vergehen das eine Mal hart bestrafe, kann es sein, daß ich es das nächste Mal durchgehen lasse.
22. Wichtige Entscheidungen fälle ich selbst, ohne die Meinung meines Sohnes zu berücksichtigen.
23. Es passiert mir immer wieder, daß ich plötzlich Angst um meinen Sohn habe, ohne daß es dafür einen Anlaß gibt.
24. Hin und wieder ertappe ich mich dabei, daß ich meine Launen an meinem Sohn auslasse.
25. Ich habe mir meinen Sohn zwar nicht gerade gewünscht, aber enttäuscht hat er mich auch nicht.
26. Bei der Erziehung meines Sohnes richte ich mich ganz danach, was auch die anderen Eltern tun.
27. Ich mag es nicht, wenn mein Sohn zärtlich zu mir ist.
28. Ich lehne es entschieden ab, meinen Sohn mit einer List dahin zu bekommen, wo ich ihn haben will.
29. Mein Sohn und ich sind vom Wesen her recht verschieden.
30. Wie meine Eltern mich erzogen haben, spielt gelegentlich auch in die Erziehung meines eigenen Sohnes hinein.
31. In manchen Bereichen könnte meine Frau mir ruhig etwas mehr Einfluß auf die Erziehung unseres Sohnes einräumen.
32. Wir haben so ziemlich genau den Zeitpunkt geplant, zu dem wir uns unseren Sohn angeschafft haben.
33. Wenn ich meinen Sohn für ein bestimmtes Vergehen das eine Mal hart bestrafe, kann es sein, daß ich ihn das nächste Mal nur ermahne.
34. Ich lasse meinen Sohn ruhig gewähren, auch wenn er Dinge tut, die mir mißfallen.
35. Ich lasse meinem Sohn nichts durchgehen, wenn es gegen meine Überzeugung ist.
36. Nur selten denke ich im voraus darüber nach, wie ich mich im Einzelfall meinem Sohn gegenüber verhalte.
37. Manchmal trifft mich mein Sohn an meiner empfindlichsten Stelle, auch wenn er es gar nicht so meint.
38. Ich versuche nach Möglichkeit, Situationen zu umgehen, wo ich zu meinem Sohn zärtlich sein muß.
39. Gelegentlich führe ich meinen Sohn an der Nase herum, um zum Ziel zu kommen.
40. Auch wenn ich gern mit meinem Sohn zusammen bin, macht mir eine vorübergehende Trennung von ihm nichts aus.
41. Nur in Ausnahmefällen prüfe ich nach, ob mein Sohn auch meine Anordnungen befolgt.
42. Im Umgang mit meinem Sohn folge ich eher dem Gefühl als dem Verstand.
43. Selbst wenn mein Sohn mir weh tut, so geschieht das in der Regel nicht aus bösem Willen.
44. Mein Sohn war zwar nicht direkt eingeplant, aber heute freue ich mich, daß er da ist.
45. Mein Sohn reagiert in allem ganz anders als ich.
46. Wenn ich bedenke, wie meine Eltern mich erzogen haben, so mache ich bei meinem Sohn alles ganz anders.
47. Bei der Erziehung unseres Sohnes gibt es zwischen meiner Frau und mir kaum Meinungsverschiedenheiten.
48. Ich freue mich, wenn mein Sohn sich an mich schmiegt und mit mir schmusen möchte.
49. Es berührt mich wenig, wenn mein Sohn gegen meine Anordnungen verstößt.
50. Ich gestehe meinem Sohn zu, daß es Dinge gibt, die er mir nicht sagt.
51. Ich höre mir bei bestimmten Fragen zwar an, was mein Sohn zu sagen hat, die Entscheidung treffe ich aber allein.
52. Neue Erfahrungen im Bereich der Erziehung versuche ich auch auf meinen Sohn anzuwenden.
53. Wenn ich meinen Sohn für etwas Bestimmtes besonders belohnt habe, kann es sein, daß ich das nächste Mal vollkommen darüber hinwegsehe.
54. Ich behandele meinen Sohn stets so, wie ich das schon immer getan habe, und lasse mich auch durch neue Ideen zur Erziehung nicht davon abbringen.

55. Obwohl mein Sohn nicht eingeplant war, versuche ich das Beste daraus zu machen, wo er nun ja einmal da ist.
56. Mein Sohn fühlt, denkt und handelt genau wie ich.
57. Für die Erziehung meines Sohnes habe ich nur wenig von meinen Eltern übernommen.
58. Meine Frau und ich können uns schlecht einig werden, wenn es um die Erziehung unseres Sohnes geht.
59. Obwohl es mir eigentlich Spaß macht, habe ich manchmal Hemmungen, zu meinem Sohn zärtlich zu sein.
60. Ich verbringe jede freie Minute mit meinem Sohn.
61. Es macht mir wenig aus, wenn mein Sohn sich anders verhält, als ich mir das vorstelle.
62. Ich glaube, daß ich im Vergleich zu meinen Ansprüchen in der Erziehung meines Sohnes nicht immer erfolgreich bin.
63. Ich hüte mich davor, daß mein Verhalten meinem Sohn gegenüber zu sehr von meinen momentanen Stimmungen beeinflußt wird.
64. Im großen und ganzen ist es mir recht, daß sich vorwiegend meine Frau um die Erziehung unseres Sohnes kümmert.
65. Wenn ich einmal einen Entschluß gefaßt habe, setze ich ihn auch unter allen Umständen meinem Sohn gegenüber durch.
66. Es ist nicht meine Art, mit meinem Sohn besonders zärtlich zu sein.
67. Wenn es um meinen Sohn geht, schlage ich den Rat anderer nicht in den Wind.
68. Wenn ich meinen Sohn für ein bestimmtes Vergehen das eine Mal hart bestrafe, kann es sein, daß ich ihm das nächste Mal nur erkläre, was er falsch gemacht hat.
69. Der Zeitpunkt, zu dem sich unser Sohn ankündigte, paßte mir sehr gut.
70. Mein Sohn ist völlig anders geartet als ich.
71. In vielen Bereichen richte ich mich bei meinem Sohn nach meiner eigenen Erziehung.
72. Zwischen meiner Frau und mir gibt es manchmal Meinungsverschiedenheiten über die Erziehung unseres Sohnes.
73. Ich lasse keine Gelegenheit aus, um mit meinem Sohn zu schmusen und zärtlich zu sein.
74. Ich kontrolliere grundsätzlich nicht, ob mein Sohn auch das tut, was ich von ihm verlange.
75. Was mein Sohn tut, denkt und fühlt, interessiert mich mehr als alles andere.
76. Bei der Erziehung meines Sohnes gehe ich grundsätzlich meine eigenen Wege und richte mich nicht danach, was in der Erziehung sonst so üblich ist.
77. Wenn ich meinen Sohn für ein bestimmtes Vergehen das eine Mal hart bestrafe, kann es sein, daß ich ihn das nächste Mal nur ausschimpfe.
78. Bei meinem Sohn brauchen nur ein paar Dinge zusammen zu kommen, und schon könnte ich manchmal aus der Haut fahren.
79. Es ist für mich unerträglich, wenn ich meinen Sohn nicht in der Nähe habe.
80. Nur wenn es gar nicht anders geht, versuche ich, meinen Sohn zu überlisten.
81. Wir haben unseren Sohn erst angeschafft, als wir uns dieses Kind wirklich leisten konnten.
82. Es liegen Welten zwischen meiner eigenen Erziehung und der Art, wie ich meinen Sohn erziehe.
83. Es fällt mit immer wieder auf, daß mein Sohn und ich wenig gemeinsam haben.
84. Es fällt mir manchmal schwer, die Zärtlichkeiten meines Sohnes zu erwidern.
85. Ich berücksichtige erst dann die Ansprüche meines Sohnes, wenn er seine Pflichten voll erfüllt hat.
86. In vielen Bereichen kümmert sich meine Frau zu wenig um die Erziehung unseres Sohnes.
87. Auch wenn ich sehe, daß mein Sohn Schwierigkeiten hat, warte ich ab, bis er mich um Rat fragt.
88. Wenn ich mit meinem Sohn zusammen bin, werde ich sehr schnell ungeduldig.
89. Ich fühle mich überall und jederzeit verantwortlich für das, was mein Sohn tut und denkt.
90. Ich lehne es grundsätzlich ab, mich an das Mitgefühl meines Sohnes zu wenden, um bei ihm etwas zu erreichen.

91. Wenn ich meinen Sohn für etwas Bestimmtes besonders belohnt habe, kann es sein, daß ich das nächste Mal gar kein Aufhebens davon mache.
92. Es macht mich verlegen, wenn mein Sohn zärtlich zu mir ist.
93. Manchmal kostet es mich Nerven, meinem Sohn gegenüber geduldig zu bleiben.
94. Bei meinem Sohn handelt es sich um ein ausgesprochenes Wunschkind, und er hat auch alle Erwartungen erfüllt.
95. Für die Erziehung meines Sohnes habe ich manches von dem übernommen, wie meine Eltern mich erzogen haben.
96. Mein Sohn und ich haben vieles gemeinsam.
97. Meine Frau hat häufig andere Ansichten, wie wir unseren Sohn erziehen sollten.
98. Ich freute mich sehr, als mein Sohn unterwegs war, weil ich mir gerade dieses Kind besonders gewünscht hatte.
99. Manchmal nutze ich die Schwächen meines Sohnes bewußt aus.
100. Mein Sohn kann tun und lassen, was er will: Es wird nicht dazu kommen, daß ich mich wirklich gekränkt fühle.
101. Ich bin froh, meinen Sohn zu haben, damit ich all meine Zärtlichkeit loswerden kann.
102. Wenn es um meinen Sohn geht, folge ich ausschließlich meinem Gefühl.
103. Es passiert mir immer wieder, daß ich bei meinem Sohn die Geduld verliere.
104. Auch wenn mich manchmal die Neugier plagt, versuche ich nicht, alles zu erfahren, was mein Sohn vor mir verheimlichen möchte.
105. Ich dulde es unter keinen Umständen, daß mein Sohn auch nur geringfügig von meinen Anordnungen abweicht.
106. Ich habe es gern, wenn die Zärtlichkeiten von meinem Sohn ausgehen, weil ich selber Schwierigkeiten habe, meine Gefühle so zu äußern.
107. Wenn ich meinen Sohn für etwas Bestimmtes besonders belohnt habe, kann es sein, daß ich ihn das nächste Mal nur dafür lobe.
108. Mein Sohn reagiert in allem genauso wie ich.
109. Bei der Erziehung meines Sohnes richte ich mich so gut wie gar nicht danach, wie ich selbst erzogen wurde.
110. Meine Frau und ich stimmen in allen Fragen, die unseren Sohn betreffen, voll überein.
111. Ich achte darauf, daß mein Sohn meine Anordnungen möglichst genau einhält.

Skalenzugehörigkeit der Items in der Auswertungsendfassung:

Skala 1. Selbstkritik (Item-Nr. 12, 24, 37, 62, 78, 88, 93, 103),
Skala 2. Autoritäre Rigidität (Item-Nr. 10, 22, 35, 51, 65, 85, 105, 111),
Skala 3. Permissivität (Item-Nr. 20, 34, 41, 49, 61, 74),
Skala 4. Behütung (Item-Nr. 11, 23, 40, 60, 75, 79, 89, 101),
Skala 5. Gelassenheit und Souveränität (Item-Nr. 43, 50, 63, 90, 104),
Skala 6. Zärtlichkeit (Item-Nr. 5, 18, 27, 38, 48, 59, 66, 73, 84, 92, 106),
Skala 7. Experimentieren (Item-Nr. 4, 17, 39, 52, 80, 99),
Skala 8. Ehekonflikt (Item-Nr. 13, 31, 47, 58, 72, 86, 97, 110),
Skala 9. Ähnlichkeit (Item-Nr. 14, 29, 45, 56, 70, 83, 96, 108),
Skala 10. Orientierung an eigener Erziehung (Item-Nr. 1, 15, 30, 46, 57, 71, 82, 95, 109),
Skala 11. Inkonsistenz (Item-Nr. 21, 33, 53, 68, 77, 91, 107),
Skala 12. Geplantsein des Kindes (Item-Nr. 2, 16, 25, 32, 44, 55, 69, 94, 98),
Skala 13. Geringes Engagement in Erzieherrolle (Item-Nr. 6, 7, 8, 9, 36, 42, 54, 64, 76, 102).

EBT-Fragebogen

V–T- und M–T-Fragebogen

Im folgenden fragen wir nach Ihrem Verhalten, wenn Sie mit dem, was Ihre Tochter getan hat, ganz und gar nicht einverstanden sind. Wir wissen, daß sich manche Eltern gerade im Hinblick auf solche Situationen etwas scheuen, die Wahrheit zu sagen. Damit wir aber ein möglichst unverfälschtes Bild davon bekommen, wie Eltern in diesen Situationen reagieren, möchten wir Sie bitten, uns ganz offen und wahrheitsgetreu zu antworten. Ihre Angaben werden selbstverständlich vertraulich behandelt.

Wenn meine Tochter etwas gemacht hat, womit ich ganz und gar nicht einverstanden bin, dann ...

sehr oft	oft	manchmal	selten	nie

1. schimpfe ich mit ihr.
2. kürze ich ihr das Taschengeld.
3. rede ich ihr ins Gewissen.
4. beachte ich sie für eine ganze Weile nicht.
5. gebe ich ihr keinen Gutenachtkuß.
6. sage ich: „Du mußt das alleine ausbaden."
7. erzähle ich es meiner Frau (meinem Mann).
8. drohe ich ihr mit einer schlimmen Strafe, falls das noch einmal passiert.
9. gebe ich ihr aus Zorn eine Ohrfeige.
10. lasse ich sie die Strafe selbst bestimmen.
11. nehme ich ihr etwas weg, was sie besonders gern mag.
12. sage ich: „Mit Dir wird es schlimm enden, wenn Du so weitermachst."
13. bekommt sie von mir Hausarrest.
14. gebe ich ihr eine ordentliche Tracht Prügel.
15. rede ich längere Zeit nicht mit ihr.
16. bin ich nur ganz traurig.
17. schicke ich sie früher ins Bett als sonst.
18. schreie ich sie an.
19. verbiete ich ihr etwas, was ihr besonders Spaß macht.
20. tue ich eine Weile so, als merkte ich nichts, wenn sie mich wieder versöhnen will.
21. halte ich ihr andere Kinder als Beispiel vor, die so etwas nicht tun.
22. verbiete ich ihr fernzusehen.
23. sage ich: „Du machst mir immer solchen Kummer."
24. rede ich mit anderen Leuten darüber.
25. muß sie zur Strafe im Haushalt helfen.
26. schiebe ich etwas auf, was ich ihr eigentlich versprochen hatte.
27. schlage ich sie zur Strafe mit einem Stock, Gürtel oder dergleichen.
28. bin ich ihr einen ganzen Tag lang böse.
29. muß sie zur Strafe zusätzlich etwas für die Schule tun.
30. spreche ich mehrere Male mit ihr darüber.
31. lasse ich sie zur Strafe etwas tun, was sie sehr ungern tut.
32. sage ich ganz ärgerlich: „Das hast Du ja wieder einmal ganz großartig gemacht."
33. schimpfe ich mit ihr und sage schon mal: „Du Dummkopf", „Du Idiot", oder so etwas.
34. spreche ich mit ihr genau durch, was sie falsch gemacht hat.
35. sage ich: „Du machst immer alles falsch."
36. bestrafe ich sie, auch wenn andere dabei sind.

Bei der Erziehung Ihrer Tochter kommen Sie sicher in Situationen, in denen Sie Ihre Tochter auf irgendeine Weise loben oder belohnen. Im folgenden nennen wir Ihnen verschiedene Möglichkeiten und bitten Sie anzugeben, wie oft Sie auf diese Weise jeweils reagieren.

Wenn ich finde, daß meine Tochter etwas besonders gut gemacht hat, dann ...

sehr oft	oft	manchmal	selten	nie

37. erlaube ich ihr etwas, was sie sonst nicht darf.
38. streichele oder küsse ich sie.
39. tue ich nichts und finde das selbstverständlich.
40. zeige ich ihr, wie stolz ich auf sie bin.
41. darf sie länger aufbleiben als sonst.
42. bringe ich ihr etwas Schönes mit.
43. lächele ich und nicke ihr freundlich zu.
44. sage ich, daß sie es schon viel besser gemacht hat als früher.
45. denke ich mir etwas Besonderes aus, womit ich ihr eine Freude machen kann.
46. nehme ich sie in den Arm.
47. sage ich, daß sie sich ordentlich anstrengen muß, um es beim nächsten Mal genauso gut zu machen.
48. gebe ich ihr zur Belohnung Geld.
49. strahle ich vor Freude.
50. erzähle ich es meiner Frau (meinem Mann).
51. nehme ich mir extra Zeit für sie.
52. verspreche ich ihr etwas Schönes, wenn sie es beim nächsten Mal genauso gut macht.
53. zeige ich ihr, wie stolz ich bin, daß sie es besser gemacht hat als andere Kinder.
54. erlaube ich ihr, länger fernzusehen.
55. freue ich mich und frage sie, wie sie das geschafft hat.
56. lobe ich sie, wenn andere dabei sind.
57. schenke ich ihr etwas, was sie sich schon lange gewünscht hat.
58. mache ich den ganzen Tag ein fröhliches Gesicht.
59. sage ich: „Siehst Du, wenn Du Dich ein bißchen anstrengst, dann klappt es auch."
60. frage ich sie, ob andere Kinder noch besser waren als sie.
61. erzähle ich anderen Leuten, wie gut sie das gemacht hat.
62. darf sie sich etwas kaufen, was sie gern haben möchte.
63. sage ich: „Ich verstehe nicht, warum Du das nicht schon früher geschafft hast."
64. spreche ich noch lange davon.
65. sage ich: „Ich habe schon immer gewußt, daß Du das kannst."

Skalenzugehörigkeit der Items in der Auswertungsendfassung:

Skala 1. Belohnung durch liebevolle Zuwendung (Item-Nr. 38, 43, 46, 49, 50, 51, 58, 64),

Skala 2. Belohnung durch offen gezeigten Stolz (Item-Nr. 40, 53, 56, 61),

Skala 3. Materielle Belohnung und Privilegien (Item-Nr. 37, 41, 42, 45, 48, 54, 57, 62),

Skala 4. Eingeschränktes Lob (Item-Nr. 44, 47, 52, 59, 60, 63, 65),

Skala 5. Bestrafung durch Entzug materieller Verstärker (Item-Nr. 2, 11, 13, 17, 19, 22, 25, 29, 31).

Skala 6. Bestrafung durch Liebesentzug (Item-Nr. 4, 15, 20, 28),

Skala 7. Geringschätzung und verbaler Ärgerausdruck (Item-Nr. 1, 3, 6, 12, 21, 23, 30, 32, 33, 35),

Skala 8. Körperliche Bestrafung (Item-Nr. 9, 14, 18, 27).

V–S- und M–S-Fragebogen

Im folgenden fragen wir Sie nach Ihrem Verhalten, wenn Sie mit dem, was Ihr Sohn getan hat, ganz und gar nicht einverstanden sind. Wir wissen, daß sich manche Eltern gerade im Hinblick auf solche Situationen etwas scheuen, die Wahrheit zu sagen. Damit wir aber ein möglichst unverfälschtes Bild davon bekommen, wie Eltern in diesen Situationen reagieren, möchten wir Sie bitten, uns ganz offen und wahrheitsgetreu zu antworten. Ihre Angaben werden selbstverständlich vertraulich behandelt.

Wenn mein Sohn etwas gemacht hat, womit ich ganz und gar nicht einverstanden bin, dann ...

sehr oft	oft	manchmal	selten	nie

1. schimpfe ich mit ihm.
2. kürze ich ihm das Taschengeld.
3. rede ich ihm ins Gewissen.
4. beachte ich ihn für eine ganze Weile nicht.
5. gebe ich ihm keinen Gutenachtkuß.
6. sage ich: „Du muß das alleine ausbaden!"
7. erzähle ich es meiner Frau (meinem Mann).
8. drohe ich ihm mit einer schlimmen Strafe, falls das noch einmal passiert.
9. gebe ich ihm aus Zorn eine Ohrfeige.
10. lasse ich ihn die Strafe selbst bestimmen.
11. nehme ich ihm etwas weg, was er besonders gern mag.
12. sage ich: „Mit Dir wird es schlimm enden, wenn Du so weitermachst."
13. bekommt er von mir Hausarrest.
14. gebe ich ihm eine ordentliche Tracht Prügel.
15. rede ich längere Zeit nicht mit ihm.
16. bin ich nur ganz traurig.
17. schicke ich ihn früher ins Bett als sonst.
18. schreie ich ihn an.
19. verbiete ich ihm etwas, was ihm besonders Spaß macht.
20. tue ich eine Weile so, als merkte ich nichts, wenn er mich wieder versöhnen will.
21. halte ich ihm andere Kinder als Beispiel vor, die so etwas nicht tun.
22. verbiete ich ihm fernzusehen.
23. sage ich: „Du machst mir immer solchen Kummer."
24. rede ich mit anderen Leuten darüber.
25. muß er zur Strafe im Haushalt helfen.
26. schiebe ich etwas auf, was ich ihm eigentlich versprochen hatte.
27. schlage ich ihn zur Strafe mit einem Stock, Gürtel oder dergleichen.
28. bin ich ihm einen ganzen Tag lang böse.
29. muß er zur Strafe zusätzlich etwas für die Schule tun.
30. spreche ich mehrere Male mit ihm darüber.
31. lasse ich ihn zur Strafe etwas tun, was er sehr ungern tut.
32. sage ich ganz ärgerlich: „Das hast Du ja wieder einmal ganz großartig gemacht."
33. schimpfe ich mit ihm und sage schon mal: „Du Dummkopf", „Du Idiot", oder so etwas.
34. spreche ich mit ihm genau durch, was er falsch gemacht hat.
35. sage ich: „Du machst immer alles falsch."
36. bestrafe ich ihn, auch wenn andere dabei sind.

Bei der Erziehung Ihres Sohnes kommen Sie sicher in Situationen, in denen Sie Ihren Sohn auf irgendeine Weise loben oder belohnen. Im folgenden nennen wir Ihnen verschiedene Möglichkeiten und bitten Sie anzugeben, wie oft Sie auf diese Weise jeweils reagieren.
Wenn ich finde, daß mein Sohn etwas besonders gut gemacht hat, dann ...

sehr oft	oft	manchmal	selten	nie

37. erlaube ich ihm etwas, was er sonst nicht darf.
38. streichele oder küsse ich ihn.
39. tue ich nichts und finde das selbstverständlich.
40. zeige ich ihm, wie stolz ich auf ihn bin.
41. darf er länger aufbleiben als sonst.
42. bringe ich ihm etwas Schönes mit.
43. lächele ich und nicke ihm freundlich zu.
44. sage ich, daß er es schon viel besser gemacht hat als früher.
45. denke ich mir etwas Besonderes aus, womit ich ihm eine Freude machen kann.
46. nehme ich ihn in den Arm.
47. sage ich, daß er sich ordentlich anstrengen muß, um es beim nächsten Mal genauso gut zu machen.
48. gebe ich ihm zur Belohnung Geld.
49. strahle ich vor Freude.
50. erzähle ich es meiner Frau (meinem Mann).
51. nehme ich mir extra Zeit für ihn.
52. verspreche ich ihm etwas Schönes, wenn er es beim nächsten Mal genauso gut macht.
53. zeige ich ihm, wie stolz ich bin, daß er es besser gemacht hat als andere Kinder.
54. erlaube ich ihm, länger fernzusehen.
55. freue ich mich und frage ihn, wie er das geschafft hat.
56. lobe ich ihn, wenn andere dabei sind.
57. schenke ich ihm etwas, was er sich schon lange gewünscht hat.
58. mache ich den ganzen Tag ein fröhliches Gesicht.
59. sage ich: „Siehst Du, wenn Du Dich nur ein bißchen anstrengst, dann klappt es auch."
60. frage ich ihn, ob andere Kinder noch besser waren als er.
61. erzähle ich anderen Leuten, wie gut er das gemacht hat.
62. darf er sich etwas kaufen, was er gern haben möchte.
63. sage ich: „Ich verstehe nicht, warum Du das nicht schon früher geschafft hast."
64. spreche ich noch lange davon.
65. sage ich: „Ich habe schon immer gewußt, daß Du das kannst."

Skalenzugehörigkeit der Items in der Auswertungsendfassung:

Skala 1. Belohnung durch liebevolle Zuwendung (Item-Nr. 38, 43, 46, 49, 50, 51, 58, 64),
Skala 2. Belohnung durch offen gezeigten Stolz (Item-Nr. 40, 53, 56, 61),
Skala 3. Materielle Belohnung und Privilegien (Item-Nr. 37, 41, 42, 45, 48, 54, 57, 62),
Skala 4. Eingeschränktes Lob (Item-Nr. 44, 47, 52, 59, 60, 63, 65),
Skala 5. Bestrafung durch Entzug materieller Verstärker (Item-Nr. 2, 11, 13, 17, 19, 22, 25, 29, 31).
Skala 6. Bestrafung durch Liebesentzug (Item-Nr. 4, 15, 20, 28),
Skala 7. Geringschätzung und verbaler Ärgerausdruck (Item-Nr. 1, 3, 6, 12, 21, 23, 30, 32, 33, 35),
Skala 8. Körperliche Bestrafung (Item-Nr. 9, 14, 18, 27).

SEZ-Fragebogen

M–T-Fragebogen

Dieser Fragebogen ist von der *Mutter* auszufüllen.

Anleitung zum Fragebogen

Bitte beantworten Sie die Fragen für Ihre ... jährige Tochter mit dem Vornamen ....

Auf den folgenden Seiten finden Sie eine Reihe von „Zielen" und „Wünschen", wie sie Mütter für Ihre Töchter haben können. Wir möchten Sie nun darum bitten, anzukreuzen, in welchem Maße Sie diesen Zielen und Wünschen zustimmen oder sie ablehnen.

Wir wollen Ihnen das an einem Beispiel verdeutlichen:

„Meine Tochter sollte sich mit anderen Kindern immer gut vertragen."
☒ stimme voll und ganz zu
☐ stimme ich teilweise zu
☐ lehne ich teilweise ab
☐ lehne ich voll und ganz ab.

Wenn Sie dieser Feststellung voll und ganz zustimmen, kreuzen Sie bitte das entsprechende Kästchen wie in unserem Beispiel an.

Bevor Sie nun beginnen, bitten wir Sie, folgendes zu beachten:
a) Bearbeiten Sie bitte die einzelnen Feststellungen *der Reihe nach.*
b) Bitte *lassen Sie keine Feststellung aus.*
c) Bitte halten Sie sich bei den einzelnen Feststellungen *nicht zu lange auf,* sondern kreuzen Sie die Antwort an, die *Ihnen zuerst einfällt.*

1. Meine Tochter sollte bei gemeinsamen Unternehmen mit Freunden stets dabei sein.
2. Sie sollte sich später im Beruf zum Sprecher ihrer Kollegen machen.
3. Sie sollte selbst ein Musikinstrument spielen können.
4. Sie sollte auch in den Ferien etwas für die Schule tun.
5. Meine Tochter sollte ihre Freunde verteidigen, auch wenn sie im Unrecht sind.
6. Sie sollte sich einem christlichen Kreis anschließen.
7. Sie sollte beim Sport Kampfgeist entwickeln.
8. Sie sollte ihre Kleidung selbst in Ordnung halten.
9. Meine Tochter sollte von sich aus Kontakt zu anderen Leuten suchen.
10. Auch wenn sie mit ihrem Mann sexuelle Schwierigkeiten hat, sollte sie an ihrer Ehe festhalten.
11. Sie sollte selbst entscheiden, ob sie in die Kirche gehen will.
12. Sie sollte mit Kindern spielen, die aus „gutem Hause" kommen.
13. Meine Tochter sollte Streitigkeiten in der Familie vermeiden helfen.
14. Sie sollte sich immer anstrengen, wenigstens ebenso gut wie die anderen zu sein.
15. Sie sollte später im Beruf entschieden für die Interessen ihrer Kollegen eintreten.
16. Sie sollte ein Spiel, das sie angefangen hat, auch zu Ende spielen.
17. Meine Tochter sollte sich für klassische Musik interessieren.

18. Sie sollte später möglichst immer in der gleichen Firma bleiben.
19. Wenn Erwachsene sich unterhalten, sollte sie stets fragen, ob sie auch etwas sagen darf.
20. Sie sollte ruhig allein zu Verwandten reisen.
21. Meine Tochter sollte beim Spiel mit anderen Kindern durch ihre Leistung tonangebend sein.
22. Sie sollte Verständnis dafür haben, daß wir in einer anderen Zeit aufgewachsen sind.
23. Sie sollte in ihrem Beruf möglichst viele Leute unter sich haben.
24. Sie sollte später darauf achten, daß sie sich mindestens ebensoviel leisten kann wie der Nachbar.
25. Meine Tochter sollte sich in einer Jugendgruppe mit Gleichaltrigen messen.
26. Sie sollte immer nur freundlich und herzlich im Umgang mit anderen sein.
27. Sie sollte später einmal der Gewerkschaft beitreten.
28. Sie sollte gute Beziehungen zu ihrem beruflichen Vorteil ausnutzen.
29. Meine Tochter sollte auf alle Fälle Abitur machen, auch wenn sie schlechte Noten hat.
30. Sie sollte auch als verheiratete Frau alleine ausgehen.
31. Sie sollte sich am Sonntag die Zeit nehmen, um über religiöse Fragen nachzudenken.
32. Sie sollte ihren Freundinnen ruhig Kleidungsstücke ausleihen.
33. Meine Tochter sollte Abitur machen.
34. Sie soll in „besseren Kreisen" verkehren.
35. Sie sollte später bei Tanzveranstaltungen mit ihrem Partner schnell ins Gespräch kommen.
36. Sie sollte als verheiratete Frau mit anderen Männern ausgehen.
37. Meine Tochter sollte regelmäßig in die Kirche gehen.
38. Sie sollte selbst aktiv Sport betreiben.
39. Wenn ihr Mann sie betrügt, sollte sie ihn ruhig auch betrügen.
40. Sie sollte als verheiratete Frau gelegentlich alleine in Urlaub fahren.
41. Meine Tochter sollte auch einmal die Sachen ihrer Geschwister[1] aufräumen.
42. Sie sollte regelmäßig ins Theater gehen oder Konzerte besuchen.
43. Bekannten, die sich in Geldschwierigkeiten befinden, sollte sie mit Geld aushelfen.
44. Sie sollte einer politischen Gruppe beitreten, auch wenn die Eltern anders denken.
45. Meine Tochter sollte selbst entscheiden, wohin sie in den Ferien fahren möchte.
46. Ihr Zimmer sollte sie ganz allein in Ordnung halten.
47. Sie sollte sich an die Vorschriften der Bibel halten.
48. Sie sollte als verheiratete Frau ruhig einmal mit anderen Männern flirten.
49. Meine Tochter sollte möglichst einen handwerklichen Beruf erlernen.
50. Sie sollte in der Wohnung stets Hausschuhe tragen.
51. Sie sollte unter allen Umständen ein Studium zu Ende bringen, auch wenn es die Eltern viel Geld kostet.
52. Sie sollte mit Leuten verkehren, die ihr nützlich sein können.
53. Meine Tochter sollte vor der Ehe Erfahrungen mit mehreren Männern sammeln.
54. Sie sollte später studieren.
55. Sie sollte die „Zehn Gebote" unbedingt einhalten.
56. Sie sollte alles essen, was auf den Tisch kommt.
57. Meine Tochter sollte von sich aus die Wohnung aufräumen.
58. Sie sollte ihre Schulkameraden abschreiben lassen.
59. Sie sollte sich den Schultyp selbst aussuchen.
60. Sie sollte auch Nachteile in Kauf nehmen, wenn es der Klassengemeinschaft nützt.
61. Meine Tochter sollte allein ins Schwimmbad oder in die Stadt gehen.
62. Sie sollte als Jungfrau in die Ehe gehen.
63. Sie sollte beim Hausputz helfen.
64. Sie sollte mit der ganzen Familie in die Kirche gehen.

---

[1] Falls Ihre Tochter keine Geschwister hat, dann beantworten Sie bitte diese und spätere Fragen, die sich auf Geschwister beziehen, so, als ob Geschwister vorhanden wären.

65. Meine Tochter sollte Süßigkeiten mit Freunden teilen, auch wenn die Freunde das nicht tun.
66. Sie sollte den Abfalleimer ausleeren.
67. Sie sollte vor der Ehe nur mit ihrem zukünftigen Mann intim verkehren.
68. Sie sollte wissen, daß es nur eine wahre Religion gibt.
69. Meine Tochter sollte Sport treiben, um in einer Gruppe zu sein.
70. Sie sollte dem Lehrer ruhig nach dem Munde reden, wenn es die Note verbessert.
71. Sie sollte später auch einmal allein in einer fremden Stadt leben und arbeiten.
72. Sie sollte alles daransetzen, zu den Besten in ihrer Klasse zu gehören.
73. Meine Tochter sollte einen Mann heiraten, der die gleiche Religion hat wie sie.
74. Sie sollte Sport treiben, um einen Leistungsehrgeiz zu entwickeln.
75. Sie sollte ihren Geschwistern mit ihrem Taschengeld aushelfen.
76. Sie sollte einen Beruf ausüben, auch wenn sie nicht auf das Geld angewiesen ist.
77. Meine Tochter sollte viel Geld für gute Bücher ausgeben.
78. Sie sollte sich ständig bemühen, ihre Schulleistungen zu verbessern.
79. Sie sollte vor ihren Freunden ruhig angeben.
80. Sie sollte später möglichst viele Bekannte haben.
81. Meine Tochter sollte mit Erwachsenen in einem anderen Ton sprechen als mit ihren engsten Freunden.
82. Sie sollte Freunden zuliebe auf Vorteile verzichten.
83. Sie sollte für unbeliebte Kinder Partei ergreifen.
84. Sie sollte mit anderen Kindern solche Spiele spielen, bei denen sie sich ordentlich anstrengen muß.
85. Bevor sie heiratet, sollte meine Tochter herausfinden, ob sie sich mit ihrem zukünftigen Mann sexuell versteht.
86. Sie sollte vor ihrer Heirat ruhig Erfahrungen mit dem anderen Geschlecht sammeln.
87. Sie sollte später ruhig allein in ein Lokal oder zum Tanzen gehen.
88. Sie sollte später an Streiks für Lohn- und Gehaltserhöhungen teilnehmen.
89. Meine Tochter sollte Streitereien mit anderen Kindern aus dem Wege gehen.
90. Sie sollte möglichst schnell Geld verdienen.
91. Sie sollte von ihrem späteren Mann in Gelddingen unabhängig sein.
92. Sie sollte später im Beruf ihrer Firma auch in schwierigen Situationen die Treue halten.
93. Meine Tochter sollte ihrem Mann unter allen Umständen die Treue halten.
94. Sie sollte immer mit überlegen, was eingekauft werden muß.
95. Sie sollte unter allen Umständen ein Studium zu Ende bringen, auch wenn es sehr lange dauert.
96. Sie sollte regelmäßig zu Kunstausstellungen oder in Museen gehen.
97. Meine Tochter sollte schwächeren Kindern kostenlos Nachhilfe geben.
98. Sie sollte die Zähne zusammenbeißen, wenn sie Schmerzen hat.
99. Sie sollte sich in allen Lebensfragen nach den Ansichten der Kirche richten.
100. Sie sollte später ihren Nachbarn zu erkennen geben, wie erfolgreich sie im Beruf ist.

Skalenzugehörigkeit der Items in der Auswertungsendfassung:

Skala 1. Orientierung an religiösen Normen (Item-Nr. 6, 10, 11, 31, 37, 47, 55, 64, 68, 73, 99),

Skala 2. Kameradschaftlichkeit (Item-Nr. 5, 41, 43, 58, 60, 65, 75, 82, 83),

Skala 3. Schulischer und allgemeiner Bildungsanspruch (Item-Nr. 3, 17, 29, 33, 35, 42, 51, 54, 77, 95, 96),

Skala 4. Soziale Selbständigkeit (Item-Nr. 9, 20, 30, 40, 44, 45, 59, 61, 71, 80, 87, 91),

Skala 5. Leistungsehrgeiz (Item-Nr. 14, 25, 69, 74, 78, 84, 98),

Skala 6. Bravheitsforderungen (Item-Nr. 16, 19, 26, 50, 56, 57, 66, 81, 89),

Skala 7. Geltungsstreben, sozialer Aufstieg (Item-Nr. 12, 18, 21, 23, 24, 28, 34, 52, 70, 79, 90, 100),
Skala 8. Häusliche Entlastungsforderungen (Item-Nr. 8, 46, 63, 94),
Skala 9. Sozialpolitisches Engagement (Item-Nr. 2, 15, 27, 88),
Skala 10. Orientierung an moralischen Normen (Item-Nr. 48, 53, 62, 85, 86, 93).

M–S-Fragebogen

Dieser Fragebogen ist von der *Mutter* auszufüllen.

Anleitung zum Fragebogen

Bitte beantworten Sie die Fragen für Ihren ... jährigen Sohn mit dem Vornamen ....

Auf den folgenden Seiten finden Sie eine Reihe von „Zielen“ und „Wünschen“, wie sie Mütter für ihre Söhne haben können. Wir möchten Sie nun darum bitten, anzukreuzen, in welchem Maß Sie diesen Zielen und Wünschen zustimmen oder sie ablehnen.

Wir wollen Ihnen das an einem Beispiel verdeutlichen:

„Mein Sohn sollte sich mit anderen Kindern gut vertragen.“
☒ stimme ich voll und ganz zu
☐ stimme ich teilweise zu
☐ lehne ich teilweise ab
☐ lehne ich voll und ganz ab.

Wenn Sie dieser Feststellung voll und ganz zustimmen, kreuzen Sie bitte das entsprechende Kästchen wie in unserem Beispiel an.

Bevor Sie nun beginnen, bitten wir Sie, folgendes zu beachten:
a) Bearbeiten Sie bitte die einzelnen Feststellungen *der Reihe nach.*
b) Bitte *lassen Sie keine Feststellung aus.*
c) Bitte halten Sie sich bei den einzelnen Feststellungen *nicht zu lange auf,* sondern kreuzen Sie die Antwort an, die *Ihnen zuerst einfällt.*

1. Mein Sohn sollte unter allen Umständen studieren, auch wenn er ein schlechtes Examen macht.
2. Mein Sohn sollte als verheirateter Mann ruhig mit anderen Frauen flirten.
3. Mein Sohn sollte sich in allen Lebensfragen nach den Ansichten der Kirche richten.
4. Beim Spiel mit anderen sollte mein Sohn tonangebend sein.
5. Mein Sohn sollte nur zu den festgesetzten Mahlzeiten essen.
6. Mein Sohn sollte regelmäßig ins Theater gehen oder Konzerte besuchen.
7. Mein Sohn sollte später möglichst viele Bekannte haben.
8. Er sollte auf jeden Fall Abitur machen, auch wenn er schlechte Noten hat.

9. Mein Sohn sollte seinen Geschwistern[1] regelmäßig bei den Hausaufgaben helfen.
10. Auch wenn er mit seiner Frau sexuelle Schwierigkeiten hat, sollte mein Sohn an seiner Ehe festhalten.
11. Er sollte regelmäßig in die Kirche gehen.
12. Er sollte unter allen Umständen sein Studium beenden, selbst wenn es uns sehr viel Geld kostet.
13. Mein Sohn sollte eine häuslich veranlagte Frau heiraten.
14. Mein Sohn soll hauptsächlich mit Jungen zusammen sein.
15. Er sollte seinen Geschwistern mit seinem Taschengeld aushelfen.
16. Er sollte Streitereien mit anderen Kindern aus dem Weg gehen.
17. Mein Sohn sollte Abitur machen.
18. Er sollte beim Einkaufen an Dinge denken, die die Mutter vergessen hat.
19. Er sollte in seiner späteren Ehe Entscheidungen fällen, nach denen sich die ganze Familie richten soll.
20. Er sollte vor seiner Heirat ruhig Erfahrungen mt dem anderen Geschlecht sammeln.
21. Mein Sohn sollte auf jeden Fall Abitur machen, auch wenn wir viel Geld für Nachhilfestunden ausgeben müssen.
22. Er sollte sich auf jeden Fall kirchlich trauen lassen.
23. Er sollte auf jeden Fall ein Musikinstrument spielen können.
24. Er sollte später darauf achten, daß er sich mindestens ebensoviel leisten kann wie der Nachbar.
25. Mein Sohn sollte sich einem christlichen Kreis anschließen.
26. Er sollte später einmal den Doktortitel erwerben.
27. Er sollte ruhig stolz darauf sein, ein Deutscher zu sein.
28. Er sollte beim Spielen Mannschaftsführer sein.
29. Mein Sohn sollte auf seine jüngeren Geschwister aufpassen.
30. Er sollte sich am Sonntag die Zeit nehmen, um über religiöse Fragen nachzudenken.
31. Er sollte als Mann nicht weinen.
32. Mein Sohn sollte stets bereit sein, seine Ehre mit allen Mitteln zu verteidigen.
33. Er sollte regelmäßig Kunstausstellungen und Museen besuchen.
34. Er sollte Klassensprecher werden.
35. Er sollte vor der Ehe Erfahrungen mit mehreren Frauen sammeln.
36. Mein Sohn sollte in der Wohnung stets Hausschuhe tragen.
37. Er sollte auf jeden Fall ein Studium an einer Hochschule (Universität) abschließen (Staatsexamen, Diplom).
38. Er sollte mit der ganzen Familie in die Kirche gehen.
39. Mein Sohn sollte möglichst schon in der ersten Schulklasse wissen, was er später werden will.
40. Er sollte den Wehrdienst ablehnen.
41. Wenn mein Sohn von seiner Frau betrogen wird, soll er sich sofort von ihr trennen.
42. Er sollte den Abfalleimer ausleeren.
43. Er sollte dem Lehrer ruhig nach dem Munde reden, wenn es die Note verbessert.
44. Mein Sohn sollte eine Frau heiraten, die mindestens die gleiche Schulbildung hat wie er selbst.
45. Er sollte zeigen, daß er auf gute Schulleistungen stolz ist.
46. Er sollte auch einmal die Sachen seiner Geschwister aufräumen.
47. Er sollte auf alle Fälle das Gymnasium zu Ende machen, auch wenn er mehrmals sitzenbleibt.
48. Mein Sohn sollte bereit sein, für sein Vaterland Opfer zu bringen.
49. Er sollte schon jetzt darauf bedacht sein, den Eltern das Leben zu erleichtern.
50. Er sollte beim Raufen genauso zuhauen wie die anderen.

---

[1] Falls Ihr Sohn keine Geschwister hat, dann beantworten Sie bitte diese und spätere Fragen, die sich auf Geschwister beziehen, so, als ob Geschwister vorhanden wären.

51. Mein Sohn sollte selbst in der Wohnung aufräumen, ohne daß die Mutter oder der Vater es sagen müssen.
52. Er sollte auch für unfreundliche Nachbarn einmal eine Besorgung machen.
53. Er sollte allein ins Schwimmbad oder in die Stadt gehen.
54. Mein Sohn sollte an Gott glauben.
55. Er sollte einen Beruf mit geregelten Arbeitszeiten haben.
56. Er sollte seiner Frau unter allen Umständen die Treue halten.
57. Mein Sohn sollte sich Frauen gegenüber immer ritterlich verhalten.
58. Vor seiner Ehe sollte er nur mit seiner zukünftigen Frau intim verkehren.
59. Er sollte unter allen Umständen ein Studium zu Ende bringen, selbst wenn es sehr lange dauert.
60. Mein Sohn sollte sich auch für klassische Musik interessieren.
61. Er sollte als verheirateter Mann ruhig mit anderen Frauen ausgehen.
62. Er sollte viel Geld für gute Bücher ausgeben.
63. Mein Sohn sollte wissen, daß es nur eine wahre Religion gibt.
64. Mein Sohn sollte sich modebewußt kleiden.
65. Mein Sohn sollte später studieren.

Skalenzugehörigkeit der Items in der Auswertungsendfassung:

Skala 1. Orientierung an religiösen Normen (Item-Nr. 3, 11, 22, 25, 30, 38, 52, 54, 63),
Skala 2. Anpassung und Konfliktvermeidung (Item-Nr. 5, 10, 14, 16, 36, 55, 56),
Skala 3. Schulbildungsanspruch (Item-Nr. 1, 8, 12, 17, 21, 26, 37, 47, 59, 65),
Skala 4. Anspruchsvolle Lebensführung (Item-Nr. 6, 23, 33, 44, 60),
Skala 5. Selbständigkeit (Item-Nr. 2, 20, 35, 58),
Skala 6. Konservatives Männlichkeitsideal (Item-Nr. 13, 19, 27, 31, 32, 40, 41, 48, 57),
Skala 7. Sozialer Ehrgeiz und Geltungsstreben (Item-Nr. 4, 7, 24, 28, 34, 39, 45, 50, 64),
Skala 8. Häusliche Entlastungsforderungen (Item-Nr. 9, 15, 18, 29, 42, 46, 49, 51).

V–T-Fragebogen

Dieser Fragebogen ist von dem *Vater* auszufüllen.

Anleitung zum Fragebogen

Bitte beantworten Sie die Fragen für Ihre ... jährige Tochter mit dem Vornamen ....

Auf den folgenden Seiten finden Sie eine Reihe von „Zielen“ und „Wünschen“, wie sie Väter für ihre Töchter haben können. Wir möchten Sie nun darum bitten, anzukreuzen, in welchem Maß Sie diesen Zielen und Wünschen zustimmen oder sie ablehnen.

Wir wollen Ihnen das an einem Beispiel verdeutlichen:

„Meine Tochter sollte sich mit anderen Kindern immer gut vertragen."
☒ stimme ich voll und ganz zu
☐ stimme ich teilweise zu
☐ lehne ich teilweise ab
☐ lehne ich voll und ganz ab.

Wenn Sie dieser Feststellung voll und ganz zustimmen, kreuzen Sie bitte das entsprechende Kästchen wie in unserem Beispiel an.

Bevor Sie nun beginnen, bitten wir Sie, folgendes zu beachten:
a) Bearbeiten Sie bitte die einzelnen Feststellungen *der Reihe nach.*
b) Bitte *lassen Sie keine Feststellung aus.*
c) Bitte halten Sie sich bei den einzelnen Feststellungen *nicht zu lange auf,* sondern kreuzen Sie die Antwort an, die *Ihnen zuerst einfällt.*

1. Meine Tochter sollte höchstens im Freundeskreis schmutzige Witze erzählen.
2. Sie sollte andere Kinder in Schutz nehmen, auch wenn ihr selbst Nachteile daraus entstehen.
3. Sie sollte Leute, die sie neu kennenlernt, den Eltern vorstellen.
4. Sie sollte die Zehn Gebote unbedingt einhalten.
5. Meine Tochter sollte regelmäßig im Radio oder Fernsehen die Nachrichten verfolgen.
6. Sie sollte auch die Sachen ihrer Geschwister[1] aufräumen.
7. Sie sollte später ihren Nachbarn zu erkennen geben, wie erfolgreich sie im Beruf ist.
8. Sie sollte bei Tanzveranstaltungen mit ihrem Partner schnell ins Gespräch kommen.
9. Meine Tochter sollte später studieren.
10. Sie sollte hauptsächlich mit anderen Mädchen zusammen sein.
11. Sie sollte ihr Zimmer ganz allein in Ordnung halten.
12. Sie sollte Süßigkeiten mit ihren Freunden teilen, auch wenn das die Freunde nicht tun.
13. Meine Tochter sollte sich in allen Lebensfragen nach den Ansichten der Kirche richten.
14. Sie sollte einen häuslich veranlagten Mann heiraten.
15. Sie sollte sich vorbehaltlos der Führung ihres Mannes anvertrauen.
16. Sie sollte sich an die Vorschriften der Bibel halten.
17. Meine Tochter sollte Sport treiben, um in einer Gruppe zu sein.
18. Sie sollte Verständnis dafür haben, daß wir in einer anderen Zeit aufgewachsen sind.
19. Sie sollte als Jungfrau in die Ehe gehen.
20. Sie sollte sich bei einer Krankheit bemuttern lassen.
21. Meine Tochter sollte ruhig stolz darauf sein, eine Deutsche zu sein.
22. Sie sollte sich den Schultyp selbst aussuchen.
23. Sie sollte wissen, daß es nur eine wahre Religion gibt.
24. Sie sollte mit anderen Kindern die Spielsachen teilen.
25. Meine Tochter sollte den Haushalt und die Versorgung der Kinder als ihre wesentlichste Aufgabe ansehen.
26. Sie sollte ein Spiel, das sie angefangen hat, auch zu Ende spielen.
27. Sie sollte vor ihren Freunden ruhig angeben.
28. Sie sollte Abitur machen.
29. Meine Tochter sollte in der Wohnung stets Hausschuhe tragen.
30. Sie sollte sich von ihrem Mann später umsorgen und beschützen lassen.

---

[1] Falls Ihre Tochter keine Geschwister hat, dann beantworten Sie bitte diese und spätere Fragen, die sich auf Geschwister beziehen, so, als ob Geschwister vorhanden wären.

31. Sie sollte beim Sport Kampfgeist entwickeln.
32. Sie sollte regelmäßig ins Theater gehen oder Konzerte besuchen.
33. Meine Tochter sollte beim Hausputz helfen.
34. Sie sollte möglichst schnell Geld verdienen.
35. Sie sollte einen Deutschen heiraten.
36. Sie sollte ihre Eltern ruhig von klein auf nackt sehen.
37. Meine Tochter sollte von sich aus zu anderen Leuten Kontakt suchen.
38. Sie sollte möglichst einen Büroberuf ergreifen.
39. Sie sollte sich für klassische Musik interessieren.
40. Sie sollte für den Nachbarn einkaufen gehen, wenn dieser es ihr sagt.
41. Meine Tochter sollte sich einem christlichen Kreis anschließen.
42. Sie soll auch beim Spielen immer sauber und gepflegt aussehen.
43. Sie sollte möglichst auf Zigaretten und Alkohol verzichten.
44. Sie sollte möglichst wenige Fremdwörter verwenden.
45. Meine Tochter sollte viel Geld für gute Bücher ausgeben.
46. Sie sollte mit der ganzen Familie in die Kirche gehen.
47. Sie sollte in der Schule zu den Klassenbesten gehören.
48. Sie sollte sich täglich von Kopf bis Fuß waschen.
49. Meine Tochter sollte ihre Freunde verteidigen, auch wenn sie im Unrecht sind.
50. Sie sollte ruhig allein zu Verwandten reisen.
51. Sie sollte in ihrem Beruf möglichst viele Leute unter sich haben.
52. Sie sollte einen Mann heiraten, der mindestens die gleiche Schulbildung hat wie sie selbst.
53. Wenn es ihr nützt, sollte meine Tochter später im Beruf ruhig „radfahren".
54. Sie sollte regelmäßig Kunstausstellungen und Museen besuchen.
55. Sie sollte Geschirr spülen.
56. Sie sollte den Wehrdienst ablehnen.
57. Meine Tochter sollte später ruhig allein zum Tanzen oder in ein Lokal gehen.
58. Sie sollte immer darum bemüht sein, den Eltern Arbeit abzunehmen.
59. Sie sollte auf alle Fälle das Gymnasium zu Ende machen, auch wenn sie mehrmals sitzen bleibt.
60. Sie sollte selbst in der Wohnung aufräumen, ohne daß Mutter oder Vater es sagen müssen.
61. Meine Tochter sollte dem Lehrer ruhig nach dem Munde reden, wenn es die Note verbessert.
62. Sie sollte möglichst Freunde mit gleichen Interessen haben.
63. Sie sollte ein Fahrrad selbst reparieren können.
64. Sie sollte einen Schulkameraden auch einmal abschreiben lassen.
65. Meine Tochter sollte beim Sport Mut zeigen.
66. Sie sollte sich am Sonntag die Zeit nehmen, um über religiöse Fragen nachzudenken.
67. Sie sollte schwächeren Kindern kostenlos Nachhilfe geben.
68. Sie sollte ganz allein entscheiden, mit wem sie sich anfreundet.
69. Meine Tochter sollte einer Jugendgruppe beitreten.
70. Sie sollte Freunden zuliebe auf einen Vorteil verzichten.
71. Sie sollte regelmäßig in die Kirche gehen.
72. Sie sollte später viele Kinder haben.
73. Meine Tochter sollte später darauf achten, daß sie sich mindestens ebensoviel leisten kann wie der Nachbar.
74. Sie sollte ihren Freundinnen ruhig Kleidungsstücke ausleihen.
75. Beim Spiel mit anderen Kindern sollte sie tonangebend sein.
76. Sie sollte bei Verabredungen immer auf die Minute pünktlich sein.
77. Meine Tochter sollte nur zu den festgesetzten Mahlzeiten essen.
78. Sie sollte einen Mann heiraten, der die gleiche Religion hat wie sie.
79. Sie sollte auf jeden Fall ein Musikinstrument spielen können.
80. Meine Tochter sollte später auf jeden Fall einmal heiraten.

Skalenzugehörigkeit der Items in der Auswertungsendfassung:

Skala 1. Orientierung an religiösen Normen (Item-Nr. 4, 13, 16, 19, 23, 41, 46, 66, 71, 72, 78),
Skala 2. Kameradschaftlichkeit (Item-Nr. 2, 12, 24, 40, 64, 67, 70, 74),
Skala 3. Schulischer und allgemeiner Bildungsanspruch (Item-Nr. 9, 28, 32, 39, 45, 54, 79),
Skala 4. Häusliche Entlastungsforderungen (Item-Nr. 6, 11, 18, 22, 33, 55, 58, 60),
Skala 5. Sozialer Ehrgeiz und Geltungsstreben (Item-Nr. 7, 27, 34, 47, 51, 53, 61, 73, 75),
Skala 6. Anpassung und Konfliktvermeidung (Item-Nr. 3, 26, 48, 52, 62, 76, 77),
Skala 7. Konservatives Frauenideal (Item-Nr. 10, 14, 15, 20, 21, 25, 29, 30, 42, 80),
Skala 8. Soziale Selbständigkeit und Kontaktsuche (Item-Nr. 8, 17, 31, 50, 65, 69).

V–S-Fragebogen

Dieser Fragebogen ist vom *Vater* auszufüllen.

Anleitung zum Fragebogen

Bitte beantworten Sie die Fragen für Ihren ... jährigen *Sohn* mit dem Vornamen ......

Auf den folgenden Seiten finden Sie eine Reihe von „Zielen“ und „Wünschen“, wie sie Väter für ihre Söhne haben können. Wir möchten Sie nun darum bitten, anzukreuzen, in welchem Maße Sie diesen Zielen und Wünschen zustimmen oder sie ablehnen. Wir wollen Ihnen das an einem Beispiel verdeutlichen:

„Mein Sohn sollte sich mit anderen Kindern immer gut vertragen.“
☒ stimme ich voll und ganz zu
☐ stimme ich teilweise zu
☐ lehne ich teilweise ab
☐ lehne ich voll und ganz ab.

Wenn Sie dieser Feststellung voll und ganz zustimmen, kreuzen Sie bitte das entsprechende Kästchen wie in unserem Beispiel an.

Bevor Sie nun beginnen, bitten wir Sie, folgendes zu beachten:
a) Bearbeiten Sie bitte die einzelnen Feststellungen *der Reihe nach.*
b) Bitte *lassen Sie keine Feststellung aus.*
c) Bitte halten Sie sich bei den einzelnen Feststellungen *nicht zu lange auf,* sondern kreuzen Sie die Antwort an, die *Ihnen zuerst einfällt.*

1. Mein Sohn sollte sich genau überlegen, was er sich im Fernsehen anschauen will.
2. Er sollte sich für eigene Wünsche in den Ferien Geld dazuverdienen.
3. Er sollte zu jeder Verabredung immer auf die Minute pünktlich erscheinen.
4. Er sollte selbst entscheiden, ob er in die Kirche gehen will.
5. Mein Sohn sollte sich später im Beruf zum Sprecher seiner Kollegen machen.

6. Er sollte auch anderen Religionen gegenüber aufgeschlossen sein.
7. Er sollte möglichst schnell Geld verdienen.
8. Er sollte möglichst an allen angebotenen Wahlfächern teilnehmen.
9. Mein Sohn sollte Sport treiben, um Leistungsehrgeiz zu entwickeln.
10. Er sollte jede Gelegenheit benutzen, um mit anderen Kindern zusammen zu sein.
11. Er sollte Abitur machen.
12. Er sollte ruhig allein zu Verwandten reisen.
13. Mein Sohn sollte den Eltern immer sagen, wo er zu erreichen ist.
14. Er sollte sich bei seinem Chef beliebt machen, wenn es seiner Karriere nützt.
15. Er sollte für den Vater das Auto waschen.
16. Er sollte sich einem christlichen Kreis anschließen.
17. Mein Sohn sollte nur zu den festgesetzten Mahlzeiten essen.
18. Er sollte selbst entscheiden, wohin er in den Ferien fahren möchte.
19. Er sollte regelmäßig in die Kirche gehen.
20. Er sollte in der Schule zu den Klassenbesten gehören.
21. Mein Sohn sollte dem Lehrer ruhig nach dem Munde reden, wenn es die Note verbessert.
22. Er sollte als „Jungfrau" in die Ehe gehen.
23. Er sollte den Abfalleimer ausleeren.
24. Er sollte allein ins Schwimmbad oder in die Stadt gehen.
25. Mein Sohn sollte möglichst einen Büroberuf ergreifen.
26. Er sollte sich am Sonntag die Zeit nehmen, um über religiöse Fragen nachzudenken.
27. Er sollte Geschirr spülen.
28. Er sollte später in der Lage sein, seine Steuerdinge selbst zu erledigen.
29. Mein Sohn sollte ruhig einmal eine Notlüge gebrauchen.
30. Er sollte beim Spielen etwas lernen, was später für ihn nützlich ist.
31. Er sollte später studieren.
32. Er sollte später im Beruf stets für seine Kollegen einstehen, selbst wenn es ihm Nachteile bringt.
33. Mein Sohn sollte alles essen, was auf den Tisch kommt.
34. Eine Urlaubsreise sollte er stets ganz gründlich planen.
35. Er sollte beim Spielen Mannschaftsführer sein.
36. Er sollte später zu allen Klassentreffen gehen.
37. Mein Sohn sollte sich für klassische Musik interessieren.
38. Wenn es ihm nützt, sollte er später im Beruf ruhig „radfahren".
39. Er soll alle Einladungen zu Feiern oder Festen annehmen.
40. Er sollte immer das tun, was ein Polizist anordnet.
41. Mein Sohn sollte später einmal der Gewerkschaft beitreten.
42. Er sollte seine Wünsche erst dann anmelden, wenn er seine Pflichten voll erfüllt hat.
43. Bekannten, die sich in Schwierigkeiten befinden, sollte er mit Geld aushelfen.
44. Er sollte auch beim Spielen immer sauber und gepflegt aussehen.
45. Mein Sohn sollte sich immer anstrengen, wenigstens ebenso gut wie die anderen zu sein.
46. Er sollte bei gemeinsamen Unternehmungen mit Freunden stets dabei sein.
47. Er sollte regelmäßig ins Theater gehen oder Konzerte besuchen.
48. Er sollte mit seinen Klassenkameraden auch nach der Schule häufig zusammensein.
49. Mein Sohn sollte beim Hausputz helfen.
50. Er sollte wissen, daß es nur eine wahre Religion gibt.
51. Er sollte grundsätzlich erst dann spielen, wenn er alle Schularbeiten gemacht hat.
52. Er soll ganz allein entscheiden, wofür er sein Taschengeld ausgibt.
53. Mein Sohn sollte Sport treiben, um in einer Gruppe zu sein.
54. Er sollte ein eingeschlagenes Fenster von seinem Taschengeld bezahlen.
55. Er sollte regelmäßig Kunstausstellungen und Museen besuchen.
56. Er sollte mit der ganzen Familie in die Kirche gehen.
57. Mein Sohn sollte jüngeren und schwächeren Kindern gegenüber auf jeden Fall nachgeben.

58. Er soll großen Wert auf gute Umgangsformen legen.
59. Beim Spiel mit anderen sollte er tonangebend sein.
60. Er sollte schon jetzt immer darauf bedacht sein, den Eltern das Leben zu erleichtern.
61. Mein Sohn sollte zeigen, daß er auf gute Schulleistungen stolz ist.
62. Er sollte einer Jugendgruppe beitreten.
63. Er sollte mit Kindern spielen, die aus einem „guten Hause" kommen.
64. Er sollte höchstens im Freundeskreis schmutzige Witze erzählen.
65. Mein Sohn sollte später im Beruf seiner Firma auch in schwierigen Situationen stets die Treue halten.
66. Er sollte möglichst Freunde mit gleichen Interessen haben.
67. Er sollte sich später im Beruf auch Arbeit mit nach Hause nehmen.
68. Er sollte einen Schulkameraden auch einmal abschreiben lassen.
69. Mein Sohn sollte möglichst immer bei der gleichen Firma bleiben.
70. Er sollte sich beim Einkaufen seine neuen Kleidungsstücke selbst aussuchen.
71. Er sollte immer eine Spur besser als die anderen Kinder sein.
72. Er sollte anderen nur dann helfen, wenn auch ein eigener Vorteil damit verbunden ist.
73. Mein Sohn sollte viel Geld für gute Bücher ausgeben.
74. Er sollte im Beruf ruhig die Ellbogen gebrauchen.
75. Er sollte später an Streiks für Lohn- und Gehaltserhöhungen teilnehmen.
76. Er sollte das tun, was die Verwandten ihm sagen.
77. Mein Sohn sollte meine Anweisungen stets wortgetreu befolgen.
78. Er sollte nur mit Leuten verkehren, die ihm im Beruf nützlich sein können.
79. Streitigkeiten in der Familie sollte er vermeiden helfen.
80. Er sollte Klassensprecher werden.
81. Mein Sohn sollte sich in allen Lebensfragen nach den Ansichten der Kirche richten.
82. Er soll immer daran denken, wohin er politisch gehört.
83. Er sollte immer darum bemüht sein, den Eltern Arbeit abzunehmen.
84. Er sollte im Beruf in erster Linie ans Geldverdienen denken.
85. Mein Sohn sollte später einmal grundsätzlich an allen Betriebsausflügen teilnehmen.
86. Er sollte ruhig einmal in der Woche auf eine Party gehen.
87. Er sollte sich ständig darum bemühen, seine Schulleistungen zu verbessern.
88. Er sollte auf seine jüngeren Geschwister[1] aufpassen.
89. Mein Sohn sollte sich an die Vorschriften der Bibel halten.
90. Er sollte einen Ehestreit zwischen den Eltern ruhig mit anhören.
91. Er sollte immer nur freundlich und herzlich im Umgang mit anderen sein.
92. Er sollte seinen Geschwistern regelmäßig bei den Hausaufgaben helfen.
93. Mein Sohn soll seine Freunde oft zu sich nach Hause einladen.
94. Seine Freizeit sollte er in der Familie verbringen.
95. Er sollte sich peinlich genau an unsere Hausordnung halten.
96. Er sollte jeden Abend zur selben Zeit zu Hause sein.
97. Mein Sohn sollte auch Nachteile in Kauf nehmen, wenn es der Klassengemeinschaft nützt.
98. Er sollte Sport treiben, weil er dadurch von sexuellen Dingen abgelenkt wird.
99. Mein Sohn sollte mehrere Kinder haben.
100. Er sollte ein Fahrrad selbst reparieren können.

Skalenzugehörigkeit der Items in der Auswertungsendfassung:

Skala 1. Orientierung an religiösen Normen (Item-Nr. 4, 16, 19, 22, 26, 50, 56, 81, 89),
Skala 2. Anpassung und Konfliktvermeidung (Item-Nr. 40, 57, 58, 63, 66, 76, 79, 91),
Skala 3. Bildung und Aufgeschlossenheit (Item-Nr. 11, 31, 37, 47, 55, 73),

---
[1] Falls Ihr Sohn keine Geschwister hat, dann beantworten Sie bitte diese und spätere Fragen, die sich auf Geschwister beziehen, so, als ob Geschwister vorhanden wären.

Skala 4. Selbständigkeit (Item-Nr. 12, 18, 24, 52, 70, 100),
Skala 5. Sozialer Ehrgeiz (Item-Nr. 9, 20, 35, 44, 45, 59, 61, 71, 80, 87),
Skala 6. Befolgen von Prinzipien (Item-Nr. 3, 17, 33, 42, 51,77, 95, 96),
Skala 7. Beruflicher Opportunismus (Item-Nr. 7, 14, 21, 38, 72, 78, 84),
Skala 8. Häusliche Entlastungsforderungen (Item-Nr. 2, 15, 23, 27, 49, 83),
Skala 9. Sozialpolitisches Engagement (Item-Nr. 5, 32, 41, 43, 46, 75, 97),
Skala 10. Geselligkeit (Item-Nr. 10, 36, 39, 48, 53, 62, 85, 86).

SWG-Fragebogen

Ich möchte jetzt von Dir wissen, wie Du im Vergleich mit anderen Kindern eigentlich bist.
Wie wir dabei vorgehen, erkläre ich Dir an einem Beispiel.

Du liest Dir einen solchen Satz ganz durch:

Im Vergleich mit anderen bin ich
☐ sehr klug
☐ etwas klüger
☐ genauso klug
☐ etwas weniger klug
☐ sehr wenig klug

und kreuzt das Kästchen bzw. die Aussage an, die Deiner Meinung nach am ehesten auf Dich zutrifft.

Wenn du beispielsweise zu den Klügsten in Deiner Klasse gehörst, mußt Du das Kreuz in dieses Kästchen setzen. Wenn Du aber meinst, daß Du genauso klug bist wie die meisten, dann setzt Du das Kreuz in dieses Kästchen.
Du kannst immer nur ein Kästchen ankreuzen!
Hast Du verstanden? Hast Du noch Fragen?
Gut, dann fangen wir jetzt an. Du sollst jetzt immer sagen, wie Du *Deiner Meinung nach* bist. Und wenn Du die Wörter nicht ganz verstehst, fragst Du mich und ich erkläre sie Dir.

1. Im Vergleich mit anderen schließe ich
   ☐ sehr leicht Freundschaft
   ☐ etwas leichter Freundschaft
   ☐ genauso leicht Freundschaft
   ☐ etwas schwerer Freundschaft
   ☐ sehr schwer Freundschaft.
2. Im Vergleich mit anderen kann ich alles, was ich gelernt habe, __ sehr viel besser behalten, __ etwas besser behalten, __ genauso gut behalten, __ etwas weniger gut behalten, __ sehr viel weniger gut behalten.

3. Im Vergleich mit anderen bin ich ___ sehr schüchtern und zurückhaltend, ___ etwas schüchterner und zurückhaltender, ___ genauso schüchtern und zurückhaltend, ___ etwas weniger schüchtern und zurückhaltend, ___ sehr wenig schüchtern und zurückhaltend.
4. Im Vergleich mit anderen bin ich ___ sehr gründlich, ___ etwas gründlicher, ___ genauso gründlich, ___ etwas weniger gründlich, ___ sehr wenig gründlich.
5. Im Vergleich mit anderen bin ich ___ sehr vorlaut, ___ etwas vorlauter, ___ genauso vorlaut, ___ etwas weniger vorlaut, ___ sehr wenig vorlaut.
6. Im Vergleich mit anderen bin ich ___ sehr fröhlich, ___ etwas fröhlicher, ___ genauso fröhlich, ___ etwas weniger fröhlich, ___ sehr wenig fröhlich.
7. Im Vergleich mit anderen bin ich ___ sehr sportlich, ___ etwas sportlicher, ___ genauso sportlich, ___ etwas weniger sportlich, ___ sehr wenig sportlich.
8. Im Vergleich mit anderen bin ich ___ sehr ernst, ___ etwas ernster ___ genauso ernst, ___ etwas weniger ernst, ___ sehr wenig ernst.
9. Im Vergleich mit anderen verliere ich ___ sehr leicht den Mut, ___ etwas leichter den Mut, ___ genauso leicht den Mut, ___ etwas schwerer den Mut, ___ sehr schwer den Mut.
10. Im Vergleich mit anderen setze ich mich ___ sehr viel mehr durch, ___ etwas mehr durch, ___ genauso durch, ___ etwas weniger durch, ___ sehr viel weniger durch.
11. Im Vergleich mit anderen bin ich ___ sehr stur, ___ etwas sturer, ___ genauso stur, ___ etwas weniger stur, ___ sehr wenig stur.
12. Im Vergleich mit anderen bin ich ___ sehr weich und empfindlich, ___ etwas weicher und empfindlicher, ___ genauso weich und empfindlich, ___ etwas weniger weich und empfindlich, ___ sehr wenig weich und empfindlich.
13. Im Vergleich mit anderen sehe ich ___ sehr viel besser aus, ___ etwas besser aus, ___ genauso gut aus, ___ etwas weniger gut aus, ___ sehr viel weniger gut aus.
14. Im Vergleich mit anderen bin ich ___ sehr unordentlich, ___ etwas unordentlicher, ___ genauso unordentlich, ___ etwas weniger unordentlich, ___ sehr wenig unordentlich.
15. Im Vergleich mit anderen bin ich ___ sehr leicht aus der Ruhe zu bringen, ___ etwas leichter aus der Ruhe zu bringen, ___ genauso leicht aus der Ruhe zu bringen, ___ etwas schwerer aus der Ruhe zu bringen, ___ sehr schwer aus der Ruhe zu bringen.
16. Im Vergleich mit anderen habe ich ___ sehr viele Freunde, ___ etwas mehr Freunde, ___ genauso viele Freunde, ___ etwas weniger Freunde, ___ sehr wenig Freunde.
17. Im Vergleich mit anderen kann ich ___ sehr viel besser reden, ___ etwas besser reden, ___ genauso gut reden, ___ etwas weniger gut reden, ___ sehr viel weniger gut reden.
18. Im Vergleich mit anderen bin ich ___ sehr ehrgeizig, ___ etwas ehrgeiziger, ___ genauso ehrgeizig, ___ etwas weniger ehrgeizig, ___ sehr wenig ehrgeizig.
19. Im Vergleich mit anderen bin ich ___ sehr lebhaft, ___ etwas lebhafter, ___ genauso lebhaft, ___ etwas weniger lebhaft, ___ sehr wenig lebhaft.
20. Im Vergleich mit anderen lasse ich ___ sehr leicht über mich bestimmen, ___ etwas leichter über mich bestimmen, ___ genauso leicht über mich bestimmen, ___ etwas schwerer über mich bestimmen, ___ sehr schwer über mich bestimmen.

Du hast mir schon gesagt, wie Du in Wirklichkeit bist. Jetzt gebe ich Dir noch einmal die gleichen Sätze vor, und Du sollst mir sagen, *wie Du gern sein würdest,* wenn *Du* es Dir wünschen könntest.
Dabei ist nicht so wichtig, was Du vorhin angekreuzt hast.
Du kannst wieder nur ein Kästchen ankreuzen!

Hast du noch Fragen?

1. Ich möchte ___ sehr gründlich sein, ___ etwas gründlicher sein, ___ genauso gründlich sein, ___ etwas weniger gründlich sein, ___ sehr wenig gründlich sein.
2. Ich möchte ___ sehr lebhaft sein, ___ etwas lebhafter sein, ___ genauso lebhaft sein, ___ etwas weniger lebhaft sein, ___ sehr wenig lebhaft sein.

3. Ich möchte __ sehr vorlaut sein, __ etwas vorlauter sein, __ genauso vorlaut sein, __ etwas weniger vorlaut sein, __ sehr wenig vorlaut sein.
4. Ich möchte __ sehr ehrgeizig sein, __ etwas ehrgeiziger sein, __ genauso ehrgeizig sein, __ etwas weniger ehrgeizig sein, __ sehr wenig ehrgeizig sein.
5. Ich möchte __ sehr leicht den Mut verlieren, __ etwas leichter den Mut verlieren, __ genauso leicht den Mut verlieren, __ etwas schwerer den Mut verlieren, __ sehr schwer den Mut verlieren.
6. Ich möchte __ sehr leicht Freundschaft schließen, __ etwas leichter Freundschaft schließen, __ genauso leicht Freundschaft schließen, __ etwas schwerer Freundschaft schließen, __ sehr schwer Freundschaft schließen.
7. Ich möchte __ sehr stur sein, __ etwas sturer sein, __ genauso stur sein, __ etwas weniger stur sein, __ sehr wenig stur sein.
8. Ich möchte __ sehr weich und empfindlich sein, __ etwas weicher und empfindlicher sein, __ genauso weich und empfindlich sein, __ etwas weniger weich und empfindlich sein, __ sehr wenig weich und empfindlich sein.
9. Ich möchte alles, was ich gelernt habe, __ sehr viel besser behalten, __ etwas besser behalten, __ genauso gut behalten, __ etwas weniger gut behalten, __ sehr viel weniger gut behalten.
10. Ich möchte __ sehr unordentlich sein, __ etwas unordentlicher sein, __ genauso unordentlich sein, __ etwas weniger unordentlich sein, __ sehr wenig unordentlich sein.
11. Ich möchte __ sehr viele Freunde haben, __ etwas mehr Freunde haben, __ genauso viele Freunde haben, __ etwas weniger Freunde haben, __ sehr wenig Freunde haben.
12. Ich möchte mich __ sehr viel mehr durchsetzen, __ etwas mehr durchsetzen, __ genauso durchsetzen, __ etwas weniger durchsetzen, __ sehr viel weniger durchsetzen.
13. Ich möchte __ sehr fröhlich sein, __ etwas fröhlicher sein, __ genauso fröhlich sein, __ etwas weniger fröhlich sein, __ sehr wenig fröhlich sein.
14. Ich möchte __ sehr viel besser reden können, __ etwas besser reden können, __ genauso gut reden können, __ etwas weniger gut reden können, __ sehr viel weniger gut reden können.
15. Ich möchte __ sehr schüchtern und zurückhaltend sein, __ etwas schüchterner und zurückhaltender sein, __ genauso schüchtern und zurückhaltend sein, __ etwas weniger schüchtern und zurückhaltend sein, __ sehr wenig schüchtern und zurückhaltend sein.
16. Ich möchte __ sehr viel besser aussehen, __ etwas besser aussehen, __ genauso gut aussehen, __ etwas weniger gut aussehen, __ sehr viel weniger gut aussehen.
17. Ich möchte __ sehr ernst sein, __ etwas ernster sein, __ genauso ernst sein __ etwas weniger ernst sein, __ sehr wenig ernst sein.
18. Ich möchte __ sehr sportlich sein, __ etwas sportlicher sein, __ genauso sportlich sein, __ etwas weniger sportlich sein, __ sehr wenig sportlich sein.
19. Ich möchte __ sehr leicht aus der Ruhe zu bringen sein, __ etwas leichter aus der Ruhe zu bringen sein, __ genauso leicht aus der Ruhe zu bringen sein, __ etwas schwerer aus der Ruhe zu bringen sein, __ sehr schwer aus der Ruhe zu bringen sein.
20. Ich möchte __ sehr leicht über mich bestimmen lassen, __ etwas leichter über mich bestimmen lassen, __ genauso leicht über mich bestimmen lassen, __ etwas schwerer über mich bestimmen lassen, __ sehr schwer über mich bestimmen lassen.

VK-Fragebogen

VK–K-Fragebogen

Instruktion für VK–K-Fragebogen

Jetzt möchte ich Dir ein paar Fragen stellen, die Dich selbst angehen. Du kannst auf die Fragen mit „ja“ oder „nein“ antworten.

Ich möchte Dir das an einem Beispiel zeigen:
„Spielst Du gern mit anderen Kindern?“

Wenn Du gern mit anderen Kindern spielst, dann sagst Du einfach „ja“, wenn nicht, dann sagst Du „nein“.

Denke bitte nicht so lange über die einzelne Frage nach, sondern sage gleich „ja“ oder „nein“. Wenn Du ein Wort oder einen Satz nicht verstehst, dann frage mich, und ich werde es Dir erklären.

1. Meinst Du, daß jeder Mensch Freunde braucht? ja/nein
2. Glaubst Du, daß manche Leute schon als Glückspilze auf die Welt kommen?
3. Glaubst Du, wenn jemand gemein zu Dir gewesen ist, dann ist es richtig, ihm das zu sagen?
4. Meinst Du, daß Jungen und Mädchen miteinander spielen sollten?
5. Meinst Du, daß man das, was man sich selbst auf den Teller getan hat, auch ganz aufessen sollte?
6. Glaubst Du, daß es häufig egal ist, wenn man sich anstrengt, weil sowieso alles anders kommt?
7. Glaubst Du, daß man häufig für etwas ausgeschimpft wird, wofür man gar nichts kann?
8. Meinst Du, es ist wichtig, daß man etwas gleich wegräumt, wenn man es benutzt hat?
9. Meinst Du, daß man darauf achten sollte, Ärger mit anderen Leuten zu vermeiden?
10. Meinst Du, daß Kinder heutzutage zuviel geschenkt bekommen?
11. Wenn Dir plötzlich alles gelingt, glaubst Du dann, daß es daran liegt, weil Du Dich besonders angestrengt hast?
12. Glaubst Du, daß es gut ist, Entscheidungen immer allein zu treffen?
13. Glaubst Du, daß es im Leben sehr wichtig ist, viel bestimmen zu können?
14. Meinst Du, daß Kinder heute zu oft machen dürfen, was sie wollen?
15. Glaubst Du, daß es meistens besser ist, seine Meinung für sich zu behalten, weil man sonst Schwierigkeiten bekommen kann?
16. Meinst Du, man sollte der Mutter auf jeden Fall Bescheid sagen, wenn man wo anders hin spielen geht oder jemanden besucht?
17. Meinst Du, daß man einen Beruf erlernen sollte, in dem man vor allem viel Geld verdienen kann?
18. Meinst Du, daß Kinder überhaupt nicht geschlagen werden sollten?
19. Glaubst Du, daß Jungen und Mädchen ganz verschieden sind?
20. Meinst Du, wenn man im Leben etwas erreichen will, dann muß man sich frühzeitig anstrengen?
21. Meinst Du, was Eltern meinen und tun, ist fast immer richtig?
22. Meinst Du, daß man beim Spielen andere Kinder auch mal gewinnen lassen sollte?
23. Meinst Du, daß Kinder den Eltern oft bei der Hausarbeit helfen sollten?

VK–M-Fragebogen

Instruktion für VK–M-Fragebogen

Nun einige Fragen, die Deine Mutter betreffen.
Du kannst wieder auf die Fragen mit „ja“ oder „nein“ antworten.
Zunächst ein Beispiel:
„Meine Mutter glaubt, daß sich die meisten Aufgaben schaffen lassen, wenn man sich nur genug Mühe gibt.“
Wenn Du meinst, daß Deine Mutter diese Meinung hat, also glaubt, daß sich die meisten Aufgaben schaffen lassen, wenn man sich nur genug Mühe gibt, dann antwortest Du mit „ja“, wenn nicht, mit „nein“.
Denke bitte nicht so lange über die einzelnen Fragen nach, sondern antworte gleich mit „ja“ oder „nein“.

1. Meine Mutter meint, daß jeder Mensch Freunde braucht.
2. Meine Mutter glaubt, daß manche Leute schon als Glückspilze auf die Welt kommen.

Entsprechende Umformulierung der anderen Items; Reihenfolge identisch mit VK–K-Fragebogen.

VK–V-Fragebogen

Instruktion und Items für VK–V-Fragebogen auf den Vater bezogen, sonst wie bei VK-M-Fragebogen; Reihenfolge identisch mit VK–K-Fragebogen.

B. Informationsschreiben

Das erste der beiden folgenden Schreiben wurde den Eltern und Kindern – hier mit Asthma bronchiale – in den Polikliniken der betreffenden Kliniken vorgelegt. (Für die Colitis ulcerosa und die Neurodermitis constitutionalis wurde entsprechend umformuliert.) Auf der Rückseite dieses Schreibens konnten die Eltern im Falle ihrer Teilnahme an der Untersuchung Namen, Anschrift, Telefonnummer, Vornamen und Geburtstag des Kindes notieren. Wenn wir die Patientenfamilien von vornherein anschrieben, wurde eine Rückantwortkarte beigefügt und wie in den entsprechenden Passagen des Briefes an die Kontrollpersonen formuliert, welcher als zweites Informationsschreiben in den Anhang aufgenommen wurde.

a) Poliklinikpatienten

Sehr geehrte Eltern, liebes Kind!

Wir bitten Sie, liebe Familie, um Ihre Mitarbeit an einer wissenschaftlichen Untersuchung.
Die Zusammenhänge bei der Entstehung des Asthma bronchiale sind zum Teil noch ungeklärt. Wir möchten mit unserer Untersuchung zu einer Klärung beitragen, und wir sind dabei auf Ihre Mithilfe angewiesen.
Wir wollen die Bedeutung psychischer und sozialer Faktoren im Hinblick auf den Verlauf der Erkrankung untersuchen. Genauer gesagt ist für uns vor allem die Familiensituation mit der Beziehung zwischen dem kranken Kind und den Eltern von Interesse.
Es handelt sich um eine Fragebogenuntersuchung (mündliches und schriftliches Beantworten von Fragen), an welcher neben den an Asthma erkrankten Kindern auch die Eltern teilnehmen sollten. Um Ihnen Zeit zu ersparen, kann die Untersuchung bei Ihnen zu Hause durchgeführt werden. Einer unserer Mitarbeiter wird Sie nach vorheriger Terminabsprache aufsuchen. Die Mehrzahl der Fragebogen für die Kinder sind in Anwesenheit des Untersuchers auszufüllen; die Eltern sollen die Fragebogen allein beantworten. Die Elternbefragung ist mit einer Sitzung (etwa 1 Stunde) abgeschlossen, die der Kinder umfaßt zwei Sitzungen.
Die erhobenen Daten fallen unter die ärztliche Schweigepflicht. Nach Abschluß der Datenerhebung werden die Namen der beteiligten Personen und deren Fragebogen getrennt aufbewahrt, so daß auch dann ein Datenmißbrauch ausgeschlossen ist. Nach Beendigung der Untersuchung werden sämtliche Unterlagen vernichtet.
Abschließend möchten wir Sie noch einmal um Ihre Mitarbeit bitten. Unsere Untersuchungsergebnisse können zu einem tieferen Verständnis der Erkrankung und zu einer besseren Betreuung der betroffenen Kinder und ihrer Familie beitragen.

Mit freundlichen Grüßen

(Prof. Dr. med. H. Freyberger) (Dr. med. R. Liedtke)

(cand. med. K. Nernheim) (cand. med. A. Pohls) (cand. med. C. Schneider)

b) Kontrollpersonen

Sehr geehrte Familie
liebe(r)

wir sind von der Abteilung Psychosomatik an der Medizinischen Hochschule Hannover, mit der wir zusammenarbeiten, gebeten worden, bei der Durchführung einer Fragebogenuntersuchung mitzuhelfen.

Es geht dabei um Fragen zur Beziehung zwischen Eltern und ihren Kindern, und zwar sollen die Eltern–Kind-Beziehungen in Familien mit körperlich schwer kranken Kindern verglichen werden mit den Beziehungen in Familien mit nicht körperlich kranken Kindern.

Wir möchten diese Untersuchung, deren Ergebnisse auch unserer Arbeit mit Eltern und Kindern im Institut zugute kommen können, gern unterstützen und schreiben deshalb zur Zeit alle Kinder zwischen 8 und 15 Jahren sowie deren Eltern an, die aus unterschiedlichen Gründen in den letzten Jahren unser Institut aufgesucht haben.
Wenn die Untersuchung zuverlässige Ergebnisse bringen soll, ist es nötig, daß sich möglichst viele Familien daran beteiligen. Wir bitten Sie deshalb herzlich um Ihre Mitarbeit.
Die Befragung findet grundsätzlich in der Wohnung der Befragten statt, um diesen Zeit und Mühe zu ersparen. Die Kinder sollen ihre Antworten bei Anwesenheit des Untersuchers geben (überwiegend mündliches Beantworten); die Eltern können ihre Fragebögen allein bearbeiten.
Bitte kreuzen Sie auf der beiliegenden Antwortkarte an, ob Sie bereit oder nicht bereit sind, an der Untersuchung teilzunehmen und schicken uns die Karte baldmöglichst (innerhalb von 10 Tagen) zurück.
Falls Sie nicht zur Teilnahme bereit sind, wäre es für die Untersuchung hilfreich, wenn Sie zumindest die Gründe dafür kurz notieren.
Wenn Sie teilnehmen wollen, geben Sie bitte entweder Ihre Telefonnummer an, weil sich der Befragungstermin telefonisch am einfachsten vereinbaren läßt; oder nennen Sie für die nächsten Wochen den für Sie günstigsten Tag und die Uhrzeit, zu der die Befragung stattfinden kann.
Sie wissen, daß alle bei uns im Institut von Ihnen erhobenen Daten der ärztlichen Schweigepflicht unterliegen. Diese Daten werden nicht in die Untersuchung der MHH einbezogen.
Da die Befragung der Familien von Mitarbeitern der Abteilung für Psychosomatik der Medizinischen Hochschule Hannover durchgeführt wird, müßten wir Sie jedoch um Ihr Einverständnis bitten, daß wir Ihre Anschrift – falls Sie mitarbeiten wollen – an Herrn Dr. med. Liedtke, Oberarzt der Abteilung für Psychosomatik, weiterleiten können.
Wir gehen der Einfachheit halber davon aus, daß die Zustimmung zur Mitarbeit auch bedeutet, daß Sie mit dieser Weitergabe Ihrer Anschrift an Herrn Dr. Liedtke einverstanden sind.
Auch die Angaben, die Sie in der Fragebogenerhebung machen werden, unterliegen der ärztlichen Schweigepflicht. Nach Abschluß der Datenerhebung werden die

Namen der beteiligten Personen und deren Fragebogen getrennt aufbewahrt, so daß auch dann ein Datenmißbrauch ausgeschlossen ist. Nach Beendigung der Untersuchung werden sämtliche Unterlagen vernichtet.

Im Auftrag:

(Dr. med. U. Berns) (Dr. W. Scholtz)
–Institutsleiter– –Dipl.-Psychologe–

C. Sozialfragebogen

Kenn-Nummer des Kindes:
Geburtsdatum:
Untersuchungsdatum:

Alter des leiblichen Vaters: ....., der leiblichen Mutter: ....
Jetzige männliche Erziehungsperson (EP):
Vater: Ja/nein: Stiefvater etc. .... (Alter: .....)
Jetzige weibliche Erziehungsperson (EP):
Mutter: ja/nein: Stiefmutter etc. .... (Alter: .....)

Bei wem bzw. wo ist das Kind *aufgewachsen* (Eltern, Großeltern, Heim etc.; Zeiträume angeben.)?

Längere *Abwesenheit* (> 3 Wochen) des *Vaters* (bzw. der entsprechenden EP) von der Familie: Von wann bis wann, Grund?

Längere *Abwesenheit* (> 3 Wochen) der *Mutter* (bzw. der entsprechenden EP) von der Familie: Von wann bis wann, Grund?

Wann *Auflösung* der *ursprünglichen Familie*? Grund (Trennung, Scheidung, Tod etc.)? Seit wann besteht die neue Familie?

Berufstätigkeit oder Berufsausbildungstätigkeit des *Vaters* (bzw. der entsprechenden EP): ganztags, halbtags, stundenweise, Zeiträume angeben. Wer betreute dann das Kind?

Berufstätigkeit oder Berufsausbildungstätigkeit der *Mutter* (bzw. der entsprechenden EP): ganztags, halbtags, stundenweise, Zeiträume angeben. Wer betreute dann das Kind?

Schulbildung des Vaters/der Mutter
Sonderschule
Hauptschule ohne, mit Abschluß
Mittel- oder Realschule
Oberschule oder Gymnasium

Berufsausbildung des Vaters/der Mutter
ohne Lehre
Lehre
Handelsschule
Fachschule
Studium an Hochschule oder Universität

Beruflicher Status des Vaters/der Mutter (genaue Berufsbezeichnung)
erlernter Beruf des Vaters: ....
ausgeübter Beruf des Vaters: ....

erlernter Beruf der Mutter: ....
ausgeübter Beruf der Mutter: ....

Zur jetzigen *Wohnsituation*: Wer wohnt mit dem Patienten zusammen in einer Wohnung, in einem Haus (z. B. nur Eltern, Großeltern väterlicherseits und Eltern, etc.)?

Schulbildung des Kindes
Sonderschule ....Klasse
Grundschule ....Klasse
Hauptschule ....Klasse
Orientierungsstufe ....Klasse
Realschule ....Klasse
Gymnasium ....Klasse

Geschwister (einschließlich Proband):

	Geschlecht	Geburtsdatum	Schulbildung	Ausbildung	Beruf	Familienstand
1.						
2.						
3.						
4.						
5.						
6.						
7.						
8.						

D. Anamnesefragebogen

Alter bei Erkrankungsbeginn (Jahre, Monate):
Krankheitsdauer (Jahre, Monate):

Anzahl der bisherigen stationären Klinikaufenthalte (wegen Asthma bronchiale, Colitis ulcerosa, Neurodermitis constitutionalis):

Gesamtdauer dieser stationären Aufenthalte (Wochen bzw. Monate):

Gesamtdauer (Wochen) der bisherigen Schulfehlzeiten (wegen Asthma bronchiale, Colitis ulcerosa, Neurodermitis constitutionalis):

Bisherige psychotherapeutische/psychiatrische Untersuchung und Behandlung (Zeitpunkt, Anlaß, Art, Dauer, Frequenz, Institution):

Asthma bronchiale:
Anfallsfrequenz in den letzten 6 Monaten (täglich, wöchentlich, monatlich, kein):
Medikamentöse Therapie in den letzten 6 Monaten:

Colitis ulcerosa:
Häufigkeit der Darmbeschwerden in den letzten 6 Monaten (täglich, wöchentlich, monatlich, keine):
Medikamentöse Therapie in den letzten 6 Monaten:

Neurodermitis constitutionalis:
Häufigkeit des Juckreizes in den letzten 6 Monaten (täglich, wöchentlich, monatlich, kein):
Lokalisation der Hautveränderungen (im Verlauf der Erkrankung):

Literatur

Aaron NS (1967) Some personality differences between asthmatic, allergic and normal children. J Clin Psychol 23:336–340

Aas K (1981) Heterogeneity of bronchial asthma. Allergy 36:3–14

Abelin EL (1971) The role of the father in the separation-individuation process. In: McDevitt JB, Settlage CF (eds) Separation-individuation. International Universities Press, New York, pp 229–252

Abelin EL (1975) Some further observations and comments on the earliest role of the father. Int J Psychoanal 56:293–302

Abramson HA (1961) Intractable asthma: Conflict of period of toilet training. J Psychol 52:223–229

Abramson HA (1967) The father-son relationship in eczema and asthma. J Asthma Res 5:29–81

Agarwal K, Sethi JP (1978) A study of psychogenic factors in bronchial asthma. J Asthma Res 15:191–198

Ahrens S, Deffner G (1984) Zuf Affektverarbeitung bei psychosomatischen Patienten, Teil II. Z Psychosom Med Psychoanal 30:357–376

Aichhorn A (1931, 1968) Lohn oder Strafe als Erziehungsmittel? In: Röhrs H (Hrsg) Die Disziplin in ihrem Verhältnis zu Lohn und Strafe. Akademische Verlagsgesellschaft, Frankfurt, S 271–284

Alcock T (1960) Some personality characteristics of asthmatic children. Br J Med Psychol 33:133–141

Alexander F (1971) Psychosomatische Medizin. De Gruyter, Berlin New York

Alexander F, French TM, Pollock GH (eds) (1968) Psychosomatic specificity, vol 1. University of Chicago Press, Chicago London

Anger H (1969) Befragung und Erhebung. In Gottschaldt K, Lersch P, Sander F, Thomae H (Hrsg) Sozialpsychologie. Hogrefe, Göttingen (Handbuch der Psychologie, Bd 7/1, S 567–617)

Aoki H, Ikemi Y, Ikemi A (1982) Some psychosomatic disorders in Japan from a cultural perspective. Psychosomatics 23:1171–1184

Arajärvi T, Pentti R, Aukee M (1961) Ulcerative colitis in children. Ann Paediatr Fenn 7:259–273

Arajärvi T, Pentti R, Aukee M (1962) Ulcerative colitis in children. Ann Paediatr Fenn 8:1–16

Arnds HG, Hau TF, Studt HH (1970) Psychosomatik des Asthma bronchiale. Med Klin 65:2267–2271

Arnds HG, Hagedorn E, Hau TF (1972) Psychosomatik der Colitis ulcerosa. Z Allgemeinmed 48:327–331

Aronsson G, Koivunen E (1985) Differences in personality between parents of asthmatic children and parents of non-asthmatic children. J Psychosom Res 29:177–182

Arthur B (1963) Role perceptions of children with ulcerative colitis. Arch Gen Psychiatry 8:535–545

Avissar-Suhami S (1974) Neurodermatitis: A case presentation. Contemp Psychoanal 10:219–230

Balint A (1932, 1971) Versagen und Gewähren in der Erziehung. In: Cremerius J (Hrsg) Psychoanalyse und Erziehungspraxis. Fischer, Frankfurt am Main, S 83–91

Bandura A (1976) Lernen am Modell. Klett, Stuttgart

Bandura A (1979) Sozial-kognitive Lerntheorie. Klett-Cotta, Stuttgart

Baraff AS, Cunningham AP (1966) Interpersonal concepts of rapidly remitting and steroid dependent asthmatics. J Psychosom Res 10:291–295

Barmettler D, Fields GL (1975) Using the group method to study and treat parents of asthmatic children. Soc Work Health Care 1:167–176

Bastiaans J, Groen J (1955) Psychogenesis and psychotherapy of bronchial asthma. In: O'Neill D (ed) Modern trends in psychosomatic medicine. Butterworths, London, pp 242–268

Bauduin A, Geubelle F (1969) Mode d'expression chez l'enfant asthmatique. Rev Neuropsychiatr Infant 17:361–371

Bauduin A, Geubelle F (1971) Relation entre facteurs allergiques et psychopathologiques chez l'enfant asthmatique. Acta Paediatr Belg 25:17–34

Baumgärtel F (1979) Die Familiensozialisation unter anthropologischen, soziologischen und psychologischen Gesichtspunkten. In: Baumgärtel F (Hrsg) Familiensozialisation. Westermann, Braunschweig, S 8–14

Baumgärtel F (1979a) Die Datengewinnung in der Sozialisationsforschung unter methodischen Gesichtspunkten. In: Baumgärtel F (Hrsg) Familiensozialisation. Westermann, Braunschweig, S 15–24

Bech HR, Nace EP (1965) Asthma and aggression: The investigation of an hypothetical relationship employing a new procedure. Br J Soc Clin Psychol 4:124–130

Bellini M, Tansella M (1976) Obsessional scores and subjective general psychiatric complaints of patients with duodenal ulcer or ulcerative colitis. Psychol Med 6:461–467

Bentley J (1974) A psychotherapeutic approach to treating asthmatic children in a residential setting. J Asthma Res 12:21–25

Bentley J (1975a) Some thoughts on parentecomy. J Asthma Res 12: 125–128

Bentley J (1975b) Psychotherapeutic treatment of a boy with eczema and asthma. J Asthma Res 12:207–214

Bentley J (1975c) Asthmatic children away from home: A comparative psychological study. J Asthma Res 13:17–25

Bentley J, Wilmerding JWW (1978) Individual psychotherapy with asthmatic children as an adjunct to milieu therapy: Two case studies. J Ashma Res 15:163–169

Berger-Margulies J, Scheer P, Zimprich H, Zimprich V (1984) Diagnostik und Therapie ausgewählter psychosomatischer Krankheiten des Kindes. In: Zimprich H (Hrsg) Kinderpsychosomatik. Thieme, Stuttgart New York, S 122–172

Berlin IN (1970) Crisis intervention and short-term therapy. J Am Acad Child Psychiatry 9:595–606

Biebl W, Platz T, Kinzl J, Judmaier G (1984) Psychosomatische Untersuchung bei Patienten mit Colitis ulcerosa und Morbus Crohn. Prax Psychother Psychosom 29:184–190

Bien RF (1969) Remission of intractable asthma in a child during psychotherapy of the mother. J Asthma Res 7:47–51

Biermann G (1969) Psychosomatik des Asthma bronchiale im Kindes- und Jugendalter. Prax Kinderpsychol Kinderpsychiatr 17:33–49

Biermann G (1979) Asthma bronchiale im Kindesalter. Neurol Psychiatr 5:251–253

Binder V, Bonnevie O, Gertz TC, Krasilnikoff PA, Vestermark S, Rijs P (1973) Ulcerative colitis in children. Scand J Gastroenterol 8:161–167

Bittner G, Ertle C (1979) Ist die psychoanalytische Pädagogik verschwunden? Psyche (Stuttg) 33:973–976

Bittner G, Ertle C (Hrsg) (1985) Pädagogik und Psychoanalyse. Königshausen & Neumann, Würzburg

Bläker F, Schäfer KH, Wallis H (1969) Neuere Erkenntnisse über Vorkommen, Ätiologie, Pathogenese und Therapie der Colitis ulcerosa im Kindesalter. Monatsschr Kinderheilkd 117:52–56

Block J, Jennings PW, Harvey E, Simpson E (1964) Interaction between allergic potential and psychopathology in childhood asthma. Psychosom Med 26:307–320

Block J, Harvey E, Jennings PH, Simpson E (1966) Clinician's conceptions of the asthmatogenic mother. Arch Gen Psychiatry 15:610–618

Boleloucky Z (1973) Personality assessment with the Cattell 16 PF test in ulcerative colitis patients. Act Nerv Super (Praha) 15:55–56

Bonfils S, De M'Uzan M (1974) Irritable bowel syndrome vs. ulcerative colitis: Psychofunctial disturbance vs. psychosomatic disease? J Psychosom Res 18:291–296

Bonfils S, De M'Uzan M, Caulin C (1965) Les interactions psycho-somatiques dans la recto-colite hémorragique. Bull Mem Soc Med Hop (Paris) 116:201–208

Borelli S (1950) Untersuchungen zur Psychosomatik des Neurodermitikers. Hautarzt 1:250–256

Bornstein-Windholz S (1937, 1964) Mißverständnisse in der psychoanalytischen Pädagogik. In: Bittner G, Rehm W (Hrsg) Psychoanalyse und Erziehung. Huber, Bern Stuttgart, S 75–85

Bosse K (1986) Psychosomatische Gesichtspunkte in der Dermatologie. In: Adler R, Herrmann JM, Köhle K, Schonecke OW, Uexküll T von, Wesiack W (Hrsg) Psychosomatische Medizin, 3. Aufl. Urban & Schwarzenberg, München Wien Baltimore, S 1016–1037
Bovensiepen G, Wilhelm K (1981) Der elterliche Erziehungsstil und seine Beziehung zur Familieninteraktion beim Asthma bronchiale. In Steinhausen HC (Hrsg) Psychosomatische Störungen und Krankheiten bei Kindern und Jugendlichen. Kohlhammer, Stuttgart, S 120–129
Bovensiepen G, Oesterreich R, Wilhelm K, Arndt M (1980) Die elterliche Erziehungseinstellung als Ausdruck der Familiendynamik bei Kindern mit Asthma bronchiale. Prax Kinderpsychol Kinderpsychiatr 29:163–169
Brandtstädter J, Schneewind KA (1977) Optimal human development: Some implications for psychology. Hum Dev 20:48–64
Brede K (1971) Die Pseudo-Logik psychosomatischer Störungen. In: Psychoanalyse als Sozialwissenschaft. Suhrkamp, Frankfurt, S 152–198
Brede K (1974) Einführung in die psychosomatische Medizin. Athenäum Fischer, Frankfurt am Main, S 242–257
Bressler B (1956) Ulcerative colitis as an anniversary symptom. Psychoanal Rev 43:381–387
Bronfenbrenner U (1981) Die Ökologie der menschlichen Entwicklung. Klett-Cotta, Stuttgart
Brunner R (1985) Über Versagung, optimale Versagung und Erziehung. Prax Kinderpsychol Kinderpsychiatr 34:63–69
Burbeck TW (1979) An empirical investigation of the psychosomatogenic family model. J Psychosom Res 23:327–337
Byrne DG, Murrell TGC (1977) Self descriptions of mothers of asthmatic children. Aust NZ J Psychiatry 11:179–183
Cain J, Sarles R, Sarles H, Beretti (1955) L'aspect psycho-somatique de la recto-colite hémorragique. Encephale 44:427–446
Castelnuovo-Tedesco P (1962) Ulcerative colitis in an adolescent boy subjected to a homosexual assault. Psychosom Med 24:148–156
Celerier MC, Ferrier JP (1980) Les facteurs psychologiques dans le traitment de la rectocolite hémorragique. Med Chir Dig 9:383–389
Cermak I, Slany E (1971) Das Ekzemkind und seine Familie. Wien Med Wochenschr 121:592–595
Cernelc D, Hafner G, Kos S, Cenlec P (1977) Comparative study of social and psychological analyses in asthmatic, rheumatic and diabetic children. Allerg Immunol (Leipz) 23:214–220
Chang BHF (1976) Selected psychological and somatic variables in asthmatic children. Int Diss Abstr 5783–5784
Clark LD (1956) Psychotherapy of ulcerative colitis. Dis Nerv Syst 17:149–154
Clark NM, Feldman CH, Evans D, Millman EJ, Wailewski Y, Valle I (1981) The effectiveness of education for family management of asthma in children: A preliminary report. Health Educ Q 8:166–174
Clark NM, Feldman CH, Evans D, Wasilewski Y, Levison MJ (1984) Changes in children's school performance as a result of education for family management of asthma. J Sch Health 54:143–145
Clauss G, Ebner H (1972) Grundlagen der Statistik. Deutsch, Frankfurt Zürich
Cohen MF (1974) A developmental study of the regulation of aggression in asthmatic children. Int Diss Abstr 35:498
Condrau G (1967) Zur Psychosomatik des Asthma bronchiale. Ther Umsch 24:352–355
Conners CK (1983) Psychological management of the asthmatic child. Clin Rev Allergy 1:163–177
Corboz R, Droz G (1957) Zur Pathogenese und Therapie des Asthma bronchiale im Kindesalter. Schweiz Med Wochenschr 87: 1116–1119
Corrias A, Nurchi AM, Puggioni R, Pusceddu G, Rossi G (1983) Fattori psicogeni nell'asma allergico in età pediatricia. Minerva Pediatr 35:83–87
Cosper MR, Erickson MT (1985) The psychological, social and medical needs of lower socioeconomic status mothers of asthmatic children. J Asthma 22:145–158
Craddock CG (1953) Chronic ulcerative colitis. Psychosom Med 15:513–522
Creer TL, Marion RJ, Creer PP (1983) Asthma problem behavior checklist: Parental perceptions of the behavior of asthmatic children. J Asthma 20:97–104
Csaszar G, Juhasz E (1979) Untersuchung von zwei psychosomatischen Erkrankungen des gastrointestinalen Systems (Ulkus, Kolitis) mittels des Frustrationstests. Z Psychosom Med Psychoanal 25:169–182

Danziger K (1974) Sozialisation. Schwann, Düsseldorf
Darpe F, Schneewind KA (1978) Elterlicher Erziehungsstil und kindliche Persönlichkeit. In: Schneewind K, Lukesch H (Hrsg) Familiäre Sozialisation. Klett-Cotta, Stuttgart, S 149–163
Darpe F, Darpe G, Schneewind KA (1975) Elternverhalten und Intelligenz. In: Lukesch H (Hrsg) Auswirkungen elterlicher Erziehungsstile, Hogrefe, Göttingen, S 63–71
Davis JB (1977) Neurotic illness in the families of children with asthma and wheezy bronchitis: a general practice population study. Psychol Med 7:305–310
De Boor C (1964) Die Colitis ulcerosa als psychosomatisches Syndrom. Psyche (Stuttg) 18:107–119
De Boor C (1965a) Über psychosomatische Aspekte der Allergie. Psyche (Stuttg) 19:365–378
De Boor C (1965b) Zur Psychosomatik der Allergie insbesondere des Asthma bronchiale. Huber – Klett, Bern Stuttgart
De Dombal FT (1971) Ulcerative colitis. Br Med J I:649–650
Dekker E (1962) Experimentelle Untersuchungen zur Psychosomatik des Asthma bronchiale. Med Welt 17:928–932
Dekker E, Barendregt JT, De Vries K (1960) Allergy and neurosis in asthma. Adv Psychosom Med 1:235–240
Demole M, Lasserre R (1953) Le facteur psychique dans la colite ulcéreuse. Acta Gastroenterol Belg 16:605–612
De M'Uzan M (1977) Zur Psychologie des psychosomatisch Kranken. Psyche (Stuttg) 31:318–332
De M'Uzan M, Bonfils S, Lambling A (1958) Étude psychosomatique de 18 cas de recto-colite hémorragique. Sem Hop Paris 34:922–928
Dubo S, McLean JA, Ching AYT, Wright HL, Kauffman PE, Sheldon JM (1961) A study of relationships between family situation, bronchial asthma, and personal adjustment in children. J Pediatr 59:402–414
Duhm E, Hansen J (1957) Der Rosenzweig P-F Test. Hogrefe, Göttingen
Duret-Cosyns S (1975) Aspect psychologique de la recto-colite hémorragique. Acta Gastroenterol Belg 38:445–453
Eckensberger LH (1979) Die ökologische Perspektive in der Entwicklungspsychologie: Herausforderung oder Bedrohung? In: Walter H, Oerter R (Hrsg) Ökologie und Entwicklung. Auer, Donauwörth, S 264–281
Edgell PG (1966) Psychiatric approach to the treatment of bronchial asthma. Mod Treat 3:900–917
Edmiston FG, Williams RC (1963) A study of object relations in a case of ulcerative colitis. Compr Psychiatry 4:96–104
Eicke D (1972) Vom Einüben der Aggression. Kindler, München
Eiser C (1985) The psychology of childhood illness. Springer, Berlin Heidelberg New York Tokyo
Ekstein R, Motto RL (1963) Psychoanalyse und Erziehung – Vergangenheit und Zukunft. Prax Kinderpsychol Kinderpsychiatr 12:213–224
Engel GL (1954a) Studies of ulcerative colitis I. Psychosom Med 16:496–501
Engel GL (1954b) Studies of ulcerative colitis II. Am J Med 16:416–433
Engel GL (1955) Studies of ulcerative colitis III. Am J Med 19:231–256 (dtsch. in: Brede K (Hrsg) (1974) Einführung in die psychosomatische Medizin. Athenäum Fischer, Frankfurt am Main, S 279–334)
Engel GL (1956) Studies of ulcerative colitis IV. Psychosom Med 18:334–346
Engel GL (1958) Studies of ulcerative colitis V. Am J Dig Dis 3:315–337
Engel GL (1961) Biologic and psychologic features of the ulcerative colitis patient. Gastroenterology 40:313–322
Engel GL (1967) Psychological factors and ulcerative colitis. Br Med J 4:56
Engel GL (1969) Psychological factors in ulcerative colitis in man and gibbon. Gastroenterology 57:362–365
Engel GL (1973) Ulcerative colitis. In: Lindner AE (ed) Emotional factors in gastrointestinal illness. Excerpta Medica Foundation, Amsterdam, pp 99–112
Engel GL (1974) Untersuchungen über psychische Prozesse bei Patienten mit Colitis ulcerosa. In: Brede K (Hrsg) Einführung in die psychosomatische Medizin. Athenäum Fischer, Frankfurt, S 279–334
Engel GL, Salzman LF (1973) A double standard for psychosomatic papers? N Engl J Med 288:44–46
Engels WD (1982) Dermatologic disorders. Psychosomatics 23:1209–1219

Engfer A, Schneewind KA (1976) Der FSE. Ein Fragebogen zur Erfassung selbstperzipierter elterlicher Erziehungseinstellungen. Arbeitsbericht 9 des EKB-Projektes, Universität Trier

Engfer A, Schneewind KA (1978a) Der PEE. Ein Fragebogen zur Erhebung elterlicher Erziehungseinstellungen aus der Sicht der Kinder. Arbeitsbericht 18 aus dem EKB-Projekt, Universität München (ehemals Trier)

Engfer A, Schneewind KA (1978b) Der Fragebogen zur Erhebung selbstperzipierter elterlicher Erziehungseinstellungen (SEE). Arbeitsbericht 22 aus dem EKB-Projekt, Universität München

Engfer A, Schneewind KA, Filipp U-D (1973) Die Entwicklung eines Fragebogens zur Erhebung selbstperzipierter elterlicher Erziehungseinstellungen. Sonderforschungsbericht 22 „Sozialisations- und Kommunikationsforschung", Forschungsbericht 22. Arbeitsbericht 3 des Teilprojektes E, Universität Erlangen–Nürnberg

Enke H (1963) Die Stellung der Psychotherapie in der Behandlung der Colitis ulcerosa. Med Klin 58:478–481

Enke H, Michler S (1967) Über einige Kriterien der Mutter–Kind-Beziehung bei männlichen Patienten mit den Symptomen: Asthma bronchiale, Colitis gravis, Herzbeschwerden und Magenbeschwerden. Z Psychosom Med 13:108–115

Ermann M (1985) Die Fixierung in der frühen Triangulierung. Forum Psychoanal 1:93–110

Ermann M (1986) Zur Psycho- und Soziodynamik der Herzneurose. Prax Psychother Psychosom 31:250–260

Ernst C, Luckner N von (1985) Stellt die Frühkindheit die Weichen? Enke, Stuttgart

Esler MD, Goulston KJ (1973) Levels of anxiety in colonic disorders. N Engl J Med 288:16–20

Eyferth K (1966, [4]1974) Methoden zur Erfassung von Erziehungsstilen. In: Herrmann T (Hrsg) Psychologie der Erziehungsstile. Hogrefe, Göttingen, S 17–31

Fain M (1966) Régression et psychosomatique. Rev Fr Psychanal 30:451–456

Fain M, Marty P (1964) Perspectives psychosomatiques sur la fonction des fantasmes. Rev Fr Psychanal 28:609–622

Fain M, Marty P (1965) A propos du narcissisme et de sa genèse. Rev Fr Psychanal 29:561–572

Faroux C (1972) Abord psychosomatique de l'asthme. Lille Med 17:144–146

Fedosejew GB, Filippow WL (1979) Besonderheiten der Persönlichkeit und der neuro-psychischen Störungen beim Asthma bronchiale. Z Erkr Atmungsorgane 152:240–246

Feiereis H (1970) Klinik und Therapie der Colitis ulcerosa. Marseille, München

Feiereis H (1985) Colitis ulcerosa – Morbus Crohn. Therapiewoche 35:3075–3083

Feiereis H, Kamrowski K, Rohrmoser HG (1962) Colitis ulcerosa und Psyche. Arch Psychiatr Z Ges Neurol 202:657–677

Feldman F, Cantor D, Soll S, Bachrach W (1967) Psychiatric study of a consecutive series of 34 patients with ulcerative colitis. Br Med J 3:14–17

Fenichel O (1935, 1972) Über Erziehungsmittel. In: Psychoanalyse und Gesellschaft Frankfurt, S 122–131 (Raubdruck)

Fenichel O (1945) The psychoanalytic theory of neurosis. Norton, New York

Fialkov MJ, Miller JA (1981) Severe psychosomatic illness in children. Clin Pediatr 20:792–796

Filipp U-D (1971) Psychologische und soziologische Determinanten in Eltern–Kind-Beziehungen. Forschungsbericht 9 des Sonderforschungsbereiches des sozialwissenschaftlichen Forschungszentrums der Universität Erlangen–Nürnberg. Arbeitsbericht 1 des Teilprojektes E

Finch SM (1975) Psychophysiologic disorders in children and adolescents. Int J Psychiatry Med 6:213–225

Finch SM, Hess JH (1962) Ulcerative colitis in children. Am J Psychiatry 118:819–826

Fitzelle GT (1959) Personality factors and certain attitudes toward child rearing among parents of asthmatic children. Psychosom Med 21:208–217

Florin I (1985) Körperliche Krankheit und medizinische Behandlung als Herausforderung. In: Basler H-D, Florin I (Hrsg) Klinische Psychologie und körperliche Krankheit. Kohlhammer, Stuttgart Berlin Köln, S 126–145

Florin I, Freudenberg G, Hollaender J (1985) Facial expressions of emotion and physiologic reactions in children with bronchial asthma. Psychosom Med 47:382–393

Flynn WE (1970) Managing the emotional aspects of peptic ulcer and ulcerative colitis. Postgrad Med 47:119–122

Ford RM (1968) The treatment of intractable childhood asthma by medium-term separation from home environment. Med J Aust 1:653–656

Franzini BS (1968) A multilevel assessment of personality and interpersonal behavior of mothers of asthmatic children as compared with mothers of non-asthmatic children. Int Diss Abstr 29:366–367
Freiwald M, Liedtke R, Zepf S (1973) Versuch einer Objektivierung des Aggressionsverhaltens psychosomatisch erkrankter Patienten. Verh Dtsch Ges Inn Med 79:1452–1454
Freour P, De Boucaud M (1981) Les aspects psychologiques de l'asthme de l'enfant. Allergol Immunopathol [Suppl] 9:103–107
Freud A (1934, 1973) Die Erziehung des Kleinkindes vom psychoanalytischen Standpunkt aus. In: Meng H (Hrsg) Psychoanalytische Pädagogik des Kleinkindes. Reinhardt, München Basel, S 105–113
Freud A (1952) The role of bodily illness in the mental life of children. Psychoanal Study Child 7:69–81
Freud E, Hurwich SB, Meijer A, Kagan H, Groen JJ (1970) Ziele und Methoden einer Heimbehandlung von asthmatischen Kindern im „Wizo"-Kinderheim, Jerusalem. Prax Kinderpsychol Kinderpsychiatr 19:98–109
Freud S (1911, 1969) Formulierungen über die zwei Prinzipien des psychischen Geschehens. (Gesammelte Werke 8. Fischer, Frankfurt am Main, S 230–238)
Freud S (1916/17, 1969) Gesichtspunkte der Entwicklung und Regression. Ätiologie. (Gesammelte Werke 11. Fischer, Frankfurt am Main, S. 351–371)
Freud S (1926, 1972) Hemmung, Symptom und Angst. (Gesammelte Werke 14. Fischer, Frankfurt am Main, S 111–205)
Freud S (1927, 1972) Die Zukunft einer Illusion. (Gesammelte Werke 14. Fischer, Frankfurt am Main, S 325–380)
Freud S (1933, 1969) Aufklärungen, Anwendungen, Orientierungen. (Gesammelte Werke 15. Fischer, Frankfurt am Main, S 146–169)
Freyberger H (1966) Depressive Syndrome – dargestellt am Beispiel der Adipositas und der Colitis ulcerosa. Ärztl Forsch 20:169–176
Fritz GK (1983) Childhood asthma. Psychosomatics 24:959–967
Fritz GK, Steiner H, Hilliard J, Lewiston N (1981) Pediatric and psychiatric collaboration in the management of childhood asthma. Clin Pediatr 20:772–776
Frohburg I (1970) Zur psychodiagnostischen Erfassung von Persönlichkeitsveränderungen mit Hilfe der Q-Sortierungstechnik. In: Rösler H-D, Schmidt H-D, Szewczyk H (Hrsg) Persönlichkeitsdiagnostik, 2. Aufl. VEB Deutscher Verlag der Wissenschaften, Berlin, S 119–133
Fthenakis WE (1985) Väter, Bd 1: Zur Psychologie der Vater–Kind-Beziehung. Urban & Schwarzenberg, München Wien Baltimore
Füchtner H (1978) Psychoanalytische Pädagogik. Psyche (Stuttg) 32:193–210
Füchtner H (1979) Einführung in die psychoanalytische Pädagogik. Campus, Frankfurt New York
Fullerton DT, Kollar EJ, Caldwell AB (1962) A clinical study of ulcerative colitis. JAMA 181:463–471
Gage NL, Cronbach LJ (1955) Conceptual and methodological problems in interpersonal perception. Psychol Rev 62:411–422
Gainsborough H (1967) Psychological factors and ulcerative colitis. Br Med J 3:499
Garner AM, Wenar C (1959) The mother-child interaction in psychosomatic disorders. University of Illinois Press, Urbana
Gathmann P, Linzmayer L, Grünberger J (1981) Colitis ulcerosa – eine Studie zur Objektivierung der Persönlichkeitsmerkmale des Kolitispatienten. Wien Med Wochenschr 17:421–425
Gaus E, Köhle K (1986) Psychische Anpassungs- und Abwehrprozesse bei körperlichen Erkrankungen. In: Adler R, Herrmann JM, Köhle K, Schonecke OW, Uexküll T von, Wesiack W (Hrsg) Psychosomatische Medizin, 3. Aufl. Urban & Schwarzenberg, München Wien Baltimore, S 1127–1145
Gauthier Y (1979) De la «mauvaise mère» à la vulnérabilité de la relation parents-enfant. Can J Psychiatry 24:633–643
Gauthier Y, Fortin C, Drapeau P, Breton JJ, Quintal L, Gosselin J, Weisnagel J (1973) Asthme infantile: Allergie et psychopathologie. Union Med Can 102:2342–2346
Gauthier Y, Fortin C, Drapeau P, et al. (1978) Follow-up study of 35 asthmatic preschool children. J Am Acad Child Psychiatry 17:679–694
Gehler W, Wiersbitzky S (1984) Psychologische Aspekte bei Kindern mit Asthma bronchiale. Ärztl Jugendkd (Leipz) 75:233–242

Gerard MW (1946) Bronchial asthma in children. Nerv Child 5:327–331
Gerard MW (1953) Genesis of psychosomatic symptoms in infancy. In: Deutsch F (ed) The psychosomatic concept in psychoanalysis. International Universities Press, New York, pp 82–95
Gervais L (1966) Bronchial asthma and identification with the aggressor. Can Psychiatr Assoc J 11:497–500
Geulen D (1973) Thesen zur Metatheorie der Sozialisation. In: Walter H (Hrsg) Erwartungen, Probleme, Theorieschwerpunkte. Frommann-Holzboog, Stuttgart (Sozialisationsforschung, Bd 1, S 85–101)
Gieler U, Schulze C, Stangier U (1985) Das Krankheitskonzept von Patienten mit endogenem Ekzem. Z Hautkr 60:1224–1236
Goldstein F (1967) Current management of ulcerative colitis. Med Times 95:448–459
Grace WJ, Wolff HG (1951) Treatment of ulcerative colitis. JAMA 146:981–987
Graham PJ, Rutter ML, Yule W, Pless IB (1967) Childhood asthma: A psychosomatic disorder? Br J Prev Soc Med 21:78–85
Greenhill MH, Finesinger JE (1942) Neurotic symptoms and emotional factors in atopic dermatitis. Arch Dermatol Syphilol 46:187–200
Groen J, Bastiaans J (1955) Studies on ulcerative colitis: Personality structure, emotional conflict situations and effects of psychotherapy. In: O'Neill D (ed) Modern trends in psychosomatic medicine. Butterworths, London, pp 102–125
Groen JJ (1982) Clinical research in psychosomatic medicine. Van Gorcum, Assen
Gross SJ, Hirt M, Seemann W (1968) Psychosexual conflicts in asthmatic children. J Psychosom Res 11:315–317
Gutton P (1974) La colite ulcéreuse de l'enfant. Evol Psychiatr 39:567–600
Hansen O (1981) Eine psychosomatische Theorie der allergischen Sensibilisierung; Allergie als quasi konditionierte Reaktion. Z Psychosom Med Psychoanal 27:143–160
Haynal A, Cramer B (1974) Asthme bronchique, maladie psychosomatique. Rev Med Suisse Romande 94:177–187
Haynes SN, Wilson CC, Jaffe PG, Britton BT (1979) Biofeedback treatment of atopic dermatitis. Biofeedback Self Regul 4:195–209
Hecht I (1952) The differences in goal striving behavior between peptic ulcer and ulcerative colitis patients as evaluated by psychological techniques. J Clin Psychol 16:262–265
Heilveil I, Schimmel B (1982) Self-esteem in asthmatic children. J Asthma 19:253–254
Henseler H (1982) Die Theorie des Narzißmus. In: Eicke D (Hrsg) Sigmund Freud – Leben und Werk. Beltz, Weinheim Basel (Tiefenpsychologie, Bd 1, S 453–471)
Herrmann AP (1986) Das Vaterbild psychosomatisch Kranker. Springer, Berlin Heidelberg New York Tokyo
Herrmann T (1980) Bemerkungen zur Bestandsaufnahme der Erziehungsstilforschung. In: Schneewind KA, Herrmann T (Hrsg) Erziehungsstilforschung. Huber, Bern Stuttgart Wien S 13–18
Herrmann T, Stapf A, Deutsch W (1979) Datensammeln ohne Ende? In: Baumgärtel F (Hrsg) Familiensozialisation. Westermann, Braunschweig, S 257–263
Hilliard JP, Fritz GK, Lewiston NJ (1985) Levels of aspiration of parents for their asthmatic, diabetic and healthy children. J Clin Psychol 41:587–597
Hiltmann H (1964) Wortassoziation und verbale Ergänzungsverfahren. In: Gottschaldt K, Lersch P, Sander F, Thomae H (Hrsg) Psychologische Diagnostik, 2. Aufl. Hogrefe, Göttingen (Handbuch der Psychologie, Bd 6, S 533–555)
Hirt M, Goldberg R, Bernstein IL (1968) Interaction of personality variables and allergic predisposition in asthma. Psychosomatics 9:340–343
Hurrelmann K (1976) Gesellschaft, Sozialisation und Lebenslauf. In: Hurrelmann K (Hrsg) Sozialisation und Lebenslauf. Rowohlt, Reinbek, S 15–33
Ikemi Y, Ikemi A (1982) Some psychosomatic disorders in Japan in a cultural perspective. Psychother Psychosom 38:231–238
Ikemi Y, Nagata S, Ago Y, Ikemi A (1982) Self-control over stress. J Psychosom Res 26:51–56
Irle M (1975) Lehrbuch der Sozialpsychologie. Hogrefe, Göttingen
Jackson DD, Yalom I (1966) Family research on the problem of ulcerative colitis. Arch Gen Psychiatry 15:410–418 (dtsch. in: Brede K (Hrsg) (1974) Einführung in die psychosomatische Medizin, Athenäum Fischer, Frankfurt am Main, S 242–257)
Jacobs MA, Friedman S, Franklin MJ, Anderson LS, Muller JJ, Eisman HD (1966) Incidence of psychosomatic predisposing factors in allergic disorders. Psychosom Med 28:679–695

Jacobs MA, Spilken AZ, Norman MM, Anderson L, Rosenheim E (1972) Perceptions of faulty parent-child relationships and illness behavior. J Consult Clin Psychol 38:49–55
Jacobson E (1973) Das Selbst und die Welt der Objekte. Suhrkamp, Frankfurt am Main
Jaide W (1984) Befragung. In: Haft H, Kordes H (Hrsg) Methoden der Erziehungs- und Bildungsforschung. Klett-Cotta, Stuttgart (Enzyklopädie der Erziehungswissenschaft, Bd 2, S 309–313)
Joachim G, Milne B (1985) The effects of inflammatory bowel disease on life-style. Can Nurse 81:38–40
Jochmus I, Schmitt GM (1986) Psychosomatik in der Pädiatrie. In: Adler R, Herrmann JM, Köhle K, Schonecke OW, Uexküll T von, Wesiack W (Hrsg) Psychosomatische Medizin, 3. Aufl. Urban & Schwarzenberg, München Wien Baltimore, S 975–1015
Joffe WG, Sandler J (1967) Über einige Probleme im Zusammenhang mit dem Studium narzißtischer Störungen. Psyche (Stuttg) 21:152–165
Johnson FK, Baker G, Alexander AA (1971) A psyche and soma reunited. Clin Pediatr (Phila) 10:719–725
Jones NF, Kinsman RA, Schum R, Resnikoff P (1976) Personality profiles in asthma. J Clin Psychol 32:289–291
Jores A (1967) Die Colitis ulcerosa als psychosomatische Krankheit. Gastroenterologica (Basel) 107:121–130
Jores A (1969) Psychopathologische Befunde bei Patienten mit Colitis ulcerosa. Ther Umsch 26:5–10
Jores A, Kerekjarto M von (1967) Der Asthmatiker. Huber, Bern Stuttgart
Kagan SG, Weiss JH (1976) Allergic potential and emotional precipitants of asthma in children. J Psychosom Res 20:135–139
Kaminski Z (1975) Case report: An asthmatic adolescent and his 'repressed cry' for his mother. Br J Med Psychol 48:185–188
Kanfer FH, Phillips JS (1970) Learning foundations of behavior therapy. Wiley, New York
Kaplan SM, Whitman RM (1965) The negative ego-ideal. Int J Psychoanal 46:183–187
Kapotes C (1977) Emotional factors in chronic asthma. J Asthma Res 15:5–14
Karol C (1980/81) The role of primal scene and masochism in asthma. Int J Psychoanal Psychother 8:577–592
Karush A, Daniels G (1953/54) Colitis ulcerosa. Psyche (Stuttg) 7:401–452
Karush A, Daniels GE, Flood C, O'Connor JF (1977) Psychotherapy in chronic ulcerative colitis. Saunders, Philadelphia London Toronto
Kelly E, Zeller B (1969) Asthma and the psychiatrist. J Psychosom Res 13:377–395
Kelts DG, Grand RJ (1980) Inflammatory bowel disease in children and adolescents. Curr Probl Pediatr 10:1–40
Kepecs JG, Rabin A, Robin M (1951) Atopic dermatitis. Psychosom Med 13:1–9
Kernberg OF (1978) Borderline-Störungen und pathologischer Narzißmus, 2. Aufl. Suhrkamp, Frankfurt am Main
Khampalikit S (1983) The interrelationships between the asthmatic child's dependency behavior, his perception of his illness, and his mother's perception of his illness. Matern Child Nurs J 12:221–296
Khan AU (1973) Present status of psychosomatic aspects of asthma. Psychosomatics 14:195–200
Khan AU (1974) Mechanism of psychogenic asthmatic attack in children. Psychother Psychosom 24:137–140
Khan AU, Staerk M, Bonk C (1974) Hypnotic suggestibility compared with other methods of isolating emotionally-prone asthmatic children. Am J Clin Hypn 17:50–53
Kim SP, Ferrara A, Chess S (1980) Temperament of asthmatic children. J Pediatr 97:483–486
Kinsman RA, Dirks JF, Jones NF (1980) Levels of psychological experience in asthma: General and illness-specific concomitants of panicfear personality. J Clin Psychol 36:552–561
Kipnowski J, Kipnowski A (1981) Psychosomatischer Beitrag zur Ätiopathogenese der Colitis ulcerosa. Z Psychosom Med Psychoanal 27:358–371
Kipnowski J, Kipnowski A (1982) Biographische und testpsychologische Ergebnisse bei Patienten mit chronisch rezidivierender Colitis ulcerosa. Psychother Med Psychol 32:31–34
Kirsner JB (1971) Ulcerative colitis. J Chronic Dis 23:681–684
Klaber MM (1960) Manifestations of hostility in neurodermatitis. J Consult Psychol 24:116–120
Kleiger JH, Dirks JF (1980) Psychomaintenance of alexithymia: Relationship to medical outcome variables in a chronic respiratory illness population. Psychother Psychosom 34:25–33
Kleining G, Moore H (1968) Soziale Selbsteinstufung (SSE). Kölner Z Sozialforsch 20:502–552

Klussmann R (1985) Entzündliche Darmerkrankungen aus organischer und psychosomatischer Sicht. Zentralbl Chir 110:32–39

Knapp PH (1969) The asthmatic and his environment. J Nerv Ment Dis 149:133–151

Knapp PH, Mushatt C, Nemetz SJ, Constantine H, Friedman S (1970) The context of reported asthma during psychoanalysis. Psychosom Med 32:167–188

Knoblach D (1971) Psychogene Aspekte beim Asthma bronchiale. Z Klin Psychol Psychother 19:163–177

Knölker U (1986) Psychotherapie bei Colitis ulcerosa in der Adoleszenz. Prax Kinderpsychol Kinderpsychiatr 35:8–16

Kohut H (1973) Narzißmus, 1. Aufl. Suhrkamp, Frankfurt am Main

Kollar EJ, Fullerton DT, Di Censo R, Agler CF (1964) Stress specificity in ulcerative colitis. Compr Psychiatry 5:101–112

Koninckx N, Dongier S (1970) Tentative d'objectivation par les tests de Rosenzweig et PNP de la composante névrotique chez 28 asthmatiques. Acta Psychiatr Belg 70:610–622

Korting GW (1980) Endogenes Ekzem. In: Korting GW (Hrsg) Dermatologie in Praxis und Klinik, Bd II. Thieme, Stuttgart New York, S 63–70

Krasner L (1953) Personality differences between patients classified as psychosomatic and as nonpsychosomatic. J Abnorm Soc Psychol 48:190–198

Kreisler L (1981) Les caracteristiques psychologiques de l'enfant asthmatique. Allergol Immunopathol [Suppl] 9:108–111

Kreisler L, Fain M (1973) La clinique psychosomatique de l'enfant. Psychiatr Enfant 16:5–122

Kreji E (1969) Die Entwicklung der Mutter-Kind-Beziehung in der Bildserie eines 5jährigen asthmatischen Knaben. Prax Kinderpsychol Kinderpsychiatr 19:161–168

Krohns HC, Rinke R, Schneewind KA (1978) Der SEZ. Ein Fragebogen zur Erhebung selbstperzipierter elterlicher Erziehungsziele. Arbeitsbericht 24 aus dem EKB-Projekt, Universität München

Kuiper PC (1969) Die seelischen Krankheiten des Menschen. Huber, Klett, Bern Stuttgart

Künsebeck HW (1981) Zur Verhaltensnormalität bei Patienten mit Asthma bronchiale. Therapiewoche 31:1015–1020

Künsebeck H-W, Sittaro N, Zepf S (1981) Interpersonelle Wahrnehmung und Anpassungstendenzen bei Patienten mit Colitis ulcerosa. Z Klin Psychol Psychother 29:255–262

Kuzemko JA (1980) Natural history of childhood asthma. J Pediatr 97:886–892

Lamb ME (1976) The role of the father: An overview. In: Lamb ME (ed) The role of the father in child development. Wiley, New York, pp 1–63

Lask B (1979) Emotional considerations in wheezy children. J R Soc Med 72:56–59

Leibig T, Wilke E, Feiereis H (1985) Zur Persönlichkeitsstruktur von Patienten mit Colitis ulcerosa und Morbus Crohn, eine testpsychologische Untersuchung während der Krankheitsremission. Z Psychosom Med Psychoanal 31:380–392

Lepore MJ (1965) The importance of emotional disturbances in chronic ulcerative colitis. JAMA 191:819–824

Levitan HL (1978) Implications from an unusual case of multiple psychosomatic illness. Psychother Psychosom 30:211–215

Lewis BL, Khaw KT (1982) Family functioning as a mediating variable affecting psychosocial adjustment of children with cystic fibrosis. J Pediatr 101:636–640

Lidz T (1969) Disruptions of defensive life patterns and psychosomatic disorders. Hopkins Med J 125:233–244

Liebman R, Minuchin S, Baker L (1974) The use of structural family therapy in the treatment of intractable asthma. Am J Psychiatry 131:535–540

Liedtke R, Zepf S (1978) Zur Theorie der psychosomatischen Struktur. Neurol Psychiatr 4:564–568

Liedtke R, Schemmel K, Zepf S (1972) Behandlungsmodalität der Colitis ulcerosa und symptomfreies Intervall. Med Klin 67:1666–1671

Liedtke R, Tschirch L, Zepf S (1976) Untersuchung mit dem MMPI Saarbrücken von Patienten mit einer Colitis ulcerosa. Med Klin 71:807–813

Lienert GA (1967) Testaufbau und Testanalyse, 2. Aufl. Beltz, Weinheim

Lienert GA (1973) Verteilungsfreie Methoden in der Biostatistik, Bd I, 2. Aufl. Hain, Meisenheim

Liss J, Sharma CN (1970) Multi-generational dynamics in a case of ulcerative colitis. Psychiatr Q 44:461–475

Loch W (1972) Zur Theorie, Technik und Therapie der Psychoanalyse. Fischer, Frankfurt am Main

Lorenzer A (1972) Zur Begründung einer materialistischen Sozialisationstheorie. Suhrkamp, Frankfurt am Main

Lukesch H (1975) Erziehungsstile. Kohlhammer, Stuttgart

Lukesch H (1976) Elterliche Erziehungsstile. Kohlhammer, Stuttgart

Lukesch H, Schneewind KA (1978) Themen und Probleme der familiären Sozialisationsforschung. In: Schneewind K, Lukesch H, (Hrsg) Familiäre Sozialisation. Klett-Cotta, Stuttgart, S 11–23

Lukesch H, Perrez M, Schneewind KA (1980) Zum gegenwärtigen Stand der familiären Sozialisationsforschung. In: Lukesch H, Perrez M, Schneewind KA (Hrsg) Familiäre Sozialisation und Intervention. Huber, Bern Stuttgart Wien, S 15–31

Lyketsos GC, Karabetsos A, Jordanoglu J, Liokis T, Armagianidis A, Lyketsos CG (1984) Personality characteristics and dysthymic states in bronchial asthma. Psychother Psychosom 41:177–185

MacDonald WW, Oden CW (1977) Role clarification and sanction in two cases of bronchial asthma. J Asthma Res 14:189–197

MacLean G (1976) An approach to the treatment of an adolescent with ulcerative colitis. Can Psychiatr Assoc J 21:287–293

Mahler MS, Pine F, Bergman A (1978) Die psychische Geburt des Menschen. Fischer, Frankfurt am Main

Marder L (1967) Psychiatric aspects of ulcerative colitis. South Med J 60:1281–1284

Margalit M (1982) Multivariate concept of psychosomatic illness – The self-concept of asthmatic children. Int J Soc Psychiatry 28:145–148

Marmor J, Ashley M, Tabachnick N, Storkan M, McDonald F (1956) The mother-child relationship in the genesis of neurodermatitis. AMA Arch Dermatol 74:599–605

Martin AJ, Landau LI, Phelan PD (1982) Asthma from childhood at age 21: The patient and his disease. Br Med J 284:380–382

Marty P (1958) La relation objectale allergique. Rev Fr Psychoanal 22:5–35 (dtsch. in: Brede K (Hrsg) (1974) Einführung in die psychosomatische Medizin. Athenäum Fischer, Frankfurt am Main, S 420–445)

Marty P (1969) Notes cliniques et hypothèses à propos de l'économie de l'allergie. Rev Fr Psychanal 33:243–253 (dtsch. in: Brede K (Hrsg) (1974) Einführung in die psychosomatische Medizin. Athenäum Fischer, Frankfurt am Main, S 446–455)

Marty P, De M'Uzan M (1963) La pensée opératoire. Rev Fr Psychanal [Suppl] 27:345–356 (dtsch. in Psyche (Stuttg) 32:974–984, 1978)

Marty P, De M'Uzan M, David C (1963) L'investigation psychosomatique. Presses Universitaires de France, Paris

Mascia AV, Reiter SR (1971) Group therapy in the rehabilitation of the severe chronic asthmatic child. J Asthma Res 9:81–85

Mattsson S (1975) Psychologic aspects of childhood asthma. Pediatr Clin North Am 22:77–88

Matus I (1981) Assessing the nature and clinical significance of psychological contributions to childhood asthma. Am J Orthopsychiatry 51:327–341

Mauroner NL (1978) The family and GI problems. Psychosomatics 19:137–139

Mayer L, Isbister C (1970) Report on group therapy for mothers of children with intractable asthma. Med J Aust 1:887–889

McAndrew I (1976) Facts and fallacies in a sociological study of asthma. Aust Paediatr J 12:88–91

McDermott JF (1966) Children with ulcerative colitis: Their own perception of the disease. Psychosomatics 7:163–166

McDermott JF, Finch SM (1967) Ulcerative colitis in children. J Am Acad Child Psychiatry 6:512–525

McDougall J (1974) The Psychosoma and the psychoanalytic process. Int Rev Psychoanal 1:437–459

McKegney FP, Gordon RO, Levine SM (1970) A psychosomatic comparison of patients with ulcerative colitis and Crohn's disease. Psychosom Med 32:153–166

McMahon AW, Schmitt P, Patterson JF, Rothman E (1973) Personality differences between inflammatory bowel disease patients and their healthy siblings. Psychosom Med 35:91–103

McNichol KN, Williams HE, Allan J, McAndrew I (1973) Spectrum of asthma in children – III, Psychological and social components. Br Med J 4:16–20

Meares R (1975) A model of psychosomatic illness. Med J Aust 2:97–100

Mees B (1966) Essai d'approche de la personalité de l'astmatique à travers le dessin. Psych Belges 6:55–69

Meijer A (1976) Generation chain relationships in families of asthmatic children. Psychosomatics 17:213–217
Meijer A (1978) Sources of dependency in asthmatic children. Psychosomatics 19:351–355
Meijer A (1979) Emotional disorders of asthmatic children. Child Psychiatry Hum Dev 9:161–169
Meijer A (1980a) Conflictual maternal attitudes towards asthmatic children. Psychother Psychosom 33:105–111
Meijer A (1980b) Maternal feelings towards asthmatic children. Child Psychiatry Hum Dev 11:33–40
Meng H (1935, 1973) Strafen und Erziehen. In: Meng H (Hrsg) Psychoanalytische Pädagogik des Schulkindes. Reinhardt, München Basel, S 297–306
Meyer AE, Weitemeyer W (1967) Zur Frage der Krankheits-Dependenz des (phantasierten) Aggressionsverhaltens. Psyche (Stuttg) 21:266–282
Miller A (1979) Das Drama des begabten Kindes. Suhrkamp, Frankfurt am Main
Miller A (1983) Am Anfang war Erziehung. Suhrkamp, Frankfurt am Main
Miller H, Baruch DW (1948) Psychosomatic studies of children with allergic manifestations. Psychosom Med 10:275–278
Miller H, Baruch DW (1950) A study of hostility in allergic children. Am J Orthopsychiatry 20:506–519
Miller ML (1948) Psychodynamic mechanisms in a case of neurodermatitis. Psychosom Med 10:309–316
Mintz IL (1980/81) Multideterminism in asthmatic disease. Int J Psychoanal Psychother 8:593–600
Minuchin S, Fishman C (1979) The psychosomatic family in child psychiatry. J Am Acad Child Psychiatry 18:76–90
Minuchin S, Baker L, Rosman BL, Liebman R, Milman L, Todd TC (1975) A conceptual model of psychosomatic illness in children. Arch Gen Psychiatry 32:1031–1038
Minuchin S, Rosman BL, Baker L (1983) Psychosomatische Krankheiten in der Familie, 2. Aufl. Klett-Cotta, Stuttgart
Mischel W (1973) Toward a cognitive social learning reconceptualization of personality. Psychol Rev 80:252–283
Modena E (1981) Unter dem Banner des Narzißmus. In: psychoanalytisches Seminar Zürich (Hrsg) Die neuen Narzißmustheorien: Zurück ins Paradies? Syndikat, Frankfurt am Main, S 145–158
Mohr GJ (1960) Psychological aspects of ulcerative colitis. Am J Gastroenterol 34:42–48
Mohr GJ, Josselyn IM, Spurolock J, Barron SH (1958) Studies in ulcerative colitis. Am J Psychiatry 114:1067–1076
Montagu A (1974) Körperkontakt. Klett, Stuttgart
Mrazek DA (1985) Childhood asthma. Adv Psychosom Med 14:16–32
Mrazek DA (1986) Childhood asthma: Two central questions for child psychiatry. J Child Psychiatry 27:1–5
Mun CT (1972) Psychological factors in bronchial asthma. J Singapore Paediatr Soc 14:38–47
Murray CD (1930) Psychogenic factors in the etiology of ulcerative colitis and bloody diarrhea. Am J Med Sci 180:239–248
Murray JB (1977) New trends in psychosomatic research. Genet Psychol Monogr 96:3–74
Musaph H (1976) Die Psychosomatik dermatologisch Kranker. In: Jores A (Hrsg) Praktische Psychosomatik. Huber, Bern Stuttgart Wien, S 344–352
Nagata S (1979) A clinical study of the long-term remission of bronchial asthma. Fukuoka Igaku Zasshi 70:391–406
Nelms BC (1986) Assessing childhood depression: Do parents and children agree? Pediatr Nurs 12:23–26
Nemiah JC (1975) Denial revisited: Reflections on psychosomatic theory. Psychother Psychosom 26:140–147
Nemiah JC, Sifneos PE (1970a) Psychosomatic illness: A problem in communication. Psychother Psychosom 18:154–160
Nemiah JC, Sifneos PE (1970b) Affect and fantasy in patients with psychosomatic disorders. In: Hill OW (ed) Modern trends in psychosomatic medicine 2. Butterworths, London, pp 26–34
Neuhaus EC (1958) A personality study of asthmatic and cardiac children. Psychosom Med 20:181–186
Norrish M, Tooley M, Godfrey S (1977) Clinical, physiological, and psychological study of asthmatic children attending a hospital clinic. Arch Dis Child 52:912–917

O'Connor JF (1968) Psychological considerations in ulcerative colitis. NY State J Med 68:1055–1065
Overbeck A, Overbeck G (1978) Das Asthma bronchiale im Zusammenhang familiendynamischer Vorgänge. Psyche (Stuttg) 32:929–955
Overbeck A, Overbeck G (1979) Familiendynamische Perspektiven in der Untersuchung psychosomatischer Krankheiten. Prax Kinderpsychol Kinderpsychiatr 28:1–6
Overbeck G (1985) Familien mit psychosomatisch kranken Kindern. Vandenhoeck & Ruprecht, Göttingen
Panides WC, Ziller RC (1981) The self-perceptions of children with asthma and asthma/enuresis. J Psychosom Res 25:51–56
Parcel GS, Gilman SC, Nader PR, Bunce H (1979) A comparison of absentee rates of elementary schoolchildren with asthma and nonasthmatic schoolmates. Pediatrics 64:878–881
Parker G, Lipscombe P (1979) Parental overprotection and asthma. J Psychosom Res 23:295–299
Paulley JW (1950) Ulcerative colitis. Gastroenterology 16:566–576
Pawlow IP (1906) The scientific investigation of the physical faculties or processes in the higher animals. Science 24:613–619
Perinelli K, Günther C (1985) Unverarbeitete Trauer in Colitis- und Asthma-Familien. In: Overbeck G (Hrsg) Familien mit psychosomatisch kranken Kindern. Vandenhoeck & Ruprecht, Göttingen, S 177–186
Perrez M, Minsel B, Wimmer H (1974) Elternverhaltenstraining. Müller, Salzburg
Peshkin MM (1959) Intractable asthma of childhood rehabilitation at the institutional level with a follow-up of 150 cases. Int Arch Allergy 15:91–112
Peshkin MM (1966) The emotional aspects of allergy in children. J Asthma Res 3:265–277
Pierloot RA, Roy J van (1969) Asthma and aggression. J Psychosom Res 13:333–337
Pinkerton P (1967) Correlating physiologic with psychodynamic data in the study and management of childhood asthma. A Psychosom Res 11:11–25
Pinkerton P (1970) The influence of sociopathology in childhood asthma. Psychother Psychosom 18:231–238
Pinkerton P (1972) Psychosomatic aspects of asthma. Practitioner 208:430–436
Poser EG, Lee SG (1963) Thematic content associated with two gastrointestinal disorders. Psychosom Med 25:162–173
Prugh DG (1950) Variations in attitudes, behavior and feeling-states as exhibited in the play of children during modifications in the course of ulcerative colitis. Res Publ Assoc Res Nerv Ment Dis 29:692–705
Prugh DG (1951) The influence of emotional factors on the clinical course of ulcerative colitis in children. Gastroenterology 18:339–354
Prugh DG (1954) Childhood experience and colonic disorder. Ann NY Acad Sci 58:355–376
Purcell K (1963) Distinctions between subgroups of asthmatic children. Pediatrics 31:486–494
Purcell K, Bernstein L, Bukantz SC (1961) A preliminary comparison of rapidly remitting and persistently "steroid-dependent" asthmatic children. Psychosom Med 23:305–310
Purcell K, Turnbull JW, Bernstein L (1962) Distinctions between subgroups of asthmatic children: Psychological test and behavior rating comparisons. J Psychosom Res 6:283–291
Purcell K, Brady K, Chai H, Muser J, Molk L, Gordon N, Means J (1969a) The effect on asthma in children of experimental separation from the family. Psychosom Med 31:144–164
Purcell K, Muser J, Miklich D, Dietiker KE (1969b) A comparison of psychological findings in variously defined asthmatic subgroups. J Psychosom Res 13:67–75
Pürschel W (1976) Neurodermitis und Psyche. Z Psychosom Med Psychoanal 22:62–70
Quarles van Ufford WJ, Van de Klashorst GO, Damme S, Abbink K (1965) Einige Erfahrungen mit der Verschickung asthmatischer Kinder in sogenannte „therapeutische Sommerlager". Allerg Asthma (Leipz) 11:129–134
Rad M von (1983) Alexithymie. Springer, Berlin Heidelberg New York Tokyo
Rad M von, Zepf S (1986) Psychoanalytische Konzepte psychosomatischer Symptom- und Strukturbildung. In: Adler A, Herrmann JM, Köhle K, Schonecke OW, Uexküll T von, Wesiack W (Hrsg) Psychosomatische Medizin. Urban & Schwarzenberg, München Wien Baltimore, S 48–67
Ramachandran V, Thiruvengadam KV (1975) Psychiatric symptoms and personality traits in extrinsic and intrinsic asthmatics. J Assoc Physicians India 23:709–712
Rauchfleisch U (1979a) Handbuch zum Rosenzweig Picture-Frustration Test (PFT), Bd 1. Huber, Bern Stuttgart Wien

Rauchfleisch U (1979b) Handbuch zum Rosenzweig Picture-Frustration Test (PFT), Bd 2. Huber, Bern Stuttgart Wien

Raymer D, Weininger O, Hamilton JR (1984) Psychological problems in children with abdominal pain. Lancet I:439–440

Rechenberger I (1976) Zur Psychodynamik eines Patienten mit endogenem Ekzem und Asthma bronchiale. Z Psychosom Med Psychoanal 22:71–74

Rechenberger I (1983) Dermatologie. In: Hahn P (Hrsg) Psychosomatik, Bd 2. Beltz, Weinheim Basel, S 239–255

Reddihough DS, Landau L, Jones HJ, Rickards WS (1977) Family anxieties in childhood asthma. Aust Paediatr J 13:295–298

Redl F (1935) Der Mechanismus der Strafwirkung. Z Psychoanal Pädagog 9:221–270

Redl F (1978) Erziehung schwieriger Kinder, 3. Aufl. Piper, München

Redl F, Wineman D (1982) Steuerung des aggressiven Verhaltens beim Kind, 3. Aufl. Piper, München

Rees L (1963) The significance of parental attitudes in childhood asthma. J Psychosom Res 7:181–190

Rees L (1964) The importance of psychological, allergic and infective factors in childhood asthma. J Psychosom Res 7:253–262

Reindell A (1985) Die Affekte als Spiegel internalisierter Objektbeziehungen. Z Psychosom Med Psychoanal 31:304–319

Reindell A, Ferner H, Gmelin K (1981) Zur psychosomatischen Differenzierung zwischen Colitis ulcerosa und Ileitis terminalis (M. Crohn). Z Psychosom Med Psychoanal 27:358–371

Reinhardt D (1985) Asthma bronchiale im Kindesalter. Springer, Berlin Heidelberg New York Tokyo

Richter R, Dahme B, Kohlhaas A (1985) Bemühungen zu einer cluster-analytischen Taxonomie des Asthma bronchiale. Psychother Med Psychol 35:320–328

Rigatelli M (1981) A global psychosomatic study of 16 consecutive patients with ulcerative colitis. Psychother Psychosom 35:22–33

Rinke R, Schneewind KA (1978a) Der EBT. Ein Fragebogen zur Erhebung elterlicher Belohnungs- und Bestrafungstechniken. Arbeitsbericht 19 aus dem EKB-Projekt, Universität München (ehemals Trier)

Rinke R, Schneewind KA (1978c) LOC-E und LOC-K. Zwei Fragebogen zur Erfassung internaler vs. externaler Kontrollüberzeugung bei Erwachsenen und Kindern. Arbeitsbericht 26 aus dem EKB-Projekt, Universität München

Rinke R, Schneewind KA (1978b) Der PEBT. Ein Fragebogen zur Erhebung perzipierter elterlicher Belohnungs- und Bestrafungstechniken aus der Sicht der Kinder. Arbeitsbericht 20 aus dem EKB-Projekt, Universität München (ehemals Trier)

Rinke R, Krohns C, Schneewind KA (1978) Der PMZ/PVZ. Ein Fragebogen zur Erfassung vom Kind perzipierter mütterlicher und väterlicher Erziehungsziele. Arbeitsbericht 25 aus dem EKB-Projekt, Universität München

Robbins PR (1969) Personality and psychosomatic illness: A selective review of research. Genet Psychol Monogr 80:51–90

Rogers CR (1973) Die klient-bezogene Gesprächstherapie. Kindler, München

Rosefeldt H (1982) Asthma bronchiale im Kindesalter. Z Allg Med 58:180–183

Rosenbaum M (1983) Ulcerative colitis. Psychosomatics 24:515–529

Rosenthal MJ (1952) Psychosomatic study of infantile eczema. Pediatrics 10:581–592

Rosenthal SV, Aitken RCB, Zealley AK (1973) The cattell 16PF personality profile of asthmatics. J Psychosom Res 17:9–14

Rosenzweig S (1976) L'aggression et le test de frustration de Rosenzweig. Rev Psychol Appliqu 26:39–48

Rostenberg A (1959) Psychosomatic concepts in atopic dermatitis – a critique. Arch Dermatol 79:692–699

Rotmann M (1978) Über die Bedeutung des Vaters in der „Wiederannäherungs-Phase". Psyche (Stuttg) 32:1105–1147

Roubicek J, Martonova F (1957) Psychopathologie colitis ulcerosa II. Cesk Psychiatr 53:220–230

Rubenstein HS, King SH, London EL (1979) Adolescent and postadolescent asthmatics perception of their mothers as overcontrolling in childhood. Adolescence 14:1–18

Ruesch J (1948) The infantile personality. Psychosom Med 10:134–144

Rukman J, Boediman I, Rahayu NN (1983) Asthma and emotional factor. Paediatr Indones 23:118–122

Sachs L (1972) Statistische Auswertungsmethoden. Springer, Berlin Heidelberg New York

Sadler JE (1982) Childhood asthma from the point of view of the liaison child psychiatrist. Psychiatr Clin North Am 5:333–343

Sandler N (1977) Working with families of chronic asthmatics. J Asthma Res 15:15–21

Schaefer ES (1959) A circumplex model for maternal behavior. J Abnorm Soc Psychol 59:226–235

Schäfer KH, Bläker F (1970) Die Behandlung der Colitis ulcerosa im Kindesalter. Monatsschr Kinderheilkd 118:511–515

Scheer P (1981) Endogenes Ekzem im Kindesalter. MMW 123:1571–1574

Schlesinger B, Platt J (1958) Ulcerative colitis in childhood and a follow-up study. Proc R Soc Med 51:733–735

Schmideberg M (1931, 1964) Zur Dynamik der durch die Strafe ausgelösten psychischen Vorgänge. In: Bittner G, Rehm W (Hrsg) Psychoanalyse und Erziehung. Huber, Bern Stuttgart, S 148–158

Schmitt GM (1985) Colitis ulcerosa und Morbus Crohn aus psychosomatischer Sicht. Monatsschr Kinderheilkd 133:119–122

Schneewind KA (1975) Auswirkung von Erziehungsstilen. In: Lukesch H (Hrsg) Auswirkungen elterlicher Erziehungsstile. Hogrefe, Göttingen, S 14–27

Schneewind KA (1979) Sozialisation unter entwicklungspsychologischer Perspektive. In: Montada L (Hrsg) Brennpunkte der Entwicklungspsychologie. Kohlhammer, Stuttgart, S 288–299

Schneewind KA, Engfer A (1977) Konstruktion eines Fragebogens zur Erfassung selbstperzipierter elterlicher Erziehungseinstellungen (FSE). Diagnostica 23:359–363

Schneewind KA, Hermann T (Hrsg) (1980) Erziehungsstilforschung. Huber, Bern Stuttgart Wien

Schneewind KA, Pfeiffer P (1978) Elterliches Erziehungsverhalten und kindliche Selbstverantwortlichkeit. In: Schneewind K, Lukesch H (Hrsg) Familiäre Sozialisation. Klett-Cotta, Stuttgart, S 190–205

Schneewind KA, Engfer A, Filipp U-D, Hoffmann A (1973) Beziehungen zwischen perzipierten mütterlichen Erziehungseinstellungen, internalen vs. externalen Bekräftigungsüberzeugungen und Belohnungsaufschub. Sonderforschungsbereich 22 der Deutschen Forschungsgemeinschaft, Universität Erlangen–Nürnberg, Forschungsbericht 53, Arbeitsbericht 6 des Teilprojektes E

Schneewind KA, Engfer A, Filipp U-D (1974a) Zur Struktur selbstperzipierter elterlicher Erziehungseinstellungen. Sonderforschungsbereich 22 der deutschen Forschungsgemeinschaft, Universität Erlangen-Nürnberg, Arbeitsbericht 8 des Teilprojektes E

Schneewind KA, Engfer A, Filipp U-D, Hoffmann A (1974b) Entwicklung eines Fragebogens zur Erfassung perzipierter mütterlicher Erziehungseinstellungen. Sonderforschungsbereich 22 der Deutschen Forschungsgemeinschaft, Forschungsbericht 55, Arbeitsbericht 7 des Teilprojektes E, Universität Erlangen–Nürnberg

Schneewind KA, Engfer A, Filipp U-D, Hoffmann A (1976) Arbeitsbericht zum Projekt Eltern–Kind-Beziehungen 1975–1976

Schneewind KA, Beckmann M, Engfer A (1983) Eltern und Kinder. Kohlhammer, Stuttgart

Schneider P-B (1956) A propos de la recto-colite hémorragique, maladie psychosomatique. Schweiz Arch Neurol Psychiatr 77:78–84

Schöfer G, Müller L, Kerekjarto M von (1979) Die Differenzierung psychosomatischer Krankheitsgruppen mit der Gottschalk-Gleser-Sprachinhaltsanalyse. Med Psychol 5:24–38

Schraml W (1964) Das psychodiagnostische Gespräch (Exploration und Anamnese). In: Gottschaldt K, Lersch P, Sander F, Thomae H (Hrsg) Psychologische Diagnostik, 2. Aufl. Hogrefe, Göttingen (Handbuch der Psychologie, Bd 6, S 868–897)

Schraml WJ (1970) Das klinische Gespräch in der Diagnostik. In: Schraml WJ (Hrsg) Klinische Psychologie. Huber, Bern, S 207–235

Schubert J (1968) Rorschachs of asthmatic children. Br J Project Psychol Pers Study 13:17–23

Schubert J (1969) Rorschach protocols of asthmatic boys. Br J Project Psychol Pers Study 14:16–22

Schur M (1955) Comments on the metapsychology of somatization. Psychoanal Study Child 10:119–164

Seiden RH (1966) The psychoanalytic significance of onset age in bronchial asthma. J Asthma Res 3:285–289

Sellschopp-Rüppell A, Rad M von (1977) Pinocchio – a psychosomatic syndrome. Psychother Psychosom 28:357–360

Sharma S, Nandkumar VK (1980) Personality structure and adjustment pattern in bronchial asthma. Acta Psychiatr Scand 61:81–88
Sichel JP, Fasla F (1975) La rectocolite ulcéro-hémorragique chez l'enfant. Psychiatr Enfant 18:7–73
Sifneos PE (1973) The prevalence of "alexithymic" characteristics in psychosomatic patients. Psychother Psychosom 22:255–262
Sim M, Brooke BN (1958) Ulcerative colitis. Lancet II:125–126
Singh SB, Nigam A, Srivasta JR (1977) An investigation into the personality structure of asthmatic children and their parents by use of H.S.P.Q. and 16 P.F. Indian J Clin Psychol 4:9–14
Sloan WP, Bargen JA, Gage RP (1950) Life histories of patients with chronic ulcerative colitis: A review of 2000 cases. Gastroenterology 16:25–38
Sojit CM (1969) Dyadic interaction in a doublebind situation. Fam Process 8:235–259
Sparacino LL (1984) Psychosocial considerations for the adolescent and young adult with inflammatory bowel disease. Nurs Clin North Am 19:41–49
Sperling M (1946) Psychoanalytic study of ulcerative colitis in children. Psychoanal Q 15:302–329
Sperling M (1957) The psycho-analytic treatment of ulcerative colitis. Int J Psychoanal 38:341–349
Sperling M (1958/59) Psychiatrische Aspekte der ulcerativen Colitis. Z Psychosom Med 5:171–178
Sperling M (1960) Unconscious phantasy life and object-relationships in ulcerative colitis. Int J Psychoanal 41:450–455
Sperling M (1963) Psychoanalytische Studie über einen Fall von chronischer Colitis ulcerosa. Z Psychosom Med 9:5–15
Sperling M (1968) Asthma in children. J Am Acad Child Psychiatry 7:44–58
Sperling M (1978) Psychosomatic disorders in childhood. Aronson, New York London
Spiegelberg U, Schirg B, Betz B (1970) Syndromwechsel (Syndrome Shift) und Verstimmung. Nervenarzt 41:73–77
Spitz RA (1967) Vom Säugling zum Kleinkind. Klett, Stuttgart
Spitz RA ([1]1954, 1973) Die Entstehung der ersten Objektbeziehungen, 3. Aufl. Klett, Stuttgart
Stacher G, Blum AL (1986) Psyche, zentrales Nervensystem und Gastrointestinaltrakt, 2. Teil. Dtsch Med Wochenschr 111:828–833
Stapf KH (1980) Methoden und Verfahrenstechniken im Bereich der Erziehungsstilforschung. In: Schneewind KH, Hermann T (Hrsg) Erziehungsstilforschung. Huber, Bern Stuttgart Wien, S 89–120
Staudenmayer H (1981) Parental anxiety and other psychosocial factors associated with childhood asthma. J Chronic Dis 34:627–636
Steiner H, Fritz GK, Hilliard J, Lewiston NJ (1982) A psychosomatic approach to childhood asthma. J Asthma 19:111–121
Steiner M, Elizur A, Davidson S (1977) A psychosomatic triad in a bipolar patient. J Nerv Ment Dis 164:359–361
Steinhausen H-C (1977) Psychosomatische Theorienbildung des Asthma bronchiale. Monatsschr Kinderheilkd 125:129–136
Steinhausen H-C, Kies H (1981) Vergleichende Untersuchungen zur Colitis ulcerosa. In: Steinhausen H-C (Hrsg) Psychosomatische Störungen und Krankheiten bei Kindern und Jugendlichen. Kohlhammer, Stuttgart, S 150–161
Steinhausen H-C, Schindler H-P, Stephan H (1983a) Correlates of psychopathology in sick children: An empirical model. J Am Acad Child Psychiatry 22:559–564
Steinhausen H-C, Stephan H, Schindler-Lembenz H-P (1983b) Vergleichende Studien zur Psychopathologie bei Asthma bronchiale und cystischer Fibrose. Monatsschr Kinderheilkd 131:145–149
Stephanos S (1973) Analytisch-psychosomatische Therapie. Huber, Bern Stuttgart Wien
Sterba R (1932, 1964) Zur Theorie der Erziehungsmittel. In: Bittner G, Rehm W (Hrsg) Psychoanalyse und Erziehung. Huber, Bern Stuttgart, S 57–67
Stoudemire A (1985) Psychosomatic theory and pulmonary disease. Adv Psychosom Med 14:1–15
Straker N, Bieber J (1977) Asthma and the vicissitudes of asthma. J Am Acad Child Psychiatry 16:132–139
Straker N, Tamerin J (1974) Aggression and childhood asthma: A study in a natural setting. J Psychosom Res 18:131–135
Studt HH, Arnds HG (1968a) Psychische Faktoren bei Asthma bronchiale, I. Teil. Z Psychosom Med Psychoanal 14:157–175
Studt HH, Arnds HG (1968b) Psychische Faktoren bei Asthma bronchiale, II. Teil. Z Psychosom Med Psychoanal 14:230–242

Sundby HS, Auestadt AM (1967) Ulcerative colitis in children. Acta Psychiatr Scand 43:410–423
Symons HS, Coleman MY (1968) Asthma foundation of Victoria: Advisory centre report. Med J Aust 2:139–141
Szekacs J (1985) Impaired spatial structures. Int J Psychoanal 66:193–199
Tal A, Miklich DR (1976) Emotionally induces decreases in pulmonary flow rates in asthmatic children. Psychosom Med 38:190–200
Taneli S, Ulrich I (1976) Ergebnisse der Psychodiagnostik bei Kindern mit Asthma bronchiale. Prax Kinderpsychol Kinderpsychiatr 25:1–4
Tavormina JB, Kastner LS, Slater PM, Watt SL (1976) Chronically ill children – a psychologically and emotionally deviant population? J Abnorm Child Psychol 4:99–110
Tavormina JB, Boll TJ, Dunn NJ, Luscomb RL, Taylor JR (1981) Psychosocial effects on parents of raising a physically handicapped child. J Abnorm Child Psychol 9:121–131
Teiramaa E (1978a) Psychosocial and psychic factors in the course of asthma. J Psychosom Res 22:121–125
Teiramaa E (1978b) Psychic disturbances and duration of asthma. J Psychosom Res 22:127–132
Teiramaa E (1978c) Psychic disturbances and severity of asthma. J Psychosom Res 22:401–408
Tessier J-F, Bollinelli R, Gachie J-P, Bernadou M, Freour P (1979) Répercussions médico-sociales de la maladie asthmatique chez l'enfant. Rev Fr Mal Respir 7:165–174
Thomä H (1980) Über die Unspezifität psychosomatischer Erkrankungen am Beispiel einer Neurodermitis mit zwanzigjähriger Katamnese. Psyche (Stuttg) 34:589–624
Thoren R (1967) Psychosomatic approach to bronchial asthma. Acta Allergol 22:145–173
Titchener JL, Riskin J, Emerson R (1960) The family in psychosomatic process. Psychosom Med 22:127–142 (dtsch. in Brede K (Hrsg) (1974) Einführung in die psychosomatische Medizin. Athenäum Fischer, Frankfurt am Main, S 214–241
Trescher H-G (1985) Theorie und Praxis der Psychoanalytischen Pädagogik. Campus, Frankfurt New York
Vesely GE (1969) Some new research in the psychology of asthmatic children. Sci Paed Exp 6:335–343
Viney LL, Westbrook MT (1985) Patterns of psychological reaction to asthma in children. J Abnorm Child Psychol 13:477–484
Waelder R (1969) Die Grundlagen der Psychoanalyse. Fischer, Frankfurt am Main
Walter H (1973) Zu diesem Band. In: Walter H (Hrsg) Sozialisationsinstanzen, Sozialisationseffekte. Frommann-Holzboog, Stuttgart (Sozialisationsforschung, Bd 2, S 14–22)
Weber A (1976) Psychosomatik des Asthma bronchiale im Kindesalter. Monatsschr Kinderheilkd 124:224–226
Weber E (1979) Überlegungen zu einer Lehre von den Erziehungsstilen. In: Baumgärtel F (Hrsg) Familiensozialisation. Westermann, Braunschweig, S 80–93
Weiner H (1977) Psychobiology and human disease. Elsevier, New York Oxford Amsterdam
Weinstock HI (1962) Successfull treatment of ulcerative colitis by psychoanalysts: A survey of 28 cases, with follow-up. J Psychosom Res 6:243–249
Weiss E (1931, 1973) Die Strafe in der Erziehung. In: Meng H (Hrsg) Psychoanalytische Pädagogik des Kleinkindes. Reinhardt, München Basel, S 210–220
Wieser S (1973) Interview. In: Müller C (Hrsg) Lexikon der Psychiatrie. Springer, Berlin Heidelberg New York, S 279–281
Wikran R, Faleide A, Blankar RM (1978) Communication in the family of the asthmatic child. Acta Psychiatr Scand 57:11–26
Wildbolz-Weber H (1976) Asthma bronchiale und Persönlichkeit. Bibl Psychiatr 152:170–191
Williams DH (1951) Management of atopic dermatitis in children. AMA Arch Dermatol Syphilol 63:545–560
Williams JS (1975) Aspects of dependence-independence conflict in children with asthma. J Child Psychol Psychiatry 16:199–218
Wirsching M (1984) Familientherapeutische Aspekte bei Colitis ulcerosa und Morbus Crohn. Z Psychosom Med Psychoanal 30:238–246
Wirsching M (1986) Familiendynamik und Familientherapie in der Psychosomatik. In: Adler R, Herrmann JM, Köhle K, Schonecke OW, Uexküll T von, Wesiack W (Hrsg) Psychosomatische Medizin, 3. Aufl. Urban & Schwarzenberg, München Wien Baltimore, S 305–315
Wirsching M, Stierlin H (1982) Krankheit und Familie. Klett-Cotta, Stuttgart

Wittkower ED, Hunt BR (1958) Psychological aspects of atopic dermatitis in children. Can Med Assoc J 79:810–817

Wolffheim N (1926/27, 1973) Elternfehler. In: Meng H (Hrsg) Psychoanalytische Pädagogik des Kleinkindes. Reinhardt, München Basel, S 287–289

Woodmansey AC (1967) Emotion and motions: An inquiry into the causes and prevention of functional disorder of defecation. Br J Med Psychol 40:207–223

Zander W, Lehner F, Birk M, Blümel G (1982) Experimentelle Untersuchungen zur Psychodynamik der Colitis ulcerosa und des Morbus Crohn. Prax Psychother Psychosom 27:161–172

Zepf S (1976a) Die Sozialisation des psychosomatisch Kranken. Campus, Frankfurt am Main New York

Zepf S (1976b) Grundlinien einer materialistischen Theorie psychosomatischer Erkrankung. Campus, Frankfurt am Main New York

Zepf S (1986 a) Klinik der psychosomatischen Erkrankungen. In: Kisker KP, Lauter H, Meyer JE, Müller C, Strömgren E (Hrsg) Psychiatrie der Gegenwart, 1, 3. Aufl. Springer, Berlin Heidelberg New York Tokyo, S 64–102

Zepf S (1986b) Die psychosomatische Erkrankung in der „Theorie der Interaktionsformen" (Lorenzer). In: Zepf S (Hrsg) Tatort Körper – Spurensicherung. Springer, Berlin Heidelberg New York Tokyo, S 129–151

Zepf S, Künsebeck H-W, Sittaro N (1981) Untersuchungen zum Selbstwertgefühl von Patienten mit Colitis ulcerosa. Psyche (Stuttg) 35:142–156

Zivitz N (1966) Evaluation of intractable asthma of children in a new residential treatment center. J Asthma Res 3:291–291

Zlatich D, Kenny TJ, Sila U, Huang S-W (1982) Parent-child life events: Relation to treatment in asthma. J Dev Behav Pediatr 3:69–72

Zylberszac F (1972) Recherche d'une meilleure compréhension des problèmes psychologiques posés par l'enfant asthmatique. Psychiatr Enfant 15:149–200